ライフサイクルからみた

# M世代の
## 栄養教育

健康を維持させないために

編著 池嶋法子

ワイド・ブックス プラグ バラエニ

グレンデックス出版株式会社

Tokyo, Berlin, Chicago, London, Paris, Barcelona, São Paulo,
New Delhi, Moscow, Prague, Warsaw, and Istanbul

# 刊行にあたって

　われわれ歯科医が日常的に行っている歯冠修復に付随するトラブルのうち，もっとも頻度が高いのは修復物の築造体ごとの脱落と歯根破折である．とくに歯根破折はその後の転帰として抜歯となる可能性が高く，臨床的に大きな問題である．その解決策を求めてこれまで多くの調査や実験が行われ，歯根破折を未然に防ぐには，歯冠部といわず歯根部といわず残存している歯質をできるかぎり保全すべきこと，鋳造であれ既製であれとにかく金属製のポストの使用をできるかぎり控えるべきことが明らかとなった．しかし，これらの結果を了解するとしても，眼前の臨床例に対する術式の提示がこれまで欠けていた．

　基礎的な研究により歯質に強固に接着し優れた機械的性質を獲得したコンポジットレジンは，従来のレジン充填の枠を大きく越え，不安をぬぐいきれなかったレジン築造に予想を越える進展をもたらした．いずれも，金属ポストの使用頻度を顕著に減少させるはずの新しい術式である．

　本書では，失活歯の修復に焦点を絞り，保存分野と補綴分野の双方から最新の理論と実際が提示してある．修復法について，両者が同じMI（Minimal Intervention）の基盤に立ち，境界不明瞭なほどに連携していることに読者は気づかれるであろう．また，ファイバースコープや歯科用CTなど最新の検査機器が歯根の診断に果たしうる可能性についても興味をもたれるであろう．

　さらに，歯根破折に関連する多くの臨床的事例が紹介されていることも本書の大きな特色である．失敗例を含んだこれらの症例は，読者の明日からの臨床の向上に大いに役立つものと確信する．

2004年夏

監修者　福島　俊士

MI時代の失活歯修復

CONTENTS

# CONTENTS

## 1 レジン充填，アンレーなどによる無髄歯の修復　　二階堂徹

### ミニマルインターベンション ──── 10
### 従来の修復法の問題点 ──── 10
### 無髄歯の形態学的特徴と接着 ──── 11
無髄歯と有髄歯との違い／11　歯根象牙質の形態／12　髄床底部象牙質／13
髄床底部象牙質に対する接着／13

### 接着に及ぼす諸因子 ──── 14
直接法と間接法／14　根管処置薬／14　仮封材／16　根管充填剤／16　接着と
ラバーダム防湿／17

### 直接法コンポジットレジン修復 ──── 17
前歯のコンポジットレジン修復／17　臼歯のコンポジットレジン修復／20

### インレー，アンレー修復 ──── 22
MIをめざす間接法／22　2ピースによるインレー修復／22　間接法コンポジット
レジンを用いた1ピース修復／25

## 2 歯根破折を招かない支台築造　Part 1　　坪田有史

### 歯根破折と支台築造 ──── 32
支台築造に起因するトラブル／32　歯根破折の頻度／32

### 受圧要素と加圧要素 ──── 33

### 受圧要素における歯根破折の基本的対策 ──── 34
歯髄を可能な限り保存／34　根管治療時における歯質の保存／35　歯質を可能
な限り保存／36　亀裂や破折線の有無／38　適合性が高い歯冠修復物／38　適
切なメインテナンス／40

### 支台築造の現状 ──── 40
支台築造における歯根破折の基本的対策／40　適切な支台築造材料の選択／41
支台築造材料の弾性係数／41　鋳造支台築造とレジン支台築造／41　破折試験／42

### 鋳造支台築造における歯根破折の対策 ──── 45
築造窩洞形成の要点／45　印象採得における要点／48　石膏注入時の注意／48
築造体の装着／49

### レジン支台築造と歯根破折 ──── 49
象牙質接着／49　レジン支台築造の位置づけ／50　レジン支台築造の術式／50

直接法レジン支台築造／50　　間接法レジン支台築造／50
　ファイバーポスト ──────────────────────────── 51
　　　ファイバーポストの位置づけ／51　　臨床研究／53　　3点曲げ試験／54　　ファイバーポストの臨床例／55　　ファイバーポストの検討課題／55
　歯科医療の進歩 ────────────────────────────── 56

## 3　歯根破折を招かない支台築造　Part2　　　　　飯島国好

　歯根破折を少なくすることはできる ───────────────── 60
　支台築造の構造的弱点を理解する ──────────────────── 60
　　　象牙質よりも硬いポストを使用している／60　　脱落しやすいポストの形態／60
　　　歯質と弾性率が異なった築造材料を使用／61　　再治療や補修を前提にしていない／61　　コスト削減の対象である／62　　単独では歯根破折を防げない／62
　　　アウトカムの測定がない／62
　歯根破折の症例に学ぶ ────────────────────────── 62
　　　根管治療中に咬合面を被覆しなかった／62　　根管充塡された歯の補綴をしなかった／62　　適合不全のポスト／62　　短いポストや太いポスト／62　　脱落ポストの再使用／64　　第一大臼歯の支台築造／64　　ロングスパンのブリッジ／64
　　　パーシャルデンチャーの鉤歯／64
　歯根破折への対応 ─────────────────────────── 65
　　　補綴しなかったための歯根破折／65　　補綴物を再使用できる支台築造／65　　外科的挺出による保存／65　　破折歯の接着保存／65
　歯根破折を未然に防ぐ ────────────────────────── 66
　　　歯根破折の階層性／67　　支台歯の破折予防／68
　症例をとおして考える ────────────────────────── 74
　支台築造材料の限界 ─────────────────────────── 82

## 4　根管および歯根の診断　　　　　小澤寿子

　従来の診断法 ────────────────────────────── 84
　診断を困難にしている因子と留意点 ────────────────── 87
　　　口内法X線写真検査／87　　歯根と根管内の視診／88　　限局した歯周ポケットの存在／90　　瘻孔，膿瘍の存在，位置／90

## CONTENTS

### 新しい画像診断法 ——— 91
歯科用マイクロスコープによる観察／91　内視鏡による観察／91　歯科用テレスコープ（拡大鏡）／96　歯科用CT／96　口内法デジタルX線写真検査／97　画像診断のまとめ／97

### コラム　歯根破折を誘発する根管治療時の誘因 ——— 99

## 5 歯根破折の背景因子について　　福島俊士

### 本章の概要 ——— 102
### 歯根破折の臨床統計から ——— 102
歯種／102　補綴装置の種類／103　性別と年齢／104　小括／104

### 無理な設計のブリッジ ——— 105
延長ブリッジ／105　歯根分割歯を支台とするブリッジ／107　無理な設計のブリッジ／109　小括／114

### 義歯関連の歯根破折 ——— 116
咬合調整の不足／116　義歯なしのときの咬合／119　小括／120

### 習癖に起因する歯根破折 ——— 121
ブラキシズム／121　片側嚙み／121　強い咬合力／122　硬い食品嗜好／122　小括／123

### まとめ ——— 123

### 索引 ——— 124

# 1 レジン充塡，アンレーなどによる無髄歯の修復

二階堂徹

| | |
|---|---|
| ミニマルインターベンション | 10 |
| 従来の修復法の問題点 | 10 |
| 無髄歯の形態学的特徴と接着 | 11 |
| 接着に及ぼす諸因子 | 14 |
| 直接法コンポジトレジン修復 | 17 |
| インレー，アンレー修復 | 22 |

# 1 レジン充塡，アンレーなどによる無髄歯の修復

東京医科歯科大学大学院医歯学総合研究科摂食機能保存学講座う蝕制御学分野

二階堂 徹

## ミニマルインターベーション

う蝕治療では，ミニマルインターベンション Minimal Intervention（以下MIと略記）の考え方が浸透している[1]．MIとは，う蝕や外傷によって生じた欠損に対して健全歯質を可及的に残して修復しようとする考え方である．これを臨床で実践するためには接着技術の利用が不可欠である．

う蝕の治療では感染歯質を除去して窩洞形成を完了し，その後に接着システムとコンポジットレジンを用いて修復する．したがって有髄歯においては，歯質保存的な治療法がすでに確立している[2]．一方，無髄歯の修復では接着が十分に活かされておらず，MIが実践されていないのが現状である．

われわれは，接着技術の進んだ今日では無髄歯に対しても接着を有効に活用した修復が，第一の選択肢と考えている．接着を利用することによって歯質と修復物とが一体化し，相互補完的な効果が期待できる．すなわち無髄歯のように実質欠損が比較的大きくて歯質の強度が低下している症例においては，接着を積極的に活用して，菲薄となった歯質を補強し，破折を防止することが重要である．

実質欠損が大きくなると直接コンポジットレジン修復が困難となるため，間接修復を選択することになる．しかし間接法においても，接着を有効に利用することで歯質保存的な修復処置が可能である．これまでの無髄歯に対する修復の問題点を整理して，無髄歯の特徴とそれに対する接着の問題を解説し，接着を利用したコンポジットレジン修復とインレー，アンレー修復の臨床について述べてみたい．

## 従来の修復法の問題点

これまでの無髄歯に対する修復法では，根管治療が行われた歯牙は，その後，メタルコアによって築造され，鋳造冠によって歯冠部のすべてを被覆するのが一般的であった（図1）[3]．歯質の欠損が大きいとき，コアの保持を目的としてポスト孔が形成され，その際，ポスト孔の長さは歯冠長と同じ長さ，あるいは歯根の2/3の長さといわれてきた（図2）[4]．しかし，ポスト孔を形成することは，歯根部歯質を犠牲にし，歯質を弱くする行為である．しかもポストは決して支台歯を強化する効果がないことがすでに明らかにされている[5]．

メタルコアのように象牙質と弾性率の全く異なる材料を用いることによって，歯根部象牙質への応力の集中を引き起こし，これが歯根破折の原因となる[6]．歯根破折の頻度は，有髄歯に比べて無髄歯でははるかに多く[7]，一度破折を生じた歯は臨床的には抜歯の転帰をとる例が多い．したがって，無髄歯の破折を起こさせないための配慮が必要となる．

## [無髄歯に対する従来の修復法]

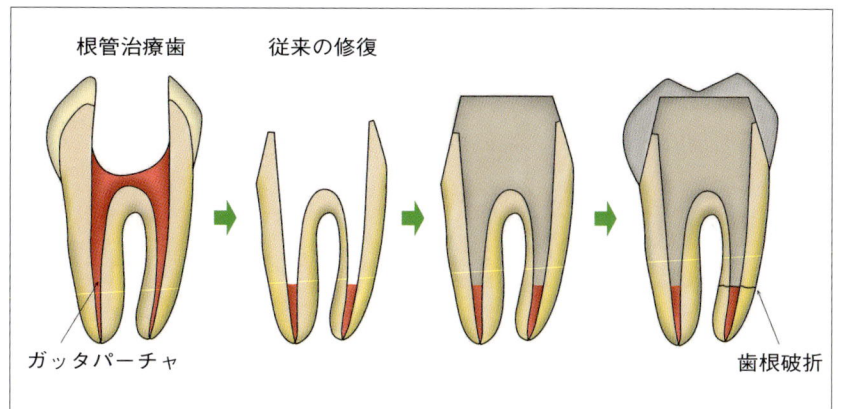

図1　従来の修復法の手順[19].
歯質は削除されて菲薄になり，メタルコアは歯根破折の原因.

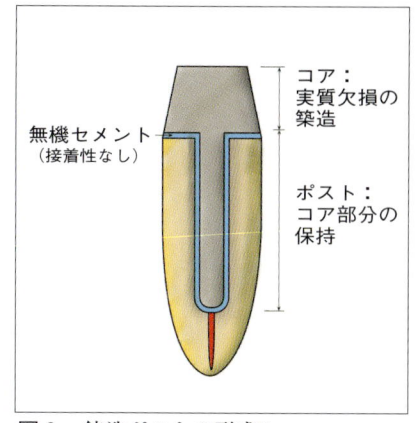

図2　鋳造ポストの形成[19].
ポストの長さは歯冠長と同じ長さか，あるいは歯根の2/3といわれている.

　また多くの場合，修復物の合着にはリン酸亜鉛セメントやグラスアイオノマーセメントなどの無機セメントを用いてきたが，無機セメントには歯質との接着は期待できないばかりでなく，水に対する崩壊率も高いため，修復物の装着直後からセメントの崩壊が始まり，時間の経過とともにマージン部のセメントが徐々に溶け出していく[8]．こうしたセメントの溶出は二次う蝕や修復物の脱落の原因となる．

　このように従来の修復物には，歯質の多量の削除，長い金属ポスト，無機セメントによる合着，金属修復による二次う蝕の発見の遅れなど多くの問題がある．われわれは，有髄歯で学んできた接着技術，臨床術式を応用して，無髄歯に対してもできる限り歯質を保存する修復法を考える必要がある．

## 無髄歯の形態学的特徴と接着

### 無髄歯と有髄歯との違い

　根管治療後の無髄歯の特徴を有髄歯と比較して表1にまとめた[9]．無髄歯の場合，天蓋は除去され，すでに歯髄はない．また多くの場合，髄腔内の歯質も根管処置のために削除され，菲薄になっている．さらに髄腔内は根管充填材あるいは仮封材で満たされているため，歯髄側からの栄養供給はなく，細菌侵入に対する防御，あるいは積極的な代謝は期待できない．また，根管処置の際に使用する各種薬剤により，歯質は変性，脱水などの影響も受ける．

表1　有髄歯と無髄歯との比較[9]

|  | 有髄歯 | 無髄歯 |
|---|---|---|
| 歯髄腔 | 歯髄 | 根管充填材，仮封材など |
| 象牙細管 | 細管内液 | 水分（唾液など由来） |
| 知覚 | あり | なし |
| 細菌侵入に対する防御反応 | あり（透明層，修復象牙質など） | なし |
| 代謝 | あり | なし（小） |
| 根管処置 | なし | あり（歯質の変性，脱水など） |
| 歯質削除 | なし，もしくは小 | 大（歯質の菲薄化） |
| 機械的強度 | 高い | 低い |

[象牙質の部位による形態の違い]

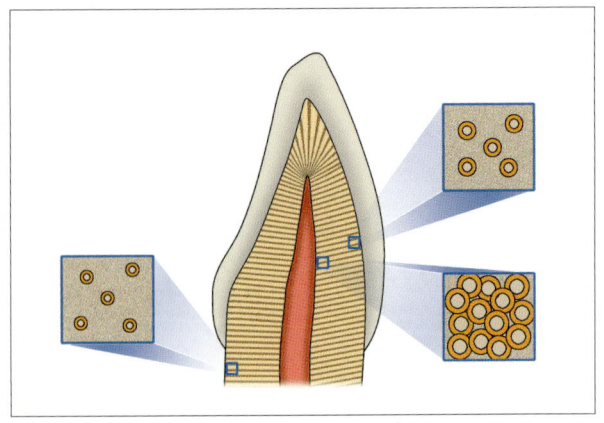

図3　歯冠部と歯根部象牙質の構造の違い．

[有髄歯と無髄歯の窩洞の比較]

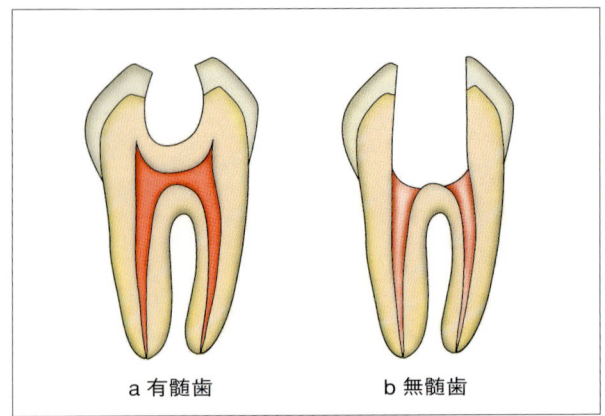

図4　無髄歯の髄床底部象牙質は有髄歯の窩底部に相当する．

[髄床底部象牙質]

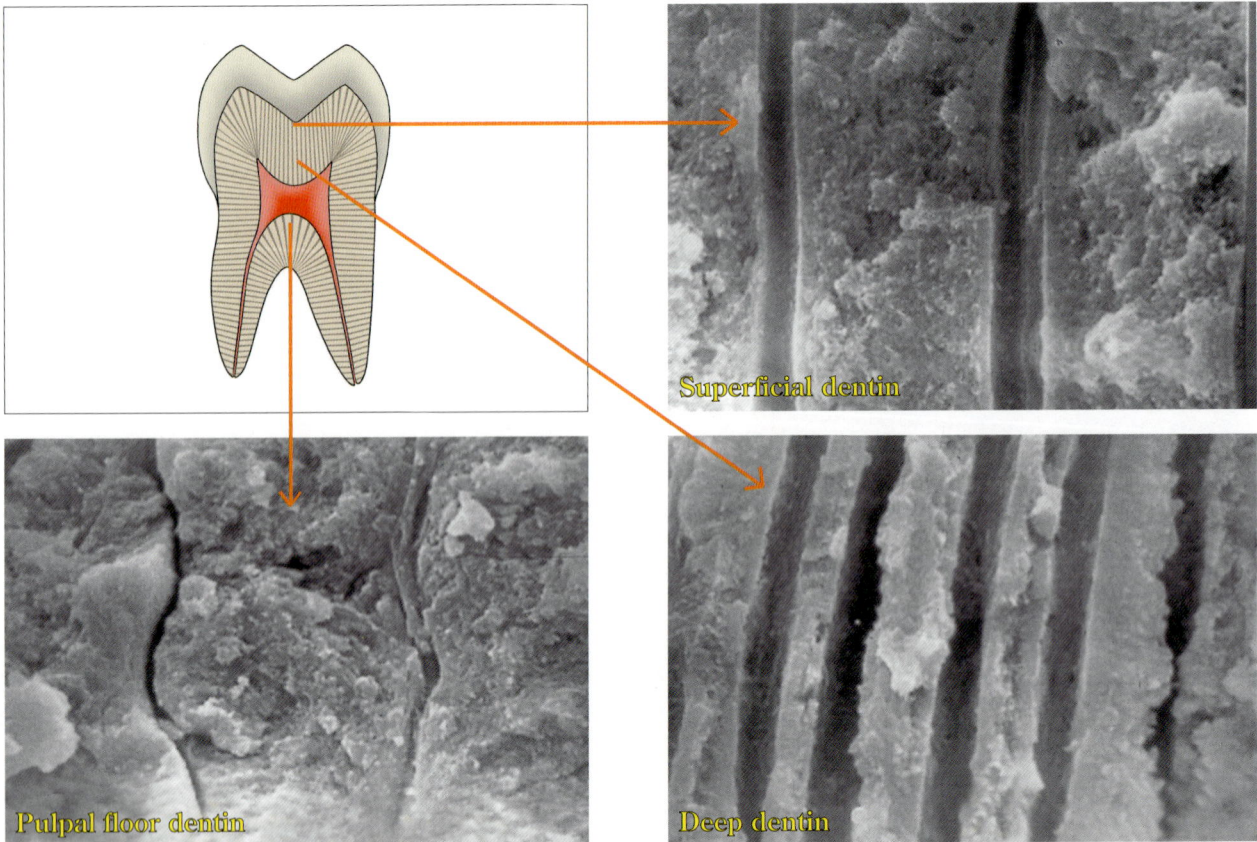

図5　歯冠部象牙質と髄床底部象牙質のSEM観察[6]．
右上；歯冠部象牙質表層部，右下；歯冠部象牙質深層部，左下；髄床底部象牙質．

　以上のように，無髄歯はこれら多くの侵襲により，有髄歯に比べその機械的強度は低下している．さらに無髄歯からは警告信号としての痛みが生じないため，患者の来院時期は遅れがちであり，処置が後手に廻りやすい．

## 歯根象牙質の形態

　象牙質といっても歯冠部と歯根部とでは，その解剖学的な特徴は異なる．
　歯冠部象牙質の表層では，管間象牙質の占める割

[髄床底部象牙質に対する接着]

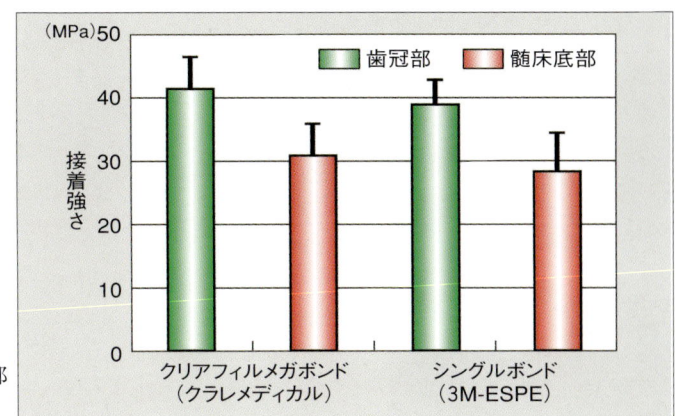

図6　ボンディング材のヒト大臼歯歯冠部および髄床底部象牙質に対する微小せん断接着強さ[10].

合が大きく，逆に象牙細管の占める割合が小さい．しかし，深部に行くにしたがって，管間象牙質の占める割合が小さくなり，象牙細管の占める割合が大きくなっていく．これに対して歯根部では象牙細管が細いため，象牙細管の占める割合は非常に小さく，管間象牙質の割合が大きくなる（図3）．

## 髄床底部象牙質

臼歯部の無髄歯に対する接着修復では，髄床底部象牙質を有効に活用することが重要である．髄床底部は，生活歯の修復における窩底部に相当する部位であり，髄床底部象牙質にしっかりと接着させる必要がある（図4）．

歯冠部象牙質（表層部，深層部）と髄床底部象牙質の中央部を走査電子顕微鏡（SEM）で観察すると，各部位ともに象牙細管の走行は歯軸とほぼ平行であるが，細管の直径は歯冠部象牙質（図5a,b）に比べて髄床底部象牙質（図5c）では非常に細い．しかもその走行は一定しない[3]．さらに髄床底部象牙質は，二次象牙質，修復象牙質などを含んでおり，その形態は複雑である．

## 髄床底部象牙質に対する接着

最近の接着システムであるクリアフィルメガボンド（クラレメディカル）と，シングルボンド（3M-ESPE）のヒト大臼歯象牙質に対する接着強さを示す（図6）．髄床底部象牙質に対する接着強さは，歯冠部に比べて若干低い傾向を示すが，臨床的には十分に満足できる値であることがわかる[10]．

セルフエッチングプライマーシステムであるクリアフィルライナーボンドⅡΣのプライマーにより各部位における象牙質表面を処理した後の走査電子顕微鏡写真を示す（図7）．どの試料においても象牙質表面のスメア層が除去され，象牙細管が開口しているが，象牙細管内は部分的にスメアプラグによって覆われている．象牙細管の直径や細管と管間象牙質の占める割合などは各部位により大きく異なる．

シングルボンド付属のリン酸でエッチングした後の象牙質表面を示す（図8）．リン酸でエッチングすると，セルフエッチングプライマーで処理したときと比べてスメア層は完全に除去され，象牙細管は大きく開いている．このことからセルフエッチングプライマーはリン酸エッチングと比較してマイルドであり，リン酸は象牙質に対してよりダメージが強いことがわかる．

図9，図10はクリアフィルライナーボンドⅡΣとシングルボンドの象牙質との接着界面の縦断像を示している．クリアフィルライナーボンドⅡΣにおける樹脂含浸層の厚みは，1μm以下であり非常に薄い．これは先に述べたセルフエッチングプライマーの処理がマイルドであり，脱灰層が非常に薄いことと関係がある．一方，シングルボンドではリン酸でエッチングするために脱灰層は厚くなり，3〜4μmの比較的厚い樹脂含浸層が観察された．

樹脂含浸層の厚さは，接着強さの値の大小とは無関係であるが，セルフエッチングプライマーシステムは象牙質に対するダメージが少なく，しかも無髄歯に対しても安定した接着が期待できる．

## ［髄床底部象牙質に対する接着］

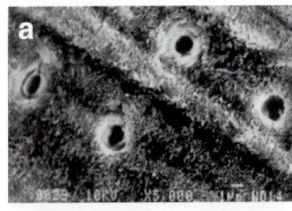
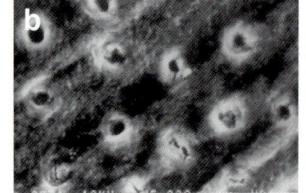
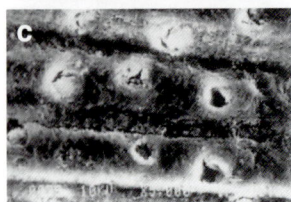

a：歯冠表層部象牙質
b：歯冠深層部象牙質
c：髄床底部象牙質

図7　クリアフィルライナーボンドⅡΣのプライマーによって処理された象牙質表面の電子顕微鏡写真（×5,000）[6].

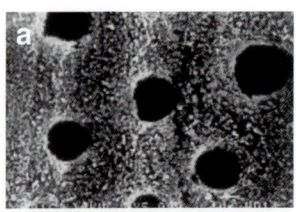
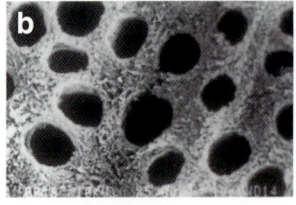
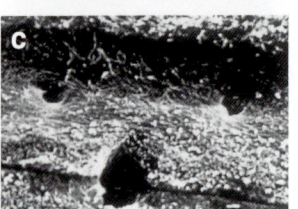

a：歯冠表層部象牙質
b：歯冠深層部象牙質
c：髄床底部象牙質

図8　シングルボンド付属のリン酸によって処理された象牙質表面の電子顕微鏡写真（×5,000）[6].

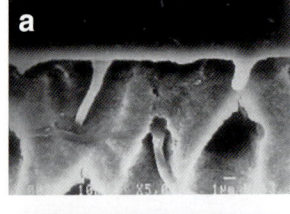
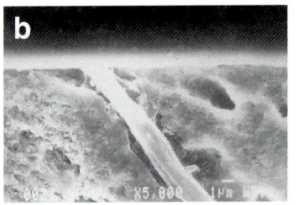
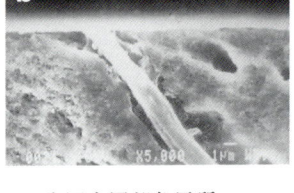
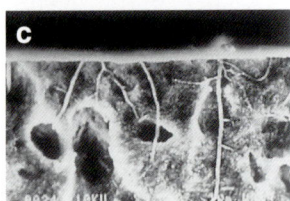

a：歯冠表層部象牙質
b：歯冠深層部象牙質
c：髄床底部象牙質

図9　クリアフィルライナーボンドⅡΣと象牙質との接着界面の電子顕微鏡写真（×5,000）[6].
樹脂含浸層の厚みは1μm以下である．

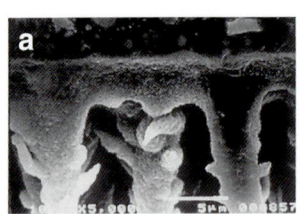
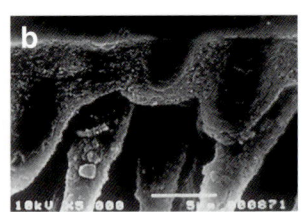
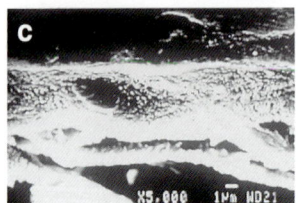

a：歯冠表層部象牙質
b：歯冠深層部象牙質
c：髄床底部象牙質

図10　シングルボンドと象牙質との接着界面の電子顕微鏡写真（×5,000）[6].
樹脂含浸層の厚みは3～4μmである．

# 接着に及ぼす諸因子

## 直接法と間接法

　最近のボンディング材，レジンセメントの象牙質接着性を示す（図11）．一般に信頼性の高い接着性能を有しているのは，直接法コンポジットレジンに用いられるボンディングシステムである．間接法に用いられるレジンセメントについては，コンポジットレジンのボンディングシステムと比較すればいまだ満足のいくものではないのが現状である．
　したがって，臨床において確実な接着を第一に考えるのであれば，直接法コンポジットレジンとそのボンディングシステムを選択するのが適当であろう．

## 根管処置薬

　根管治療歯に接着修復を行うのであれば，根管治療に用いられる各種薬剤が接着におよぼす影響についても知る必要がある．Sasafuchiら[11]は，根管洗浄剤や根管貼薬剤（図12）が，象牙質に対する接着に及ぼす影響について検討した．使用した材料はスーパーボンドC&B（サンメディカル）とパナビアフルオロセメント（クラレメディカル）である．
　根管洗浄剤（過酸化水素水，次亜塩素酸ナトリウム）と根管貼薬剤（ホルモクレゾール，水酸化カルシウム）を牛歯象牙質面に直接塗布して1分間作用させた

[直接法と間接法の象牙質接着性の比較]

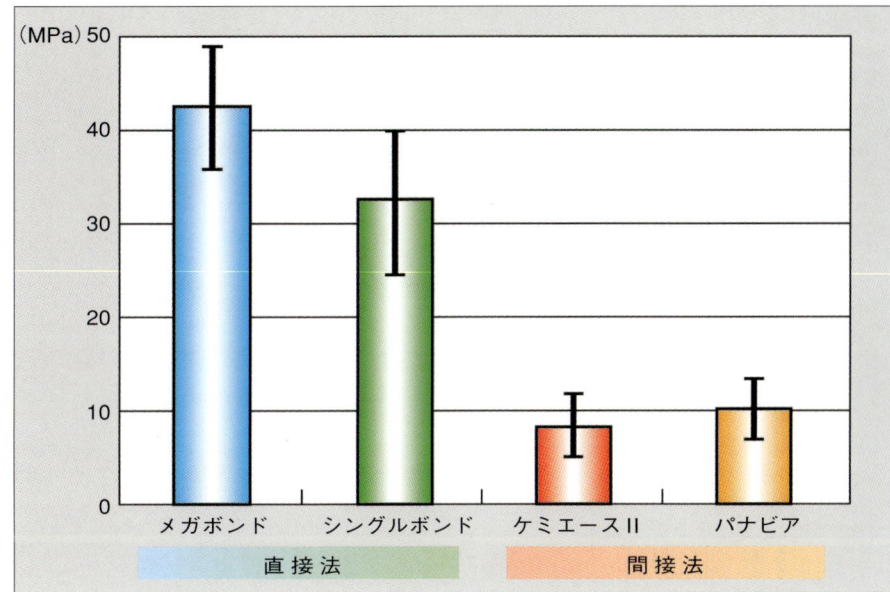

図11 ボンディング材とレジンセメントの象牙質に対する引っ張り強さ[16, 17].

[根管処置薬]

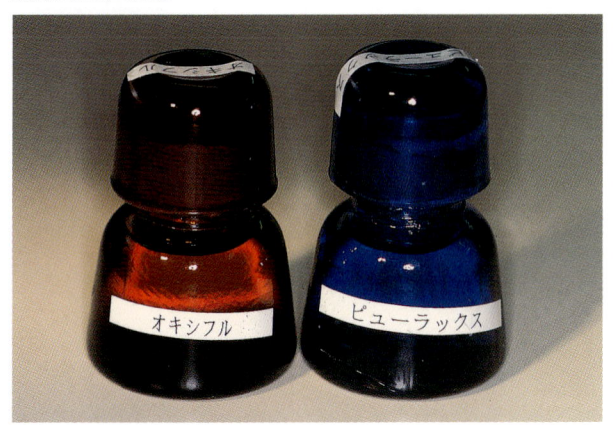

図12 臨床で使用される根管洗浄剤.

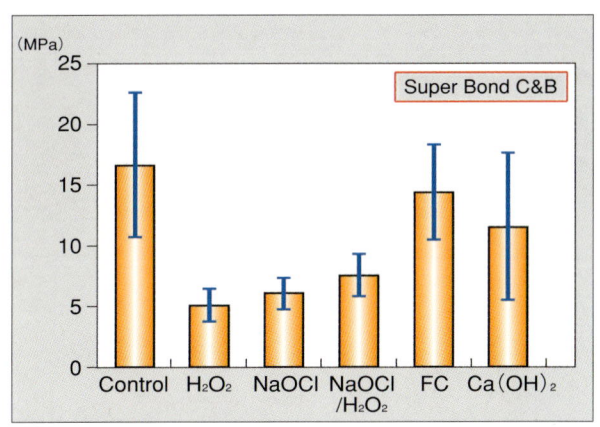

図13 根管洗浄剤,根管消毒剤がスーパーボンドC&Bの象牙質接着性に及ぼす影響[11].

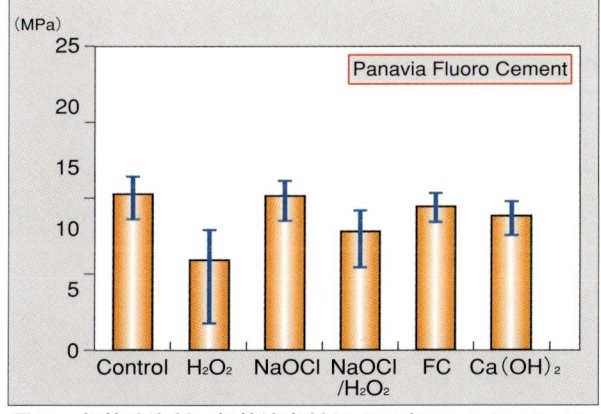

図14 根管洗浄剤,根管消毒剤がパナビアフルオロセメントの象牙質接着性に及ぼす影響[11].

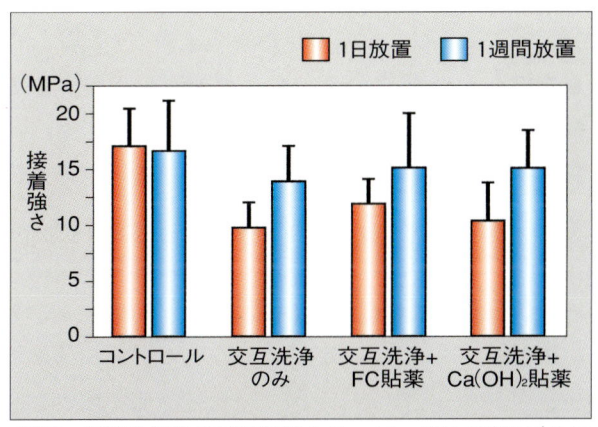

図15 根管処置後の放置時間とスーパーボンドC&B(サンメディカル)の牛歯象牙質に対する引っ張り接着強さ[19]. 1週間放置すると接着強さが回復する.

[仮封材]

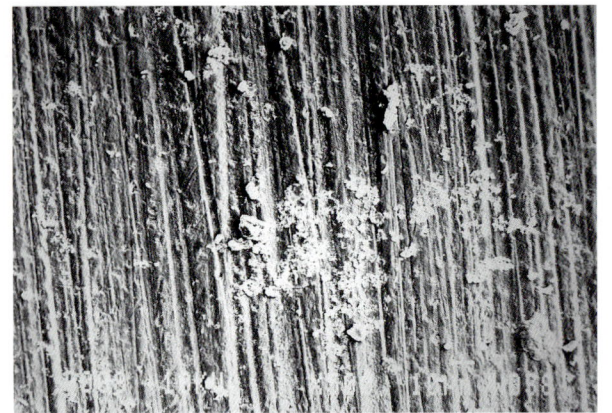

図16 仮封材（キャビットG，ESPE）除去後の象牙質表面のSEM観察（×500）．アルコール綿球による清拭でも表面は仮封材により汚染されている．

[根管充填剤]

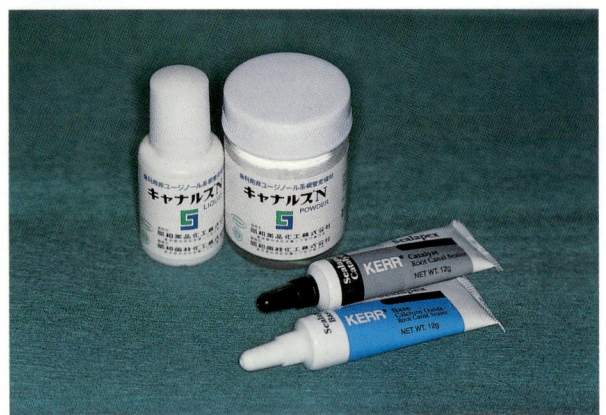

図17 根管充填の際に使用するシーラー．

後，水洗し，その後に接着させ，1日後に引っ張り接着試験を行った．その結果，スーパーボンドC&Bではすべての薬剤塗布によって接着強さの低下が認められた（図13）．一方，パナビアフルオロセメント（クラレメディカル）では，過酸化水素水の処理により接着強さの低下が認められたが，次亜塩素酸ナトリウムでは接着強さの低下は認められなかった（図14）．

このように根管治療薬は，基本的に接着を阻害する要因となる可能性があり，注意が必要である．したがって臨床では，根管治療後の接着については，根管治療薬の影響をできるだけ軽減する対策が必要である．

図15は，牛歯を用いて根管内を過酸化水素水と次亜塩素酸ナトリウムとを用いて交互洗浄し，1日あるいは1週間放置した後でスーパーボンドC&Bを用いて接着した際の引っ張り接着強さを比較したものである[12]．この結果，根管消毒剤の接着への影響が最も大きかったスーパーボンドC&Bでも，根管洗浄後に1週間放置すれば高い接着強さが得られることがわかった．

このことは，根管内に残留していた根管洗浄剤も時間の経過とともに分解して，影響が消失することを示している．さらに根管治療を行った後には根管治療薬が残留していると考えられる表面の歯質を一層削除し，さらに根管処置直後の修復は避け，次回に行うという配慮も必要である．

## 仮封材

根管治療やその後の処置ではしばしば仮封が行われる．接着修復においては，仮封材は被着体を汚染する原因の一つである．一般に仮封材の除去には探針を用いて，その後にアルコール綿球で清拭する．しかし，走査電子顕微鏡レベルでその表面を拡大して観察すると，多数の仮封材が表面に残存しているのがわかる（図16）．これらの仮封材は歯面を汚染して接着を低下させる原因となる[13]．

最近ではレジンセメントの前処理材としてセルフエッチングプライマーシステムを採用した材料が多いが，セルフエッチングプライマーは，歯面の汚染の影響を受けやすいシステムである．したがって，セルフエッチングシステムを用いたレジンセメントの場合には，とくに汚染の影響をさけるために歯面清掃には細心の注意が必要である．

さらにユージノール系仮封材については，レジンの重合を阻害することが一般的に知られており，レジンセメントの長期的な接着安定性という観点からみて使用を控えた方がよい．

## 根管充填材

根管充填の際に使用するシーラーは，ユージノール系，非ユージノール系あるいは水酸化カルシウム

[接着とラバーダム防湿]

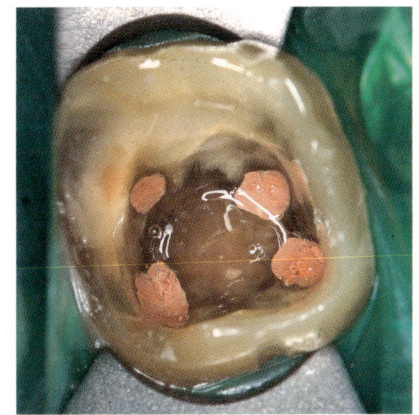

図18　可能な限り，ラバーダム防湿を行って接着操作を行う．

[前歯の構造と無髄歯のコンポジットレジン修復]

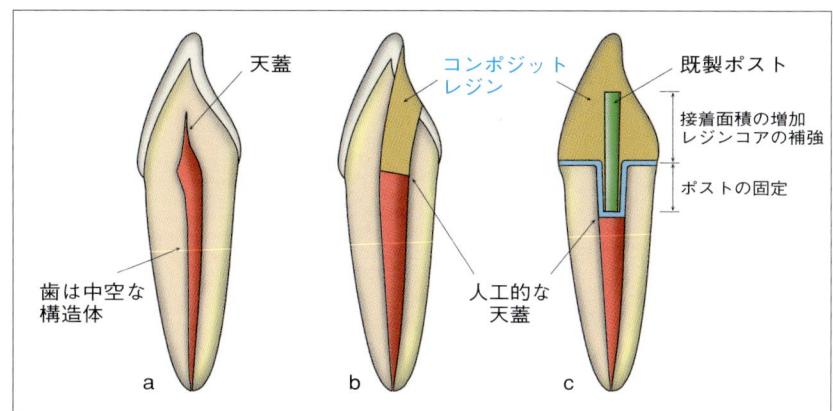

図19　無髄歯のコンポジットレジン修復[20]．
図19a　有髄歯は中空な構造である．
図19b　残存歯質が多い場合，コンポジットレジンのみで修復．
図19c　残存歯質が少ない場合，既製ポストを併用．

系などが用いられており，基本的な組成は仮封材と共通する材料である（図17）．

したがって，接着という立場からは仮封材と同様な注意が必要であり，無髄歯の接着を考えた場合，髄腔内あるいは根管内のガッタパーチャの除去と同時にシーラーも残さずに除去するように心がける必要がある．

## 接着とラバーダム防湿

直接法・間接法を問わず，口腔内で修復処置を行う際，口腔内の湿度の影響も無視できない．口腔内の温度・湿度をシミュレートした接着試験の結果[13]から，口腔内の平均的な環境下では接着性レジンの接着は影響しないことが判明したが，呼気や閉口時などの場合の相対湿度90％以上の場合，接着強さは有意に低下する．

したがって，湿度の影響を避け，接着時の湿度をコントロールするためにはラバーダム防湿が最もよい（図18）．ラバーダム防湿を行うことによって，接着操作中の血液・唾液などによる表面の汚染などの影響を防止し，術野が明瞭となるため，確実な接着操作が可能になる．

# 直接法コンポジットレジン修復

## 前歯のコンポジットレジン修復

根管充填後の前歯を接着性コンポジットレジンで修復する場合，歯冠の崩壊が進むにつれて歯冠部歯質のみならず，歯根部象牙質にも接着する必要が生じる．生活歯の解剖学的形態を考えると，歯はもともと中空な構造であっても，咬合力に対抗し，破折せずに十分に機能している（図19a）．

一方，根管治療を行うことによって天蓋が削除され，根管拡大によって歯質が失われる．しかし，欠損が比較的少なければ，欠損部をコンポジットレジンで修復し，また根管内をコンポジットレジンで埋めてしまえれば人工的な天蓋ができるため，構造的な問題は解決できる（図19b）．その際，接着にとって大切なのは，根管内にあるガッタパーチャをきちんと除去して，新鮮な根管内象牙質を露出させることである．

[コンポジットレジンと既製ポストの接着]

しかし欠損が大きくなると，接着に利用できる面積は限られて接着による十分な保持が期待できなくなる．このようなケースでは，根管内に既製ポスト

[既製ポスト]

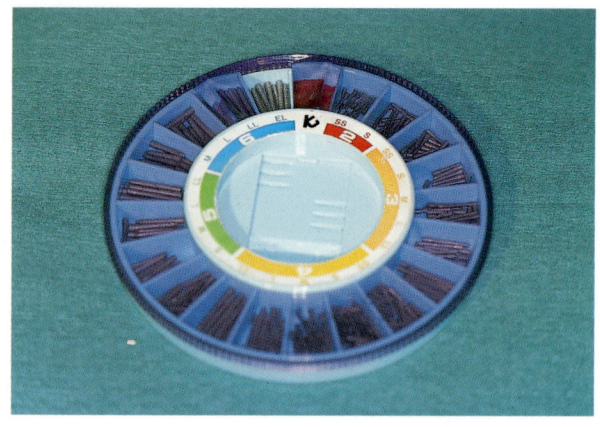

図20　金属性既製ポスト（ADポスト，クラレメディカル）．

[症例／前歯部歯頸部の根面う蝕を直接法コンポジットレジンにより修復]

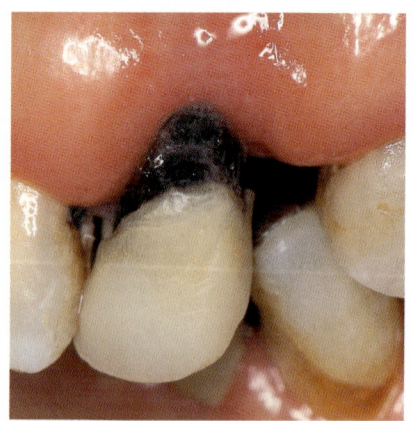

図21a　上顎前歯歯頸部の根面う蝕．う蝕が歯根部の広範囲に及んでいる．

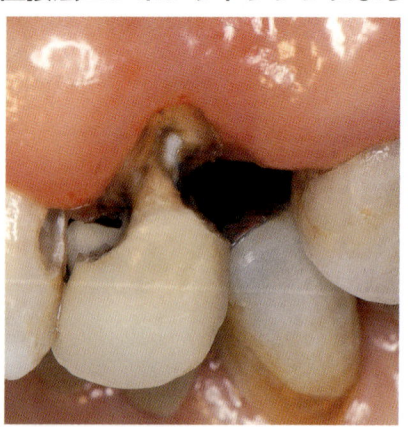

図21b　う蝕の除去．

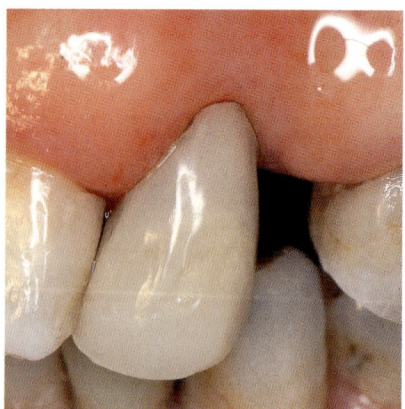

図21c　コンポジットレジンにより修復した．

を立てて対処することになる（図19c）．既製ポストを利用すればポストの周囲にも接着させることができるため，接着面積が増大する．さらにコンポジットレジンと既製ポストとをしっかり接着させることでコンポジットレジンの補強効果も期待できる．

[ポスト孔]

　ポスト孔の形成は，既製ポストと象牙質とが確実に接着できる範囲内で行うべきである．これまでの研究の結果を踏まえて考えれば，光重合型ボンディング材を用いた場合，象牙質に対して最も確実な接着が得られる．このため，根管内の接着といえども光照射によってボンディング材が確実に硬化させられる範囲にポスト孔をとどめるべきである．

[既製ポスト]

　現在，既製ポストとしては金属製が一般的である

が（図20），最近ではファイバーポストも登場している[14]．ファイバーポストの利点は，歯質と同程度の弾性率を示し，応力の集中が少なく，歯根破折を防ぐという点にある．ファイバーポストはあらかじめ前処理が施され，すでにレジンと接着可能なものが多いため，ファイバーポストを用いればコンポジットレジンの補強効果も期待できる（次章参照）．

[前歯部歯頸部の根面う蝕]

　前歯部歯頸部の根面う蝕の症例を示す（図21a～c）．根面う蝕の範囲は広く，う蝕の除去によってほとんど根面の歯質は残らない状態であった．従来の修復法では歯冠部歯質を削除して支台築造を行うことになり，歯冠部を残すことはできない．さらに歯周疾患を伴うため，従来の補綴処置では非常に困難が予想される．

　このような症例に対して接着を活用して欠損部の

## 1 レジン充塡，アンレーなどによる無髄歯の修復

### [症例／ポストを植立しコンポジットレジンで歯冠修復をした上顎前歯]

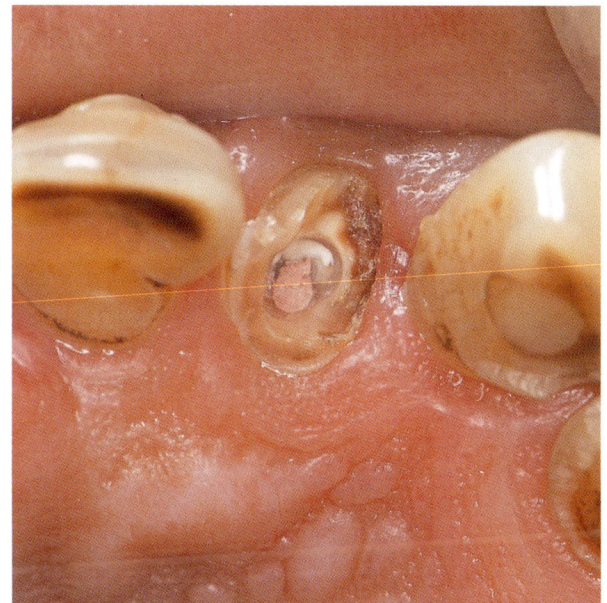

図22a　既製ポスト挿入のため，ガッタパーチャを除去．

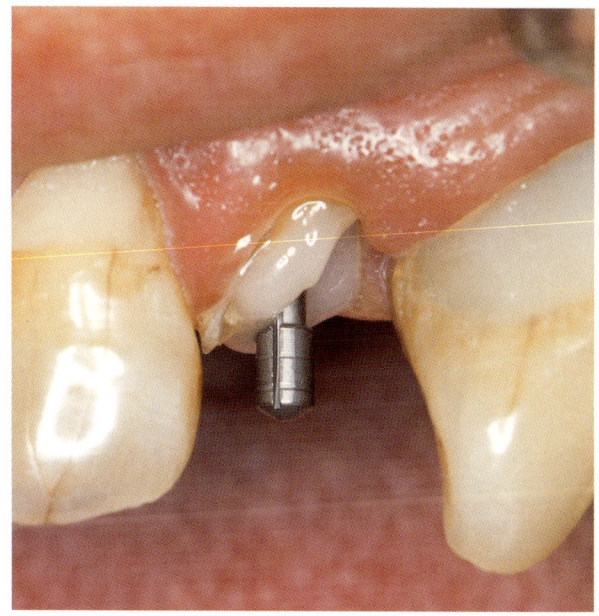

図22b　ユニフィルコア（ジーシー）を用いてADポスト（クラレメディカル）を根管内に固定．

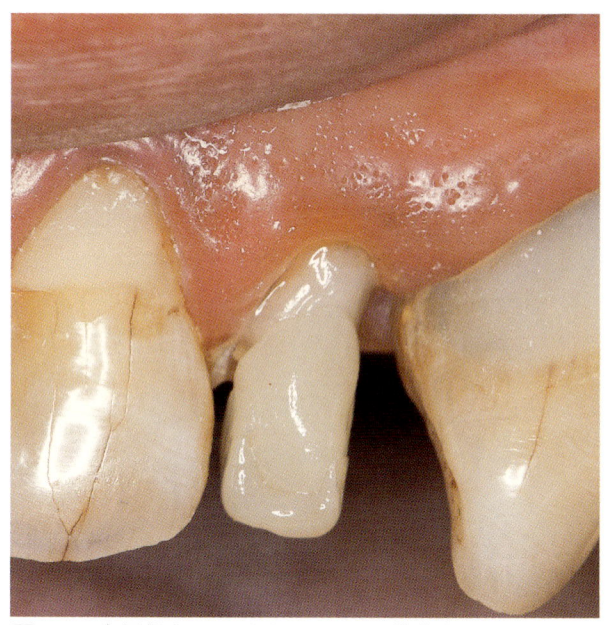

図22c　歯冠部をコンポジットレジン修復するためクリアフィルAP-X（クラレメディカル）を築盛．

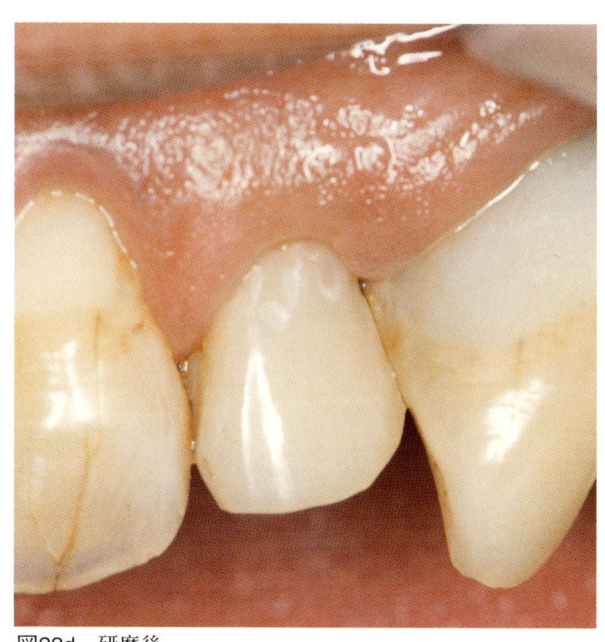

図22d　研磨後．

みをコンポジットレジンによって修復した．これによって1回の来院で歯冠部をそのまま保存し，その後も問題なく経過している．

### [ポストを植立しコンポジットレジンで歯冠部築盛]

根管治療後に歯根に既製ポストを植立し，コンポジットレジンにて歯冠部を築盛した症例をあげる．ポスト孔は残された歯質を可及的に残すようにガッタパーチャとシーラーのみを除去し，既製ポストはそのポスト孔よりも1回り小さい径のものを使用する（図22a）．

レジンコア（ユニフィルコア）をポスト孔に挿入した後に既製ポスト（ADポスト，クラレメディカル）をそのなかに挿入し，光硬化させてポストを固定した（図22b）．その後，コンポジットレジンを築盛し，形態修正を行った（図22c,d）．もし，形態修正が困難であればコンポジットレジンを支台歯形成してジャケットクラウンにすればよい．

[臼歯のコンポジットレジン修復]

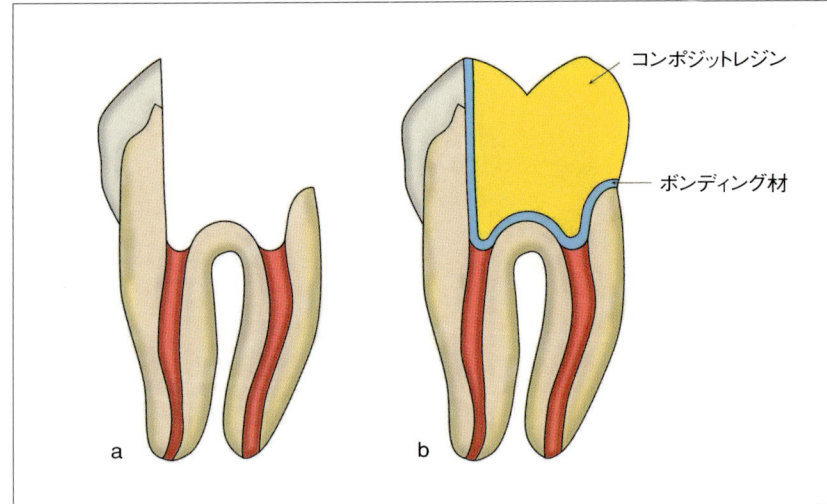

図23　無髄歯（大臼歯）の接着面積．歯冠の崩壊が著しいケースでも髄床底部象牙質を接着に利用すれば接着面積は比較的多い．
a　ガッタパーチャを除去して髄床底部象牙質を露出．
b　コンポジットレジンによる修復

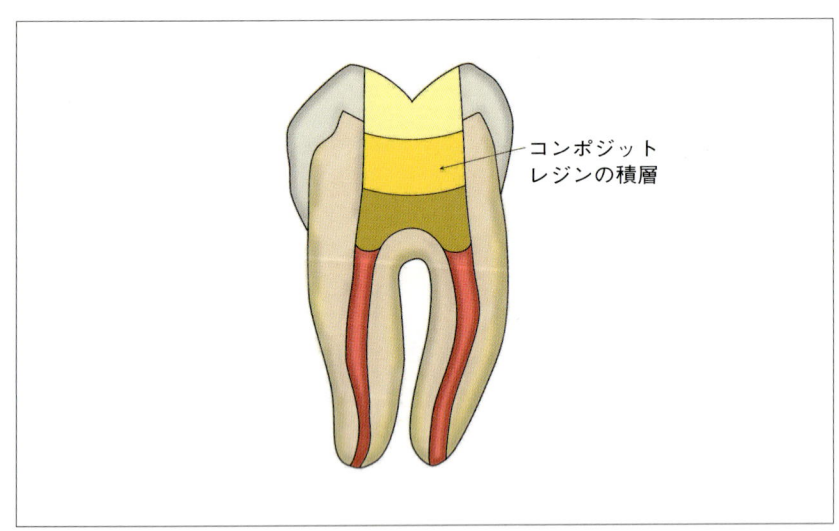

図24　無髄歯に対するコンポジットレジンの積層充填．[3]

## 臼歯のコンポジットレジン修復

　根管治療後の臼歯に接着性コンポジットレジンを用いて修復する場合，接着する対象は，歯冠部とともに根管内壁や髄床底部象牙質になる．とくに大臼歯では歯冠の崩壊が著しいケースでも髄床底部象牙質が残っており，これを利用すれば前歯部と異なり，接着面積は比較的広い（図23）．その際，根管充填によって髄腔内に残ったガッタパーチャは根管口付近で切断して除去し，シーラーなどの付着もきれいにとって髄床底部象牙質を露出させる（図23a）．
　大臼歯をコンポジットレジンによって修復する場合には，髄床底部は有髄歯における窩底部に相当する．無髄歯の場合，窩洞の深さは5mmを超える場合が多く，コンポジットレジン填塞の際には1回ではなく，積層充填が必要となる（図24）．その際の光照射も照射器のチップ先端を近づけることが困難なため，業者指示の照射条件よりも長めに行う必要がある．

[遊離エナメル質と接着・充填]

　図25は，咬合面のみに開放された窩洞であるが，う蝕が広範囲に広がり，遊離エナメル質になっている部分もある．しかし，接着を用いてコンポジットレジンによる補強を行えば，遊離エナメル質といえ

## 1 レジン充塡，アンレーなどによる無髄歯の修復

**[症例／遊離エナメル質と接着・充塡]**

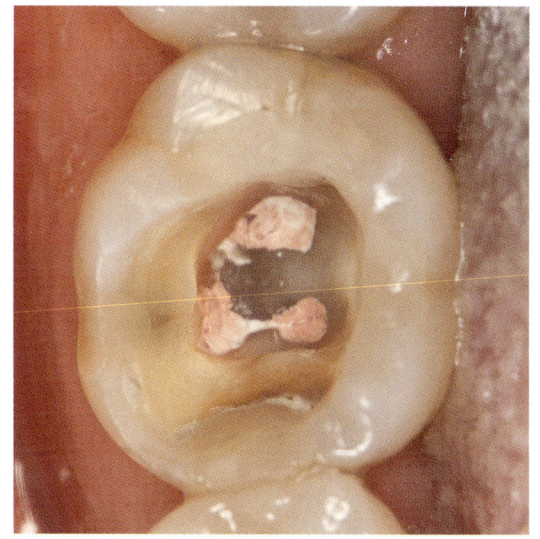
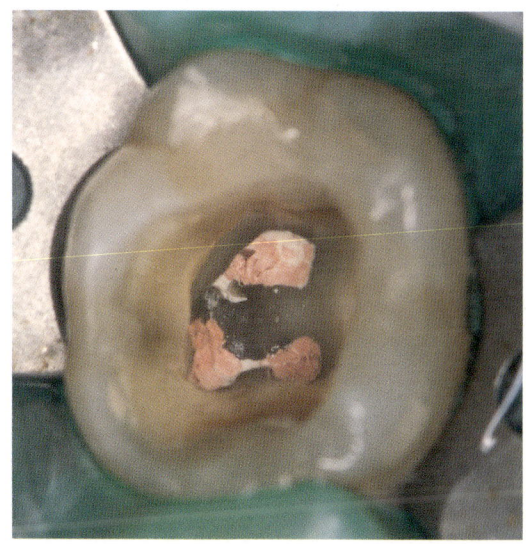
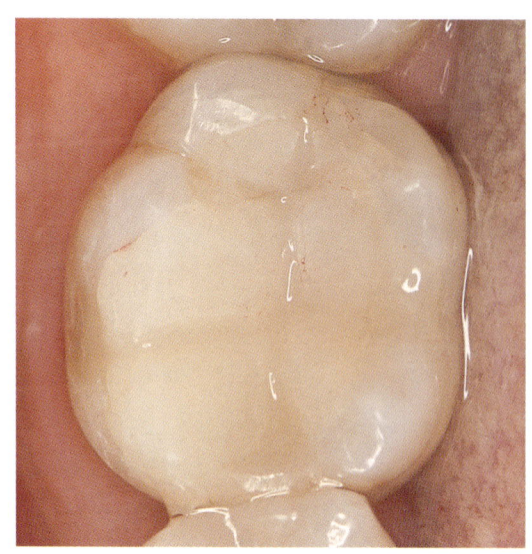

a | b
---|---
　 | c

図25　大臼歯のコンポジットレジン修復例．
a　ガッタパーチャを根管口で切り，髄床底部象牙質を露出．
b　ラバーダム防湿．
c　修復後．

**[症例／臼歯咬合面から近心隣接面に及ぶ欠損]**

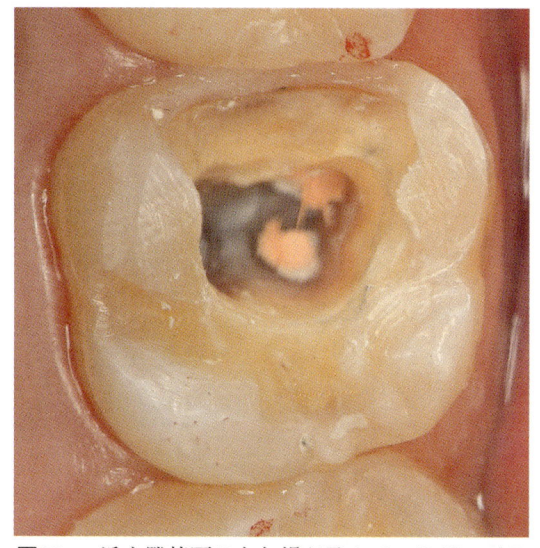
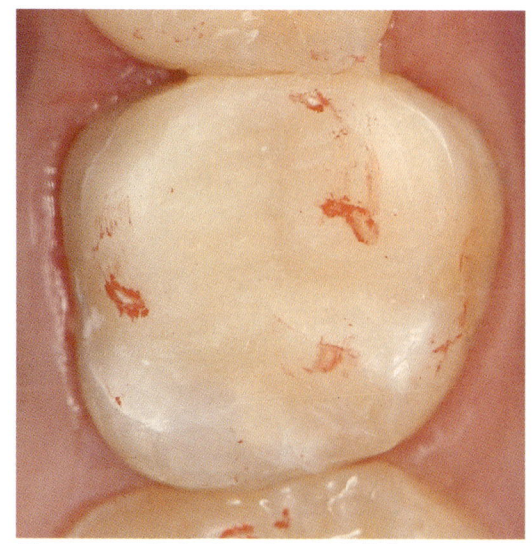

図26a　近心隣接面にも欠損が及んでいるが，プラスチックマトリックスと楔による隔壁が可能．

図26b　コンポジットレジンにより修復．

[2ピースによるインレー修復]

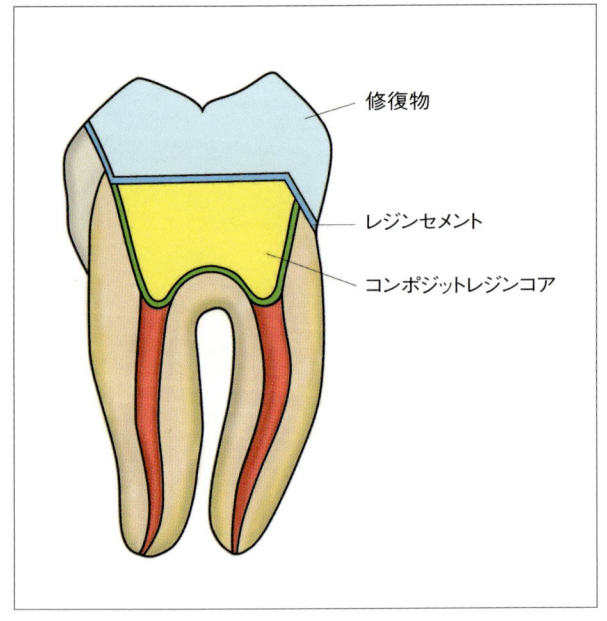

図27 コア用コンポジットレジンで根管内を充填，築造し，解剖学的形態はインレー体で付与する．

どもそのまま充填して問題はない．

接着面積を十分に確保するためには，ガッタパーチャを根管孔付近で切断し，髄床底を被着面として利用し，歯質と修復物との一体化を図る．コンポジットレジンは積層し，光照射により十分にレジンが重合するように心がけた．

[咬合面から近心隣接面に及んでいる欠損]

上顎大臼歯の根管治療歯で欠損が咬合面から近心隣接面に及んでいるケースを示す（図26a,b）．この場合，プラスチックマトリックスと楔による隔壁が可能であれば，深いⅡ級窩洞と考えてコンポジットレジン充填で修復可能である[6]．

## インレー，アンレー修復

### MIをめざす間接法

臨床において直接法コンポジットレジン修復が困難な場合，次の選択肢としては間接法によるインレーやアンレー修復である．

間接法といっても歯質の削除量を極力少なくすることが重要である．そのためには直接法の場合と同様，歯質の実質欠損の外形をそのまま最終的な間接修復物の外形にする必要がある．

間接法を選択せざるを得ないケースでは，もともとインレーやアンレーで修復されており，そのやり直しであることが多く，歯質はすでに窩洞形成されて直接充填が困難な形態となっているものがほとんどである．このような場合でも，根管内の欠損の大部分は直接コンポジットレジンにより築造することは可能であり，最終的な解剖学的形態の付与のためにインレーやアンレーを用いる．

ここではまずレジンコアによる支台築造とインレーによる2ピース法について述べ，さらにその発展型としてのレジンコーティング法を用いた1ピース法について述べる．

### 2ピースによるインレー修復

インレーによって修復された有髄歯が抜髄された場合でも，根管処置終了後，コンポジットレジンを用いて根管内の築造をすることは比較的容易である．直接修復による解剖学的な形態の回復が困難であれば，窩洞形成を行ってインレー体によって形態の回復を行えばよい．この際，窩洞外形を欠損部分の外形に設定すれば，以前のインレー体とその外形をほぼ変えることなく再修復ができる（図27）．

### [コア用のコンポジットレジン]

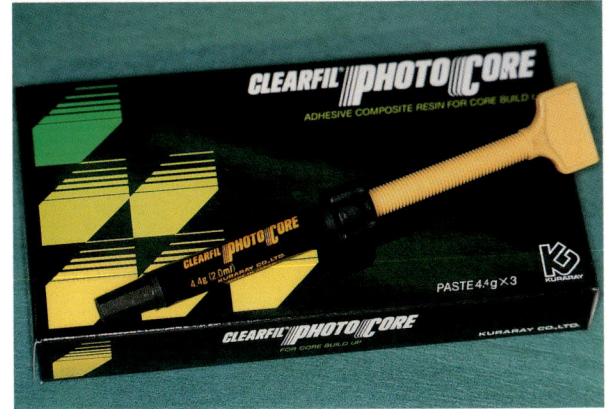

図28　クリアフィルフォトコア（クラレメディカル）．

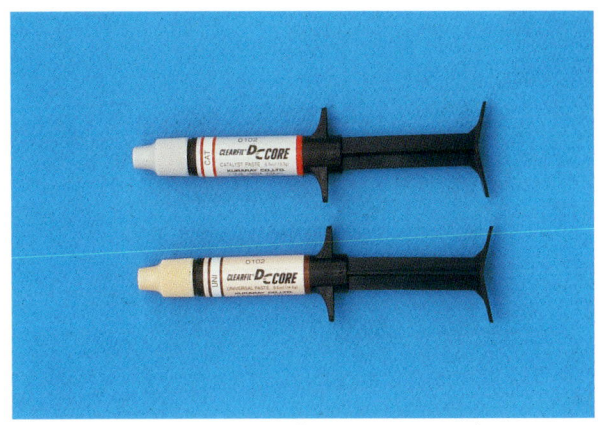

図29　クリアフィルDCコア（クラレメディカル）．

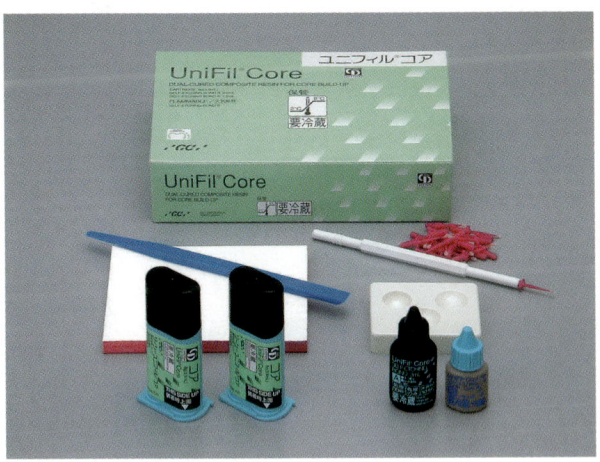

図30　ユニフィルコア（ジーシー）．

表2　レジンセメントのクリアフィルフォトコア®（クラレメディカル）に対する接着強さ（MPa）

|  | シラン処理なし | シラン処理あり |
|---|---|---|
| スーパーボンドC&B®（サンメディカル） | 16.0±2.6 | 22.3±5.1[1] |
| パナビア21®（クラレメディカル） | 12.3±2.4 | 19.8±2.4[2] |

（赤川裕俊ほか：レジンセメントとコア用レジンとの接着強さ，日歯保存誌，43(1)：50, 2000. より引用）
シラン処理：1）ポーセレンライナーM®（サンメディカル）
2）クリアフィルライナーボンドⅡΣプライマー®＋ポーセレンアクチベーター®（クラレメディカル）

築造の際には，直接法のコア用コンポジットレジンを用いており，光重合型とデュアルキュア型があるが，どちらを使用しても確実に光重合させて硬化させることが重要である．

### [コア用コンポジットレジン]

現在，使用されている代表的なコア用のコンポジットレジンであるクリアフィルフォトコアとクリアフィルDCコア（クラレメディカル），およびユニフィルコア（ジーシー）を示す（図28〜30）．クリアフィルフォトコアは光重合型であり，クリアフィルDCコアおよびユニフィルコアは，デュアルキュア（光-化学重合）型のコンポジットレジンである．

弾性率は象牙質と同等であり，応力の集中が少ないという点から歯根破折の危険性は少ない[6]．

### [レジンセメントとコア用コンポジットレジンの接着]

コンポジットレジンコアによって支台築造後，インレーの装着には，レジンセメントを用いる．各種レジンセメントのコア用コンポジットレジン表面に対する接着強さを示す（表2）[15]．

レジンセメントをコア用コンポジットレジン表面に接着させるには，まずコンポジットレジン表面をよく清掃して，その後，リン酸処理とシラン処理を行う．コア用コンポジットレジンとして光重合型のクリアフィルフォトコアとデュアルキュア型のクリアフィルDCコアの2種を用いて比較したが，重合方式の違いによる接着への影響はないようである．

MI時代の失活歯修復／歯根を破折させないために

### [症例／大臼歯のメタルインレー修復]

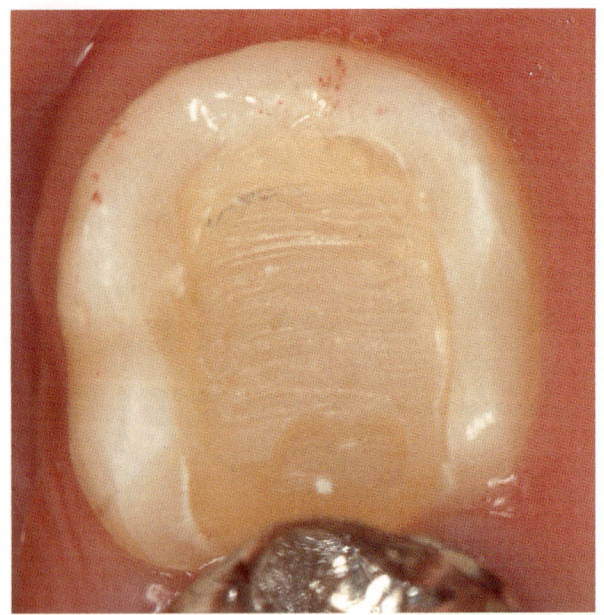

図31a　クリアフィルフォトコアにより築造，欠損に合せて窩洞形成．

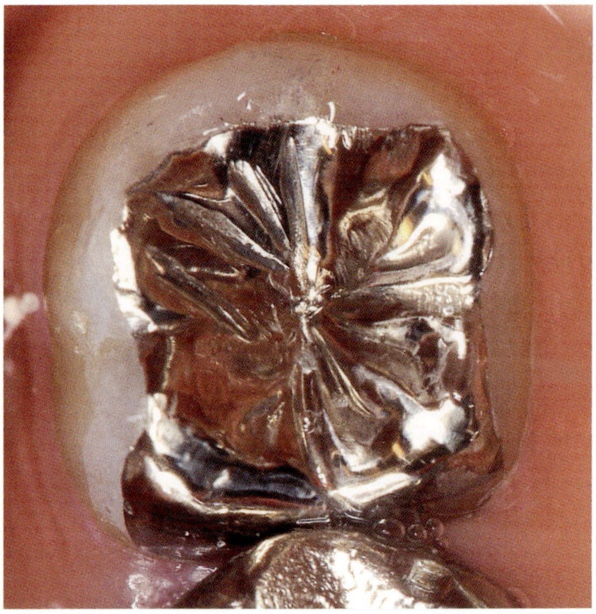

図31b　メタルインレーをスーパーボンドC&Bを用いて接着．

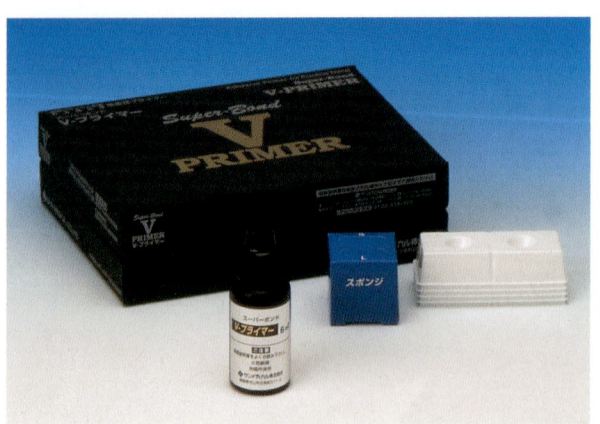

図31c　メタルインレーの内面はサンドブラスト処理後，V-プライマーで処理．

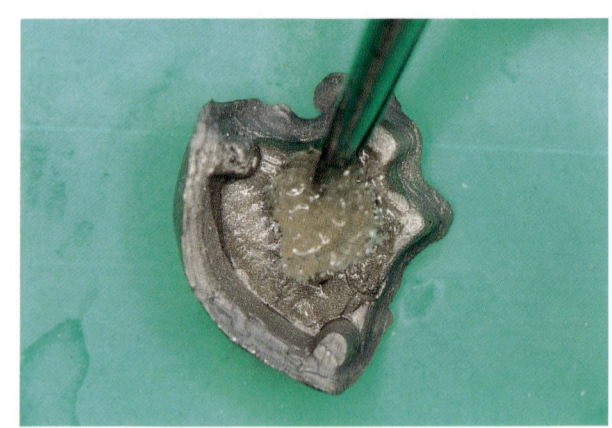

図31d　V-プライマー（サンメディカル）．

### [大臼歯のメタルインレー修復]

　根管治療後にメタルインレーにより修復した症例を示す（図31a～d）．もともとメタルインレー修復を施された歯であり，近心隅角部が大きくスライスカットされ，直接充填が非常に困難であり，間接修復を選択した．

　根管治療後，根管孔でガッタパーチャを除去し，クリアフィルメガボンドとクリアフィルフォトコアにより根管内を築造した．その後，欠損の外形の範囲内で再度窩洞の整理を行い，印象採得し，メタルインレーにて修復した．

　メタルインレーの接着には化学重合型レジンセメントであるスーパーボンドC&B（サンメディカル）を使用した．インレー体の内面は，アルミナサンドブラスト処理と金属プライマー（V-プライマー，サンメディカル）の塗布を行った．

### [大臼歯のコンポジットインレー修復]

　コンポジットレジンインレーにより修復した症例を示す（図32a～c）．上述した症例と同様に築造にはクリアフィルメガボンドとクリアフィルフォトコアを用い，窩洞外形を極力変えることなく窩洞形成を行った．

　コンポジットレジンインレー（エステニア，クラレメディカル）の内面は，アルミナサンドブラスト処理後，リン酸およびシラン処理（図32c）を行った．

[症例／大臼歯のコンポジットインレー修復]

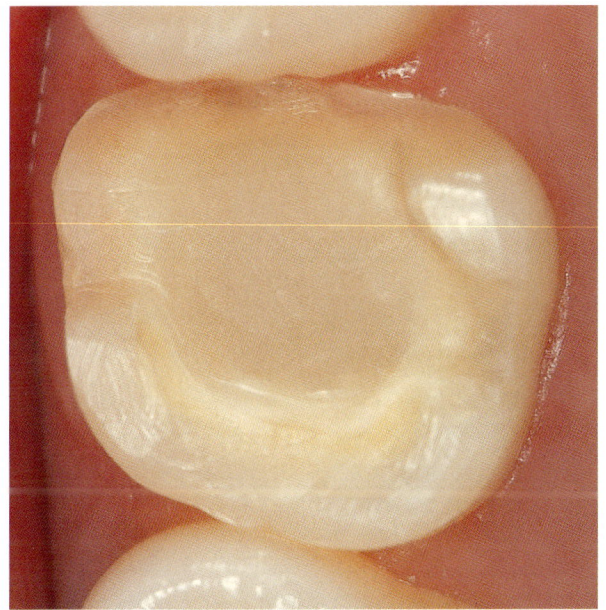

図32a　クリアフィルフォトコアにより築造，可及的にコンポジットレジン内に窩洞形成.

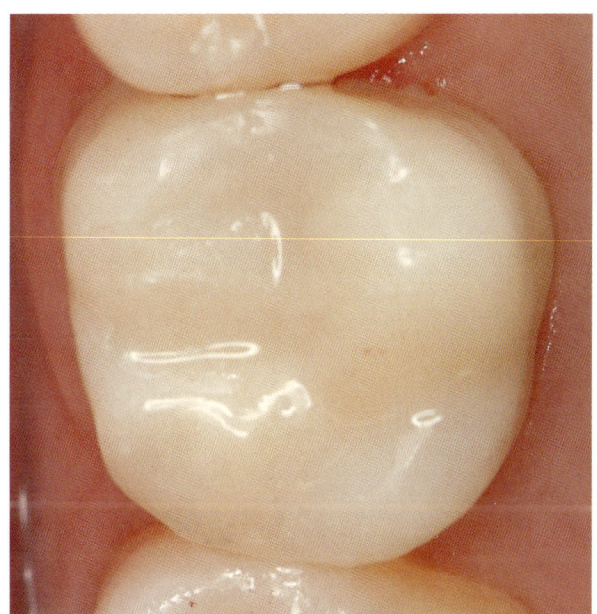

図32b　パナビアフルオロセメントを用いてコンポジットレジンアンレーを接着.

図32c　コンポジットレジン表面はリン酸（K-エッチャント）処理後，シラン処理（ポーセレンボンドアクチベーターとクリアフィルメガボンドを混和塗布）する.

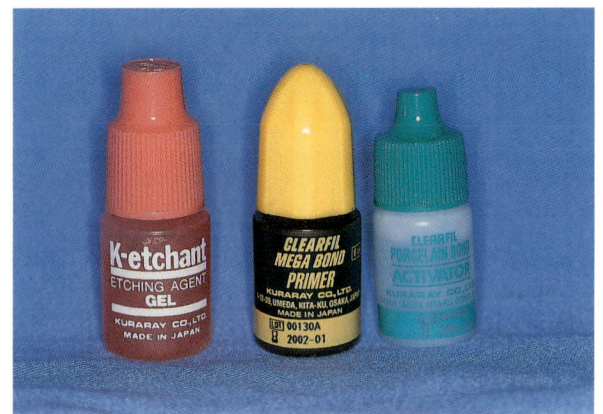

コンポジットレジンインレーの場合，光照射によるセメントの硬化が可能なため，デュアルキュア型レジンセメントであるパナビアフルオロセメントを用いて光照射を行って接着した．

## 間接法コンポジットレジンを用いた1ピース修復

均質な材料に応力が加わった場合，応力は分散するが2つの異なる材料を接着した場合，応力はその界面に集中するため，界面は修復物の弱点である．したがって，可能であればあらかじめ修復物の接着界面の数を減らした方がよい．

接着を利用し，コア部分もインレー体もすべてコ

[間接法コンポジットレジンの1ピース修復]

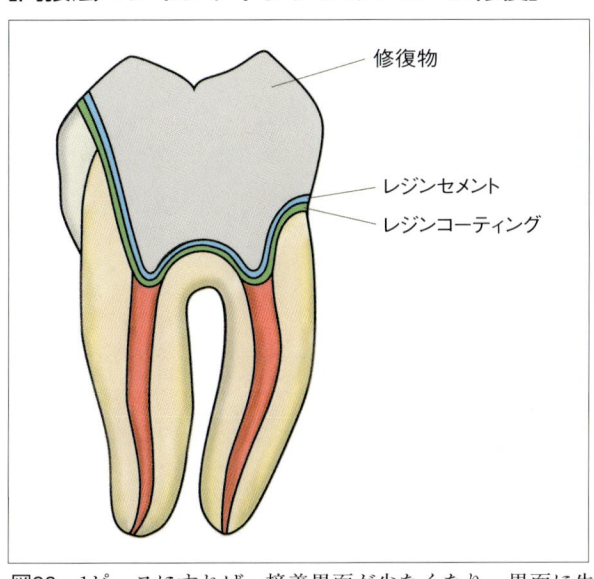

図33　1ピースにすれば，接着界面が少なくなり，界面に生じるトラブルを少なくすることができる．

## [レジンコーティング法]

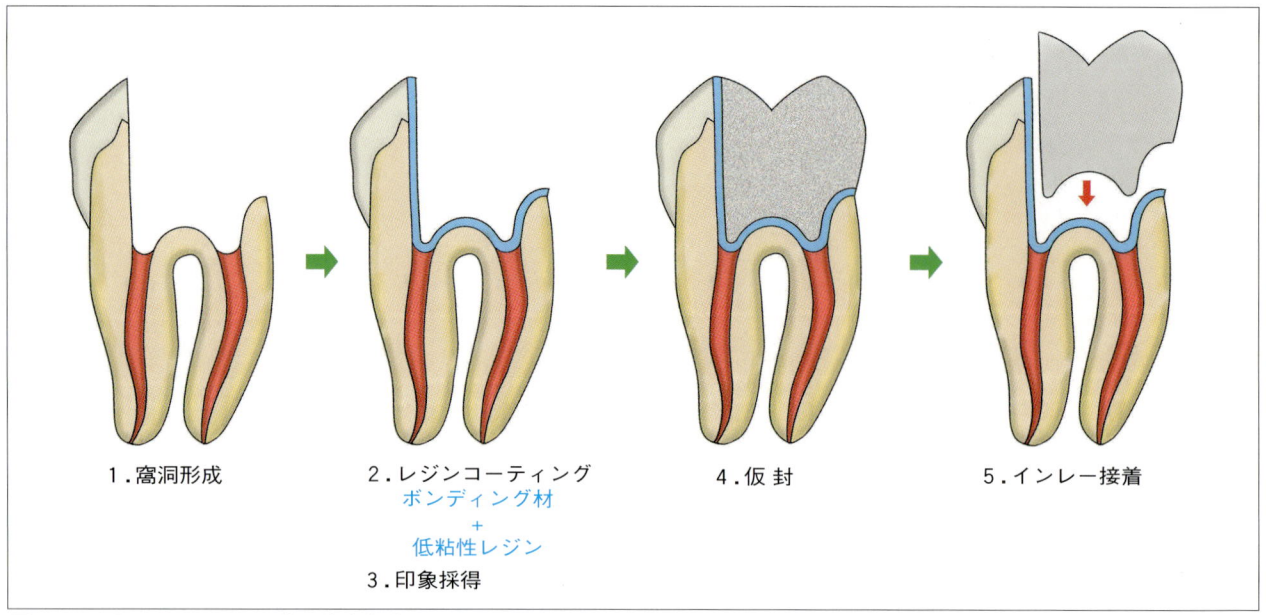

図34　レジンコーティング法の臨床術式.

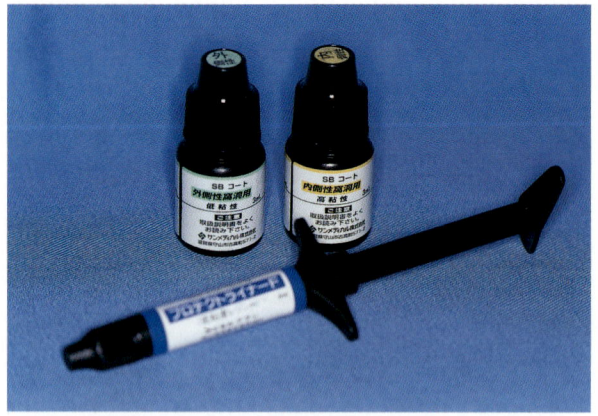

図35　低粘性コンポジットレジン.
SBコート（外側性窩洞用と内側性窩洞用，上左右：サンメディカル）とプロテクトライナーF（下：クラレメディカル）.

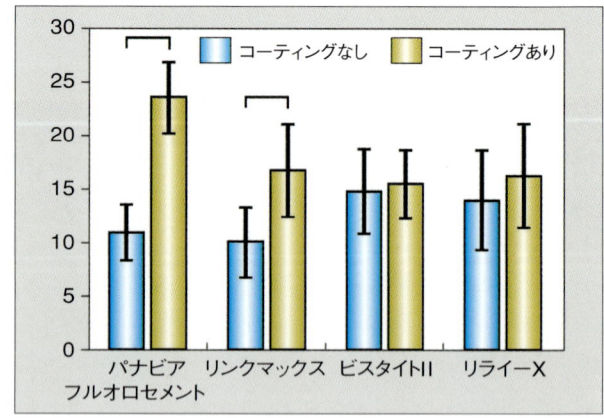

図36　レジンコーティングによるレジンセメントの象牙質接着性[22]．バーは有意差があることを示す（$p<0.05$）．
(Nikaido et al., 2003)
ボンディング材：「クリアフィルメガボンド」（クラレメディカル），「ユニフィルボンド」（ジーシー），「ワンナップボンドF」（トクヤマ），「シングルボンド」（3M-ESPE），低粘性レジン：「プロテクトライナーF」（クラレメディカル）

## [症例／1ピースによる間接法コンポジットレジン修復]

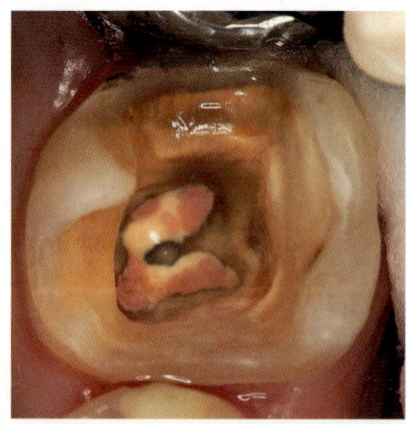

図37a　ガッタパーチャを除去して髄床底部を露出．

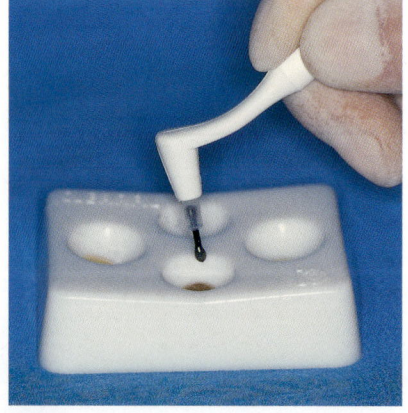

図37b　レジンコーティングに使用した材料．クリアフィルメガボンドとプロテクトライナーF（クラレメディカル）．

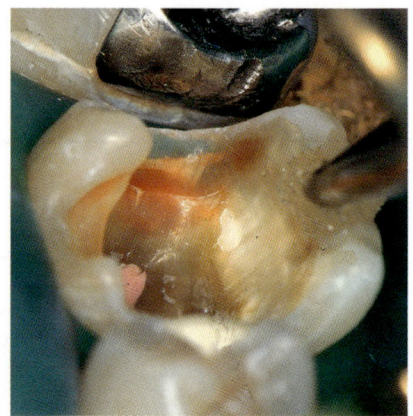

図37c　ラバーダム防湿後，窩洞内のレジンコーティングを行う．

## 1 レジン充塡，アンレーなどによる無髄歯の修復

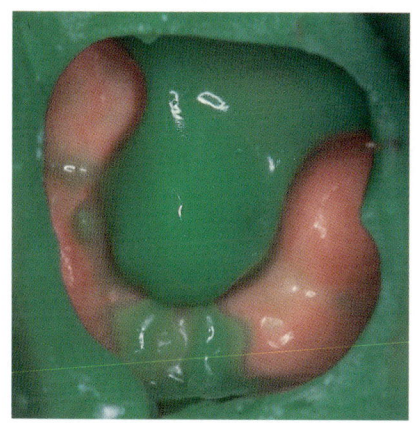

図37d 印象採得には寒天-アルジネート連合印象を行う．

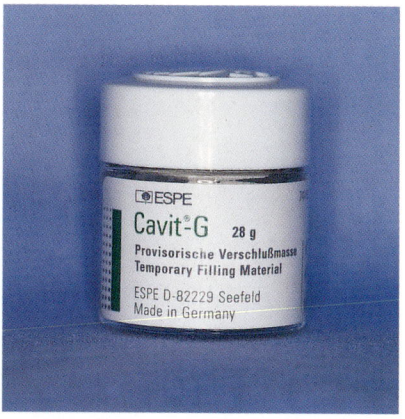

図37e 仮封には水硬性仮封材であるキャビットG（ESPE）を用いると良い．

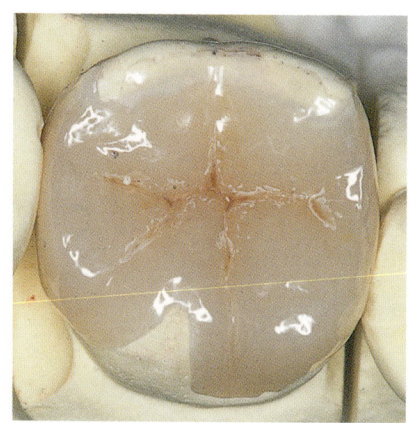

図37f 模型上で作製したポストアンレー．

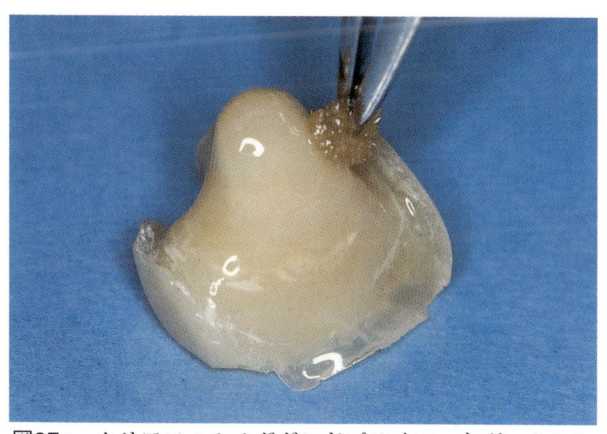

図37g クリアフィルメガボンドプライマーとポーセレンアクチベーター（クラレメディカル）を1滴ずつ混和して内面に塗布．

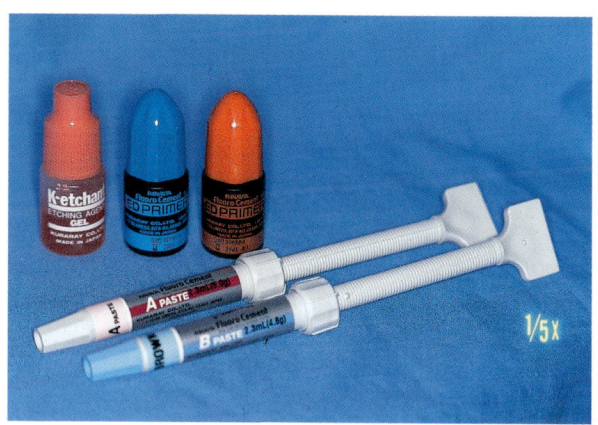

図37h パナビアフルオロセメントとコーティング面の処理剤．

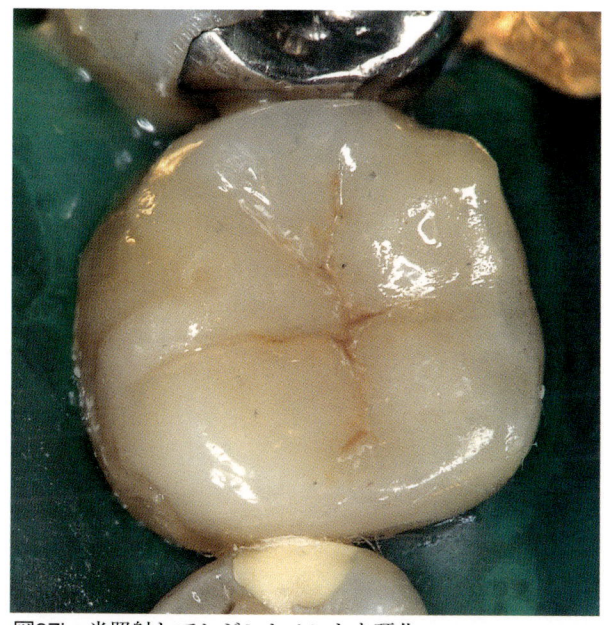

図37i 光照射してレジンセメントを硬化．

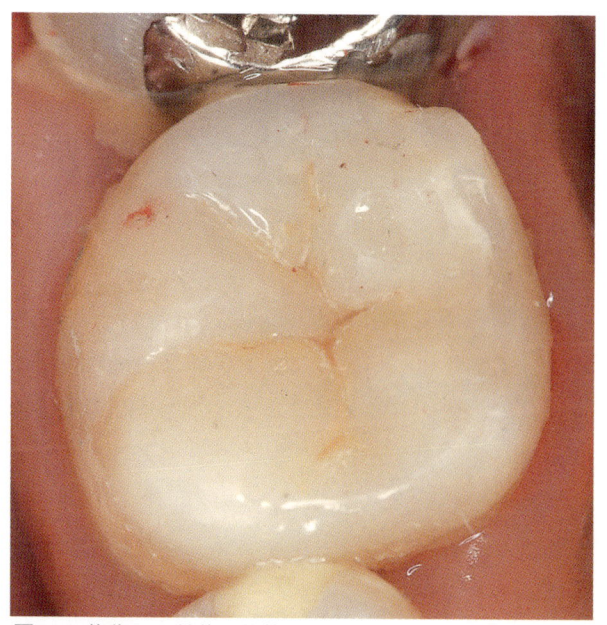

図37j 修復1か月後の状態．

ンポジットレジンによって作製するとしたら，これらをはじめから一体として作製した方が，操作も簡単で界面を少なくすることができ，弱点を減らすことができる（図33）．すなわち，間接法によるポストインレーやポストアンレーを作成すれば，術式を簡略化し，より術後のトラブルを軽減することにつながる．

しかしながらその修復物はレジンセメントによって窩洞に接着することになるが，レジンセメントの接着性は直接法に比べて信頼性が低い．この問題を解決する方法としてレジンコーティング法がある．

[レジンコーティング法による象牙質の接着]

レジンコーティング法とは，間接修復を行う際に，窩洞形成面全体をあらかじめコンポジットレジン修復に用いるボンディング材と低粘性コンポジットレジンとによって被覆し，その後，印象採得を行い，修復を施す方法であり，無髄歯に対しても応用が可能である（図34）．

代表的なレジンコーティング材料として，コンポジットレジン充填に用いられるボンディングシステムと低粘性コンポジットレジン（図35）とを組み合わせて用いるものが一般的である．使用するボンディングシステムとしては，信頼性の高い接着システムを使用する必要がある．

図36に市販レジンセメントとそのレジンコーティングによる象牙質の接着性について示す[16]．レジンコーティングの材料としては各メーカー市販のボンディング材と低粘性レジン（プロテクトライナーF，クラレメディカル）を組み合わせて用いた．

その結果，コーティングを行わなかった場合，レジンセメントの象牙質に対する接着強さは，どのレジンセメントも10〜14MPaの接着強さであり，有意差は認められなかった．しかしコーティングを行った場合の接着強さは，使用したボンディング材によって異なっていた．このように高い接着を得るためには，ボンディングシステムの選択が重要であり，クリアフィルメガボンドとプロテクトライナーFの組み合わせにより最も高い接着強さが得られた．また，低粘性コンポジットレジンを使用することによって，ボンディング材を被覆，保護するだけでなく，ボンディング材表層の空気（酸素）との接触を遮断し，ボンディング材自体の重合をさらに向上させて，接着強さを向上させる働きがある[17]．

[1ピースによる間接法コンポジットレジン修復]

図37は下顎第一大臼歯の根管治療歯の症例である．歯冠の崩壊が大きく，直接コンポジットレジンによる充填が困難と判断し，最も歯質の削除量の少ない処置として，1ピースによるポストアンレーによる修復を選択した．

まず，接着面積を最大限に活用するため，髄室内のガッタパーチャを完全に除去し，髄床底部象牙質を露出させた（図37a）．次にラバーダム防湿を行い，ボンディング材と低粘性コンポジットレジン（図37b）によるレジンコーティングを行った（図37c）．

寒天‐アルジネートによる印象採得後（図37d），水硬性仮封材（Cavit-G，ESPE）を用いて仮封を行った（図37e）．さらに模型を作製し，指示書にしたがってエステニアによるポストアンレーを作製した（図37f）．

ポストアンレー装着の際には，内面および窩洞内面による前処理が必要となる．内面に対する処理には，サンドブラスト処理を行い，次にリン酸によるエッチングと水洗，乾燥，さらにシラン処理が必要となる（図37g,h）．

窩洞内面はコーティングされており，コーティング面に対してよくアルコール綿球による清拭後，リン酸エッチングを行い，レジンセメント付属の前処理材による処理が必要となる（図37i）．レジンセメントとしてはデュアルキュア型レジンセメントを用い，レジンセメントのはみ出しを除去した後，十分に光照射して硬化させた（図37j,k）．

[無髄歯のレジンコーティング法による無菌的処置]

根管治療の際には，厳密な無菌的条件下で行うが，一旦根管充填が完了していざ修復となると，この無菌処置に対する意識が全くなくなってしまう．現在使用されている根管充填材は，根管壁に緊密に密着させているだけで，接着しているわけではないため，根管充填材が唾液に汚染されると，容易に歯冠部から根尖への漏洩（コロナルリーケージ）が生じる（図38）．

従来の鋳造修復における支台築造では，ポストの

## ［無髄歯のレジンコーティング法による無菌的処理］

図38a 従来の支台歯形成.
歯冠部から根管内への細菌侵入（コロナルリーケージ）を防ぐことは不可能.
図38b レジンコーティングを行うことにより，根管口を封鎖し，細菌の根管内への侵入を阻止することが可能となる[21].

形成によってガッタパーチャが除去されると，根管の封鎖性が低下して，歯冠部からの細菌侵入がより生じやすくなる．これまでのポストの形成や印象採得，不完全な仮封などの一連の補綴処置は，再感染の危険性の高い治療法である．修復治療の良し悪しがコロナルリーケージに影響を及ぼすことも指摘さ れ，たとえ根管治療が良くても修復治療の悪い症例は予後が悪いことが報告されている[18].

無髄歯に対してすぐにレジンコーティングを行って根管を封鎖してしまえば，その後の治療を無菌的に行うことができ，コロナルリーケージを防ぐことができる．

### 参考文献

1. Mount GJ, Ngo H：Minimal intervention: a new concept for operative dentistry. Quintessence Int. 31:527-533, 2000.
2. 田上順次，島田康史，北迫勇一，中島正俊，二階堂徹，大槻昌幸：齲蝕治療における接着，接着歯学．18（2），157-159，2000．
3. 二階堂徹，田上順次：デンタルテクニクス24 無髄歯の修復，口腔保健協会，東京，29-33, 2002.
4. Caputo AA, Standlee JP: Pins and posts - why, when and how. Dent Clin North Am. 20:299-311, 1976.
5. 福島俊士：誌上ディベイト 鋳造コアかレジンコアか，読後感，出口はどこか，補綴誌．47（2）459-461，2003．
6. 石原正隆：支台築造された失活歯の残存歯質が破折強度および破折様相に与える影響．鶴見歯学．4：157-170，1998．
7. Gher ME, Dunlap RM, Anderson MH et al.: Clinical survey of fractured teeth, JADA. 114:174-177, 1987.
8. 吉田圭一ほか：各種合着用セメントの諸性質.補綴誌．39（1）：35-40，1995．
9. 二階堂徹，鳥羽重光，赤川裕俊，笹渕康敬，高田恒彦，田上順次：特集 失活歯を長期に保存するには 失活歯に対する接着の信頼性，歯界展望．96（5），1037‐1045,2000
10. Toba S, et al: Micro-shear bond strength of resin composite to pulpal floor dentin. Am J Dent. 16:51A-56A, 2003.
11. Yasutaka Sasafuchi, Toru Nikaido, Junji Tagami: Effect of chemical irrigants and medicaments for endodontic treatment on dentin bonding Int Chin J Dent. 3: 7-12, 2003.
12. Nikaido T, Akagawa H, Sasafuchi Y, Nozaki N, Hashimoto K, Tagami J: Bonding to nonvital teeth. Procceding of Adhesive Dentistry Forum '99, Yokohama. 85-95, 1999.
13. 二階堂徹ほか：口腔内環境下における 4 －META/MMA-TBBレジンの象牙質接着性.日歯保誌．34（5），1430-1434，1991．
14. 坪田有史ほか：ファイバーポストの有用性，デンタルダイヤモンド．28（395）：88－91,2003.
15. 赤川裕俊,高田恒彦,二階堂徹,田上順次：レジンセメントとコア一用レジンとの接着強さ，シラン処理の効果，日歯保誌．43（1），47-52，2000．
16. Toru Nikaido, Yasuko Nakaoki, Miwako Ogata, Richard Foxton, Junji Tagami: The Resin-Coating Technique. Effect of a Single-Step Bonding System on Dentin Bond Strengths, J Adhes Dent (in press).
17. Jayasooriya PR, et al.: Effect of resin coating on bond strengths of resin cement to dentin. Esthet Restor Dent. 15(2),38-45, 2003.
18. Trope M et al.:Resistance to fracture of endodontically treated roots, Oral Surg Oral Med Oral Pathol. 73:99-102, 1992.
19. 二階堂徹，田上順次：無髄歯に対する接着，歯界展望．92（5），101-104，1998．
20. 二階堂徹，土平和秀，田上順次：間接法によるコンポジットレジン修復の可能性，臨床術式と技工操作，QDT別冊．YEAR BOOK 2000. 104‐111，2000．
21. 二階堂徹，田上順次：接着性レジンによる無髄歯の修復－メタルコアかレジンコアか，歯界展望．102：5：945-951.
22. Toru Nikaido, Eitetsu Cho, Masatoshi Nakajima, Hiroshi Tashiro, Shigemitsu Toba, Michael F. Burrow and Junji Tagami：Tensile bond strengths of resin cements to bovine dentin using resin coating. Am J Dent. 16:41A-46A, 2003.

# 2 歯根破折を招かない支台構造　Part 1

坪田有史

| | |
|---|---|
| 歯根破折と支台築造 | 32 |
| 受圧要素と加圧要素 | 33 |
| 受圧要素における歯根破折の基本的対策 | 34 |
| 支台築造の現状 | 40 |
| 鋳造支台築造における歯根破折の対策 | 45 |
| レジン支台築造と歯根破折 | 49 |
| ファイバーポスト | 51 |
| 歯科医療の進歩 | 56 |

MI時代の失活歯修復／歯根を破折させないために

# 2 歯根破折を招かない支台築造 Part 1

鶴見大学歯学部歯科補綴学第二講座

坪田有史

## 歯根破折と支台築造

　歯根破折は発生すると支台歯の保存が困難になる可能性が高いトラブルで，その原因の一つが既に確立された術式といえる金属鋳造による支台築造（鋳造支台築造）にあるとする論調も見受けられる．すなわち失活歯の歯冠修復で必須ともいえる支台築造が歯根破折の発生を助長しているならば，臨床上大きな問題であり，歯根破折と支台築造の関係を点検する必要がある．

　失活歯における支台築造では，う蝕や外傷により根管処置を余儀なくされた場合，ケースに応じた適正な支台歯形態を得るために歯質欠損を補い，その後，機能と審美性の回復のため歯冠修復を行う．すなわち，支台築造は歯冠修復の土台（Foundation Restorations）として位置づけられ，その臨床的意義は高い．

## 支台築造に起因するトラブル

　失活歯の歯冠修復処置において，支台築造に起因する術後の代表的なトラブルを表1に示す．これらのトラブルは単独で発生したと思われる場合（図1）と，築造体ごとの脱落と二次う蝕（図2）など，複数のトラブルが合併して露見する場合も多い．

　すべてのトラブルに対して支台築造を行う際に適切な対策を講じることが望ましい．しかし，支台築造後，歯冠修復物を装着してから長期間の経過後にトラブルが発生することも少なくない．口腔内環境，生活環境，習癖など多くの因子が関与するため，支台築造時に講じる対策以外にも歯冠修復後の力学および細菌学的な面からのコントロールが重要である．したがって，歯冠修復後の長期的なコントロールに対して実際には困難な点があることは否めない．

## 歯根破折の頻度

　過去の臨床研究の文献から築造体の代表的なトラブルである築造体の脱落や歯根破折，ポスト破折の頻度を整理した結果を表2に示す[1]．脱落と歯根破折の頻度をみると，脱落が歯根破折より多い報告が9例中5例，逆に歯根破折の方が多い報告が4例あり，報告により異なっている．また全体の失敗率に占める歯根破折の割合は22〜100％と広い範囲でばらついているが，20〜40％のものが5例を占めている．したがって研究対象や方法に違いはあるが，歯根破折が支台築造に起因するトラブルのなかである程度の頻度を占めていることがわかる．

　さらに歯根破折が発生した支台歯は再治療が困難で，抜歯に至ってしまう可能性が高いため，歯根破折への意識を持ち，対策を講じる必要がある．

## [支台築造に起因するトラブル]

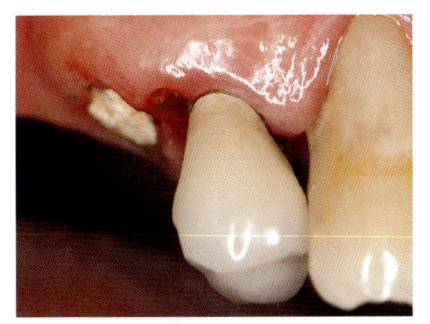

図1a ４|の歯根破折．75歳，男性．５|歯冠修復物脱落を主訴に来院．４|の臨床症状はない．

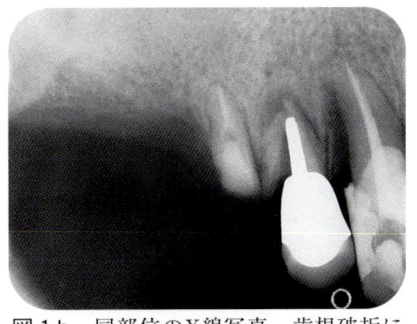

図1b 同部位のX線写真．歯根破折により近遠心的に歯根分離している．

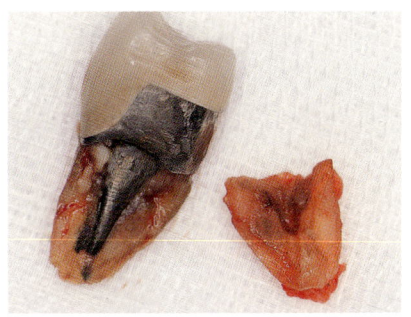

図1c 抜歯後の観察において，近心側歯根に築造体は維持されている．外力による楔作用で歯根破折が生じたと診断した．

図2a ３|は金属製既製ポストごと前装冠脱落．52歳，女性．唇側歯冠部歯質の破折を伴っている．

図2b 支台歯には近心側およびポスト孔内などに感染歯質が認められる．

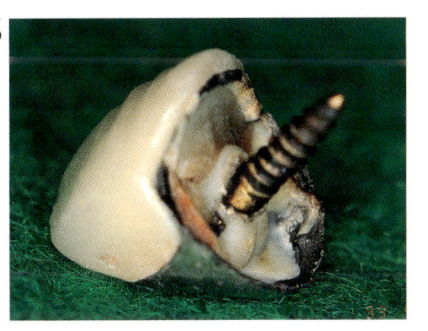

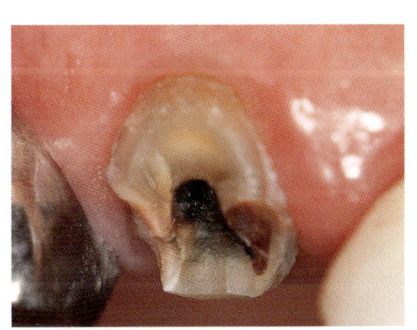

表1　支台築造に起因するトラブル

- 築造体ごとの脱落
- 歯根破折
- 二次う蝕
- ポストの変形
- ポストの破折
- 再根管治療による除去

表2　脱落，歯根破折，ポスト破折の頻度（％）

| | | 失敗率 | 脱落 | 歯根破折 | ポスト破折 |
|---|---|---|---|---|---|
| 1984 | Sorensen JA et al. (USA) | 6.8 | 1.4 | 5.1 | |
| 1989 | Bergman B et al. (SWEDEN) | 9.4 | 6.3 | 3.1 | |
| 1991 | Weine FS et al. (USA) | 6.5 | 2.2 | 1.4 | |
| 1992 | Hatzikyriakos AH et al. (GREECE) | 11.0 | 3.2 | 2.6 | 0.0 |
| 1993 | Mentink AG et al. (HOLLAND) | 7.5 | 5.8 | 1.7 | |
| 1995 | Torbjörner A et al. (SWEDEN) | 12.0 | 5.7 | 2.7 | 0.8 |
| 1997 | 天川由美子ら (JAPAN) | 23.1 | 10.6 | 12.5 | |
| 1997 | 山下　敦ら (JAPAN) | 15.5 | 0.0 | 10.2 | 3.9 |
| 1998 | Fredriksson M et al. (SWEDEN) | 0.8 | 0.0 | 0.8 | 0.0 |

## 受圧要素と加圧要素

歯根破折は，機能時（咀嚼力など）や非機能時（夜間のブラキシズムなど）における外力が原因で発生するトラブルである．歯根破折の対策を考える上で，力を受ける受圧要素と力を加える加圧要素とに分ける．受圧要素には歯冠修復の対象となる"支台歯"と歯科医師側が選択することができる"支台築造"

[受圧要素と加圧要素]

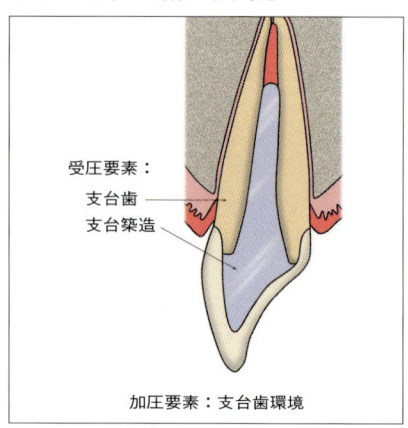

図3 受圧要素と加圧要素.

[ブラキシズムの過大な外力による破折]

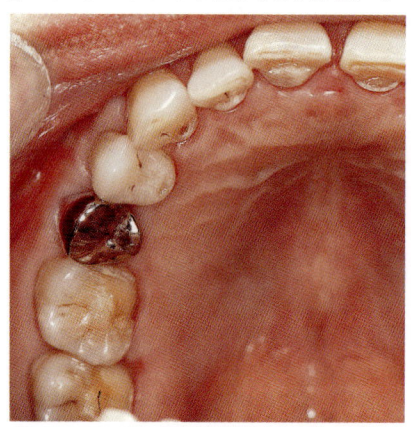

図4a 7|6 ，歯冠部破折．66歳，男性．上顎咬合面観．

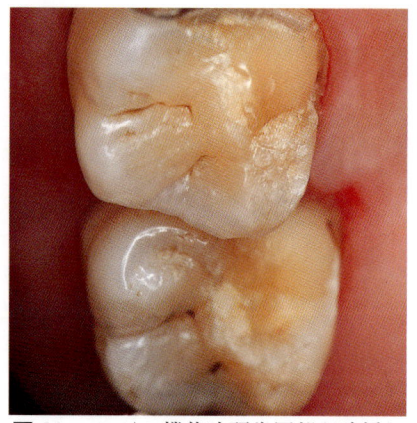

図4b 7|6 の機能咬頭歯冠部が破折している．非機能時である夜間のブラキシズムが疑われる．

表3 加圧要素における歯根破折の対策例
- ブラキシズムなどにあらかじめ対処する
- 臼歯部の咬合を確保する
- 無理な設計のブリッジを装着しない
- 動きの大きな部分床義歯を装着しない
- 硬い食物の嗜好を制限する

表4 受圧要素における歯根破折の基本的対策
- 歯髄を可能な限り保存する
- 根管治療の際，歯質の保存を意識する
- 歯質を可能な限り保存する
- 亀裂や破折線の有無を診査する
- 適切な支台築造を行う
- 適合性の高い歯冠修復物を装着する
- 適切なメインテナンスを行う

があり，加圧要素は支台歯と支台築造のおかれている"支台歯環境"なので全部で3項目がある[2,3]（図3）．

歯根破折の発生には，加圧要素である"支台歯環境"が大きく関わっている．天然歯歯冠をも破折させてしまうブラキシズムなどの過大な外力（図4）への対策が必要であり，加圧要素への対策（表3）なくして歯根破折の対策になりえない．

しかし，本稿では"支台築造における歯根破折の対策"がテーマであるので受圧要素の"支台歯"と"支台築造"を中心に述べることとする．

## 受圧要素における歯根破折の基本的対策

受圧要素における歯根破折の基本的な対策を表4に示す．支台築造に関して触れる前に，それ以外の受圧要素において考慮すべき点を示す．

### 歯髄を可能な限り保存

2000年にFDIの学会誌である"International Dental Journal"においてTyas MJら[4]が提唱したMinimal Intervention Dentistry（MI）は，う蝕治療が目指すべきコンセプトとして「最少の侵襲による歯科治療」と訳され，2002年にはFDIの声明として正式に採択された．

MIは健全歯質を保存し歯質の犠牲を最少限にとどめるとともに，治療後も患者さんとかかわり経過観察と指導を行い，必要と判断した場合にのみ治療することにより，可能な限り処置歯の延命を図ることを意味している．具体的にMIを可能にしたのは予防を含めたカリオロジーや接着歯学の進歩である．このコンセプトに立脚した歯科治療を実践することが，患者さんの生涯にわたる口腔内の健康維持をもたらすことになる．

したがって，歯髄に対しても歯科接着や薬物療法などによる歯髄保存療法を積極的に活用し，可能な

## [失活歯におけるレジン充塡，部分被覆冠]

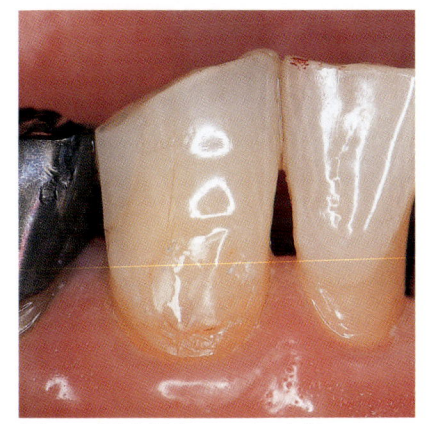

図5a ③失活歯のレジン充塡．66歳，男性．遠心側からのう蝕により抜髄後，レジン充塡．

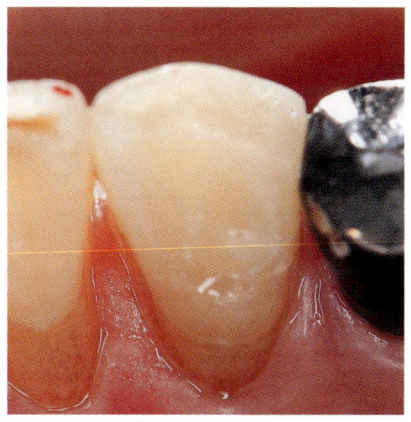

図5b 同部位，舌側面観．

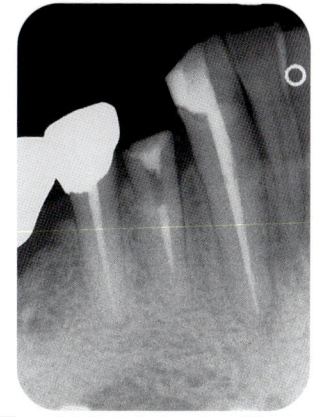

図5c ④の感染根管治療のため撮像したX線写真．歯質の残存状態によっては失活歯でのレジン充塡が選択できる．

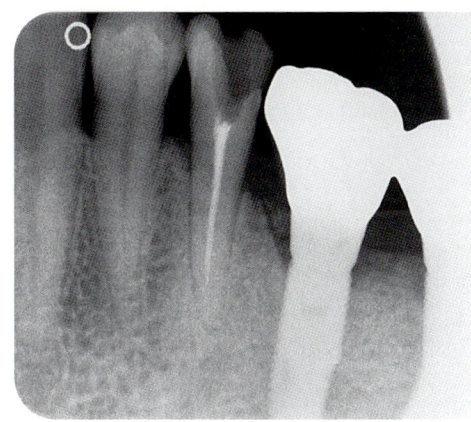

図6a ⑤は失活歯の部分被覆の修復物．52歳，男性．根管充塡後のX線写真．

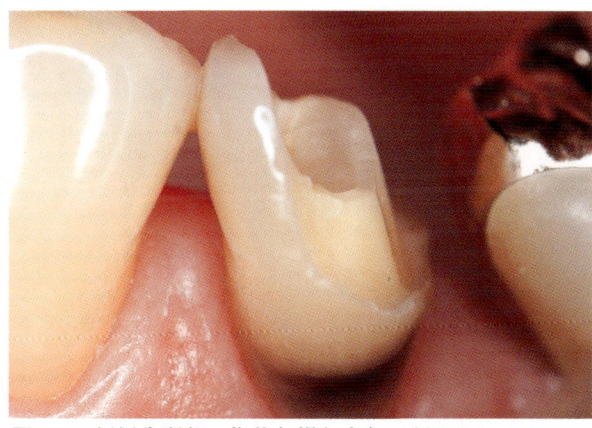

図6b 頰側歯頸部に楔状欠損と変色が認められるが，レジン支台築造後，近心辺縁隆線とコンタクトを残して形成．

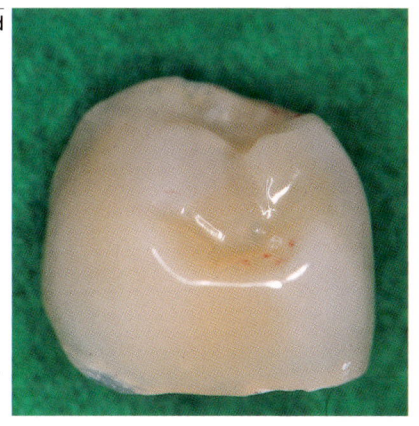

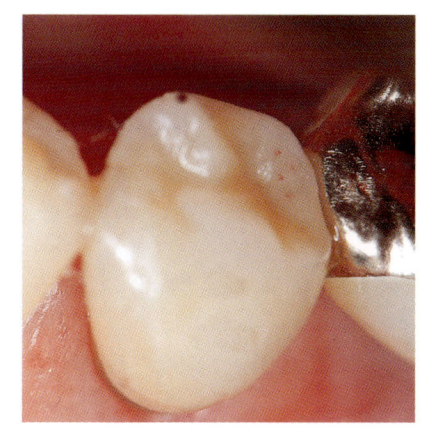

図6c 製作した強化型硬質レジンによる歯冠修復物．
図6d 歯冠修復物を接着性レジンセメントで装着．

限り歯髄を保存する努力を払うべきである．この失活歯をつくらない努力が，歯根破折への最も基本的な対策となる．

### 根管治療時における歯質の保存

不幸にして歯髄を保存できず抜髄に至った場合や感染根管に対して根管治療を行う際には，適切な術式を忠実に行い，必要以上の拡大を避け，可能な限

MI時代の失活歯修復／歯根を破折させないために

[失活歯の歯根破折]

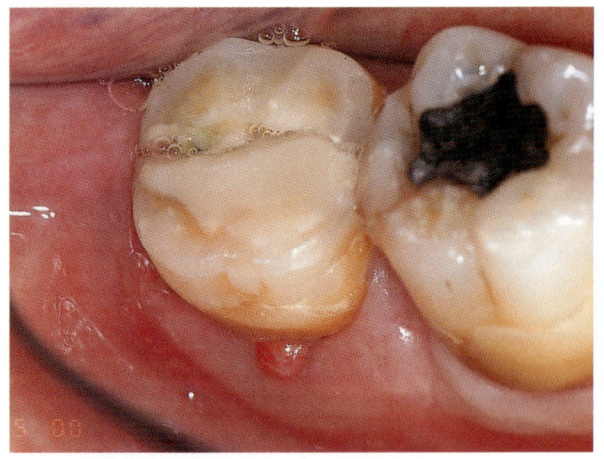

図7a ⑦の歯根破折．
59歳，男性．右下の疼痛を主訴に来院．咬合面にレジン充填，近遠心的に破折線が認められる．

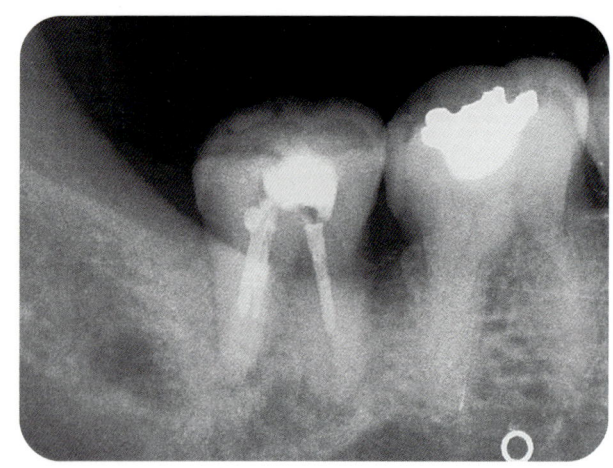

図7b 同部位，X線写真．失活歯に対して咬合面にレジン充填処置．

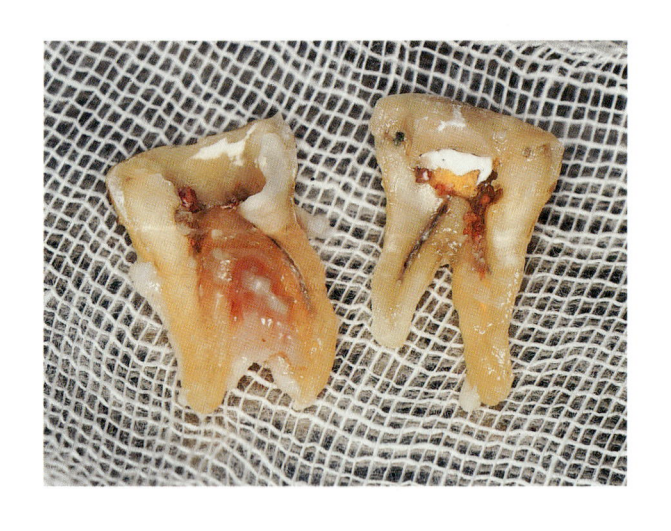

図7c 抜歯後の観察において，近遠心破折．過大な外力がかかることが予想される最後方臼歯には注意が必要である．

り根管を太く拡大しないよう心がけるべきである．

　歯根破折は歯根部の残存歯質量に影響されるため，必要以上に根管を太く拡大することにより，歯根破折させる危険性を高めてしまうからである．また，根管治療時に歯根部歯質に過大なストレスを加えることも避けなければならない．

## 歯質を可能な限り保存

[失活歯におけるレジン充填，部分被覆冠]

　失活歯でも歯質の崩壊が軽度で咬合の安定などの支台歯環境に問題がなければ，レジン充填や部分被覆の修復物を選択することで健全歯質を可能な限り保存することができる場合がある（図5，6）[5]．このことは失活歯におけるMIの実践となりうるが，その際に接着性材料を使用することは接着性のない無機性セメントを使用した場合と比較して，歯質の破折抵抗性が高いことが確認されている[6]．すなわち接着性材料の活用が必須の条件といえる．

　しかし接着性材料を使用したとしても生活歯と違い，失活歯は歯髄からの水分などの供給を失っており，歯質は脆弱化して機械的強度が著しく低下している．したがって失活歯では，歯冠破折と歯根破折の危険性を常に考えておく必要がある（図7）．

　とくに臼歯部では健全歯質を犠牲にしても咬頭を被覆しておく必要がある場合も少なくなく，修復対象歯の受圧要素と加圧要素を注意深く精査し，ケースに応じた修復方法を選択しなければならない．

## 2 歯根破折を招かない支台築造 Part 1

**[フェルール効果(帯環効果)]**

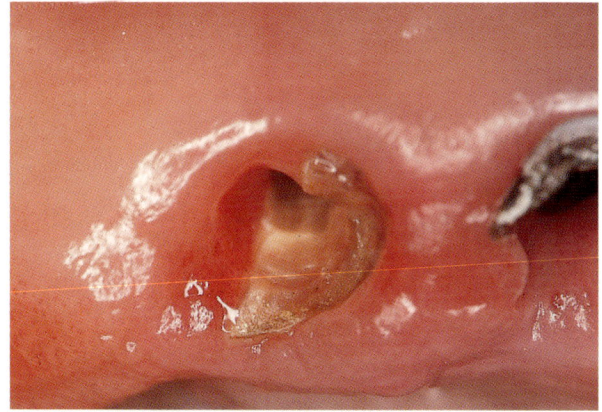

図8a ②|，術前．63歳，女性．フェルール効果を得るために，矯正的挺出と歯冠長延長術を併用した．

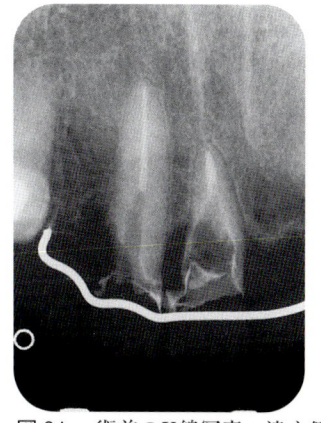

図8b 術前のX線写真．遠心側歯質辺縁が歯槽骨頂付近に位置している．なお，①|は保存不可能と診断，抜歯した．

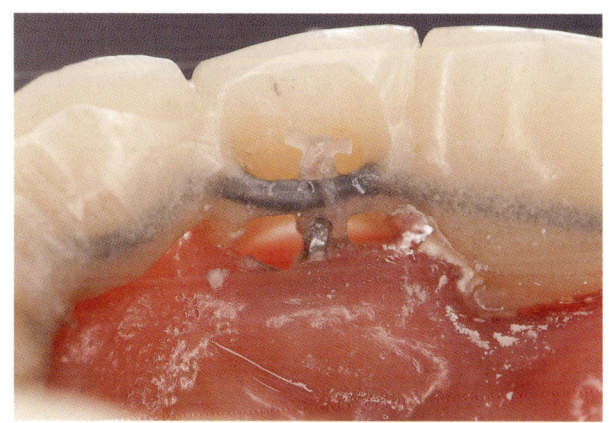

図8c テンポラリーブリッジの補強線を利用して，矯正的挺出を行う．

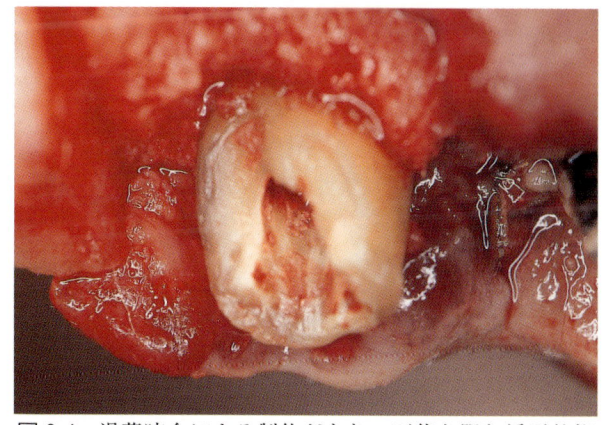

図8d 過蓋咬合による制約があり，可能な限り矯正的挺出後，歯冠長延長術を併用した．

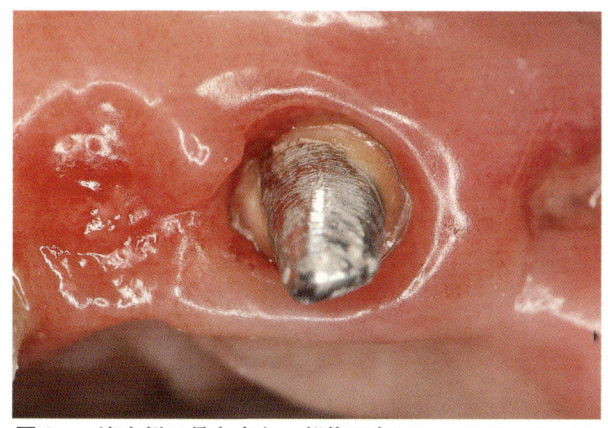

図8e 遠心側の最も少ない部位でも0.5mmのフェルールを獲得．

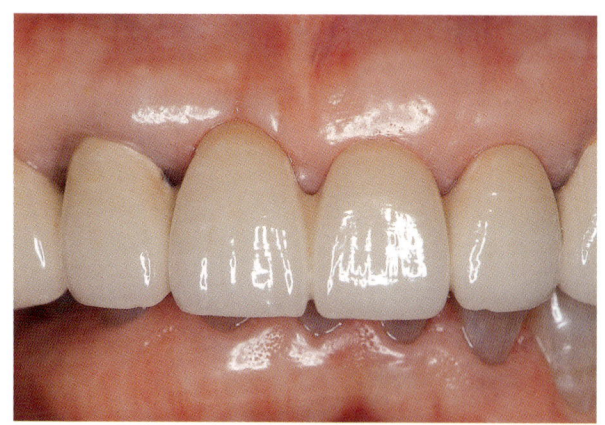

図8f ②|を支台歯とした金属焼付ポーセレンブリッジ装着．

**[フェルール効果(帯環効果)]**

　フェルール (Ferrule) とは「歯冠部または歯根部に適合する金属の輪」と定義されている．具体的には歯冠修復物のマージン上の残存歯質量を指している．

　歯根破折の対策として可能な限り歯冠部歯質を多く残存させ，残存歯質に対して歯冠修復物によるフェルール効果を得ることが重要である．フェルール効果が発揮できる歯冠部歯質の高径については0.5～2mmと幅をもって複数の報告がある．

　たとえばMorgano SMら[7]は，その量として1.5～2mm必要としており，その量が得られないならば

MI時代の失活歯修復／歯根を破折させないために

[亀裂と破折線]

図9　73歳，女性．｢5にポスト孔から舌側遠心方向に亀裂が認められ，亀裂が進展して歯根破折に至る危険性がある．

[破折歯の歯冠修復]

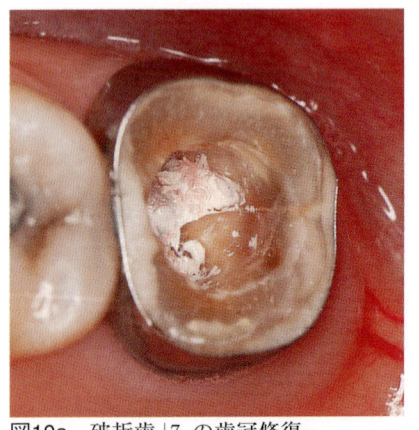

図10a　破折歯｜7の歯冠修復．40歳，女性．近遠心的破折歯の根管治療中に破折が進展しないようバンドを装着．

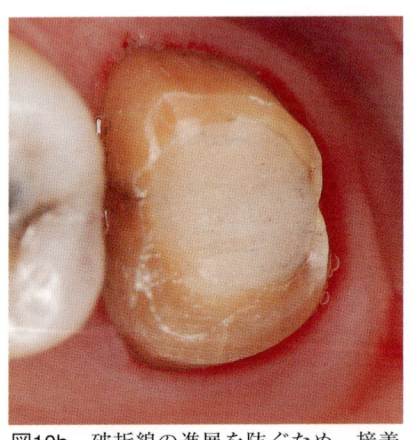

図10b　破折線の進展を防ぐため，接着による効果を期待してレジン支台築造を行い，外側性形態の支台歯形成を行う．

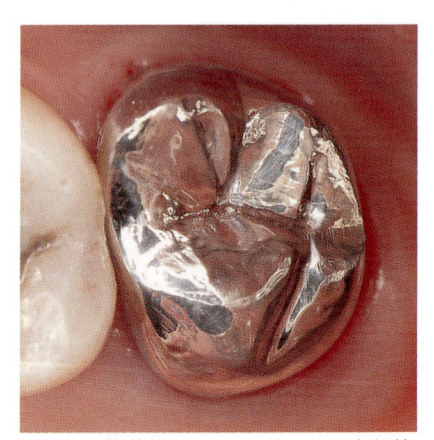

図10c　接着性レジンセメントで全部鋳造冠を装着．

術前処置として矯正や外科的な挺出，または歯冠長延長術を行うべきであると提唱している（図8）．

一方，詳細は後述するが，われわれは接着性材料を使用した破折試験で高径1mmである程度の破折強度が得られることを確認している．したがって，その量に多少の違いはあるが可能な限りフェルール効果を得るために歯冠部歯質を残存させることを常に心がけるべきである．

## 亀裂や破折線の有無

亀裂や破折線が存在する支台歯でそれらに沿って骨欠損が生じている場合は，抜歯を含め慎重な対応が必要である．また，骨欠損がない場合でも歯冠修復後に骨欠損が生じたり，それらが進展することにより歯根破折の危険性が高くなる（図9）．したがって，根管治療や築造窩洞形成時に注意深く観察し，対策を講じる必要がある．

具体的には，薬物などにより亀裂や破折線部の減菌化を可能な限り図った後，接着性材料を使ってフェルール効果を十分発揮させた外側性形態の歯冠修復物により，亀裂や破折線が進展しないよう対処する（図10）．

## 適合性が高い歯冠修復物

支台築造の上部構造となる歯冠修復物の適合性を高めることを目標として常に診療を行うことはいうまでもない．不適合な修復物は二次う蝕の危険性が高くなる．失活歯の場合，二次う蝕になっても患者さんは痛みという明確な信号が得られず，定期的なメインテナンスを受けていなければ，ある程度の期

## [接着性レジンセメントの接着性]

表5 ヒト象牙質に対するせん断接着強さを測定した実験材料

| Code | Luting cement | Manufacturer |
|---|---|---|
| | Glass-ionomer cement | |
| F I | Fuji I | GC |
| | Resin modified glass-ionomer cement | |
| F L | Fuji Luting | GC |
| V T | Vitremer Luting Cement | 3 M |
| | Adhesive resin cement | |
| II Σ | Liner Bond II Σ +Clapearl DC | Kuraray |
| P A | Panavia Fluoro Cement | Kuraray |
| A D | Panavia Fluoro cement (AD gel method) | Kuraray |
| R X | Rely X ARC | 3 M |
| S C | Scotch Bond Resin Cement | 3 M |
| L N | Linkmax | GC |
| S B | Super Bond C&B | Sun Medical |
| B II | Bistite II | Tokuyama |
| I D | Inperva Dual | Shofu |
| X E | Xeno Cem | Sankin |

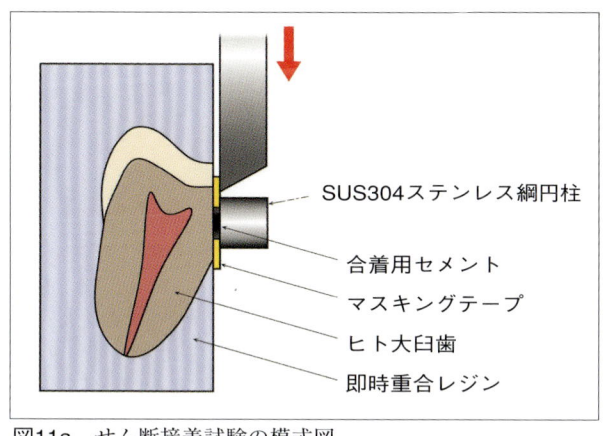

図11a せん断接着試験の模式図.

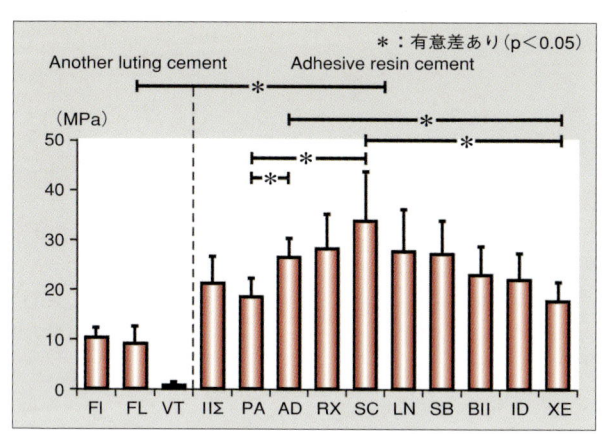

図11b ヒト象牙質に対するせん断接着強さ.

表6 支台築造の分類

| コア | ポスト | | | | |
|---|---|---|---|---|---|
| | なし | 鋳造金属 | 既製金属 | ファイバー | セラミックス |
| 成形材料 | ○ | | ○ | ○ | ○ |
| 金属 | ○ | ○ | ○ | | |
| セラミックス | | | | | ○ |

間放置される可能性が高い．その結果，歯冠修復物のみが脱落するケースでは歯根破折に至る危険性は低いが，歯冠修復物の部分的な脱離が生じたケースは，外力により歯根にとって不都合な応力集中が発生し，歯根破折を惹起することが考えられる．

支台築造の目的の一つには，支台歯形態を可能な限り単純化し，その後に装着される歯冠修復物の適合精度を高めることがある．したがって支台築造後の支台歯形成，印象採得，技工操作など一連の治療をひとつ一つ精確に行い，適合性の高い歯冠修復物を装着する必要がある．

また歯冠修復物の合着の際，無機性セメントに比較して高い接着性[8,9]と辺縁封鎖性を有する接着性レジンセメントを使用することにより，保持力の強化

表7　支台築造における歯根破折の基本的対策

- 適切な支台築造材料を選択する
- 適切な築造窩洞形成を行う
- 精密な印象採得を行う
- 精密な技工操作を行う
- 築造体の装着時に注意を払う

表8　象牙質および支台築造材料の弾性係数（GPa）

| | |
|---|---|
| 象牙質 | 12～19 |
| コア，ポスト用材料 | |
| 　金合金 | 80～100 |
| 　金銀パラジウム合金 | 85～95 |
| 　鋳造用銀合金 | 60～70 |
| 　アマルガム | 14～62 |
| 　コンポジットレジン | 5～13 |
| 既製ポスト用材料 | |
| 　軟質合金 | 100 |
| 　ステンレス鋼 | 180～200 |
| 　チタン合金 | 100～150 |
| 　酸化ジルコニウム | 170 |
| 　カーボンファイバー | 10～20 |
| 　ガラスファイバー | 10～20 |

表9　鋳造支台築造とレジン支台築造の比較

| | 鋳造支台築造 | レジン支台築造 |
|---|---|---|
| 確実性 | ○ | △ |
| 機械的強度 | ○ | △ |
| 弾性係数 | × | ○ |
| 吸水性・溶解性 | ○ | × |
| 健全歯質の保存 | △ | ○ |
| 審美性 | △ | ○ |
| 金属アレルギー | × | ○ |
| 経済性 | × | △ |
| 硬化時収縮 | ― | 有 |
| 技工操作 | 有 | 無（直接法） |
| 来院回数 | 2回 | 1回（直接法） |

と二次う蝕の防止を図ることができ，歯根破折への有効な対策となる（表5，図11）[9]．

## 適切なメインテナンス

歯冠修復後には定期的なメインテナンスが重要になる．う蝕および歯周疾患の予防以外に，適切なメインテナンスを行うことにより，歯冠修復物を装着した支台歯の二次う蝕や歯冠修復物の部分的な脱離など，歯根破折に繋がる可能性のあるトラブルを早期に発見することが可能となり，歯根破折への有効な対策となる．

## 支台築造の現状

支台築造を行う際，構成要素であるコアとポストを分けて考える必要がある．支台築造の主目的は，その後の歯冠修復物のために適切な支台歯形態を構築することである．したがって，コアが最も重要であり，歯冠部残存歯質のみでコアが保持されるのであればポストは必要でない．ポストは歯冠部残存歯質が少なく，コアがポストなしでは保持できないのであればやむを得ず設置するのである．

ポストは歯根を強化せず，逆にポストの設置により歯根部歯質を内側から失うとともに，歯根部に応力を伝え歯根破折させる危険性が高いことが明らかにされている[10,11]．したがって，接着性材料などを活用して保持力を高めることにより，可能な限りポストの設置を避け，髄腔保持までの支台築造にとどめることが歯根破折の対策となる．

現状における支台築造の分類を表6に示す．コアにはコンポジットレジン，アマルガムなどの成形材料，金属鋳造材料，および審美性を重視したセラミックスが使用されている．また，ポストを設置しない場合は成形材料や金属鋳造材料が選択される．一方，ポストはコア材料によって種々な選択ができる．

## 支台築造における歯根破折の基本的対策

支台築造における歯根破折の基本的対策を表7に

示す．すべてのステップに注意を払うべきであるということになる．これらは歯根破折の対策のみならず支台築造に起因する脱落や二次う蝕など，支台築造に起因するすべてのトラブルへの対策であり，支台築造全体のガイドラインといえる．

## 適切な支台築造材料の選択

支台築造において金属鋳造による支台築造では種々の金属および合着材，成形支台築造では種々のコンポジットレジン，アマルガム，セメント，また種々の既製ポスト，合着材など，術者が選択できる支台築造材料は多岐にわたっている．このように材料の選択肢は多いため，臨床で遭遇するさまざまなケースに対し，適切な材料を選択することが望ましい．

しかし，その選択基準はさまざまな状態の支台歯や支台歯環境に対して明確に示されてるとはいえず，それぞれの歯科医師が種々の材料を診療室に備え，ケースに応じて使い分けているのが現状であろう．

## 支台築造材料の弾性係数

支台築造材料は，機能時，非機能時および治療時を問わず，すべての外力に対して抵抗する物性を有していることが不可欠であり，圧縮強さ，引っ張り強さ，曲げ強さなどの機械的強度が歯質と同等かそれ以上の値を有している材料が望ましい．また，歯根破折に対して注目すべき物性は弾性係数である．弾性係数とは応力-ひずみ曲線上における比例限までの比例定数である．

象牙質および現在主に使用されている支台築造材料の弾性係数を表8に示す[12,13]．象牙質の弾性係数は12～19GPaと報告されており，その値に比較して金属材料の弾性係数は大きな値といえる．このことは鋳造材料でも金属製既製ポストでも金属性の材料をポスト孔内に設置した場合には，象牙質に比較して剛性の高い材料を歯根に挿入したことになるため，外力が加わると歯根に応力集中が生じ歯根破折を招来してしまう可能性がある[14,15]．一方，コンポジットレジンや既製ポストであるファイバーポストは弾性係数の点からみると歯根に応力集中を招きにくい材料であることがわかる．

以上のことから，歯根破折させない支台築造の理想は，支台歯に対して支台築造材料が完全に接着し，弾性係数を含めたすべての物性で一致することである．支台歯と支台築造材料との一体化が可能となれば，残存歯質に応力集中が発生しなくなり，歯根にまで及ぶ破折が起こらないこととなる[16]．

## 鋳造支台築造とレジン支台築造

金属鋳造による鋳造支台築造とレジン支台築造との比較を表9に示す．両者はさまざまな長所と短所を有している．両者を比較した支台築造の臨床研究では，ランダム化比較試験（RCT:randomized clinical trial）に代表される高いエビデンスを持つ研究がなく[17]，一概に良否を論ずることも，明確な選択基準を示すことも困難であるのが現状である．したがって，同一症例の支台築造でも術者によって異なる選択が行われることは現時点ではやむを得ないことと思われる．

そこで歯根破折の観点から整理してみたい．

### [確実性]

歯根破折が脱離などとも関連があるため，術式として確実性が高い方が望ましい．確実な象牙質接着を得ることが不可欠なレジン支台築造は，その操作性から術者の経験，習熟度が必要である術式といえる．

また，窩洞辺縁が歯肉縁下や歯肉縁に近い部分に位置している場合，接着操作の難しさやコンポジットレジン自体が吸水性，溶解性を有していることから，精確な適合が得られるのであれば鋳造支台築造を接着性レジンセメントで合着した方が確実性が高いといえる．

### [物性]

材料自体の機械的強度は金属鋳造の築造体の方がコンポジットレジンより高く，外力に対する抵抗性が高い．とくにコンポジットレジンは曲げ強さの点で劣るため，外力によりレジン自体が破折する可能性があり（図12），その補償のために既製ポストの

## [レジン支台築造におけるレジンの破折]

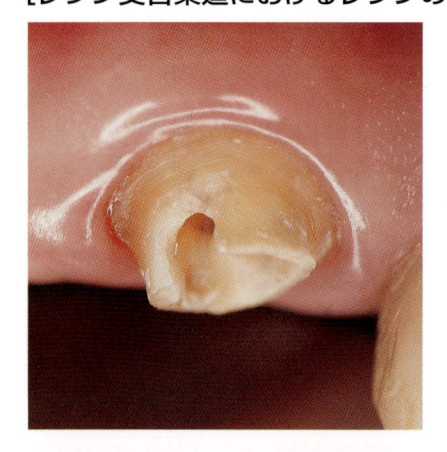

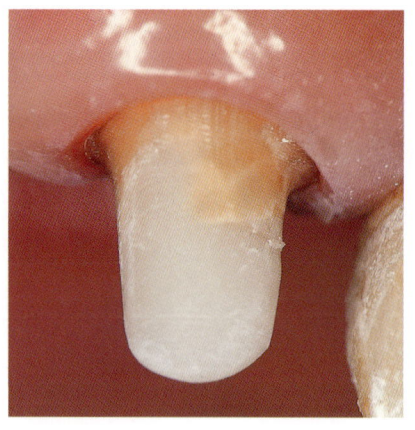

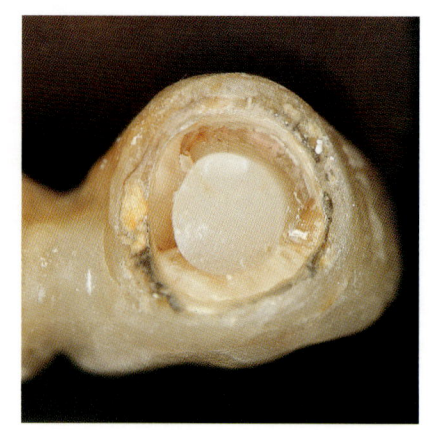

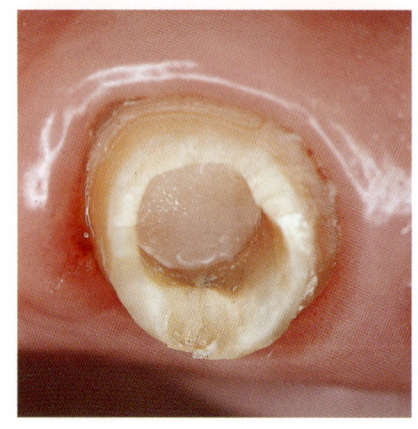

| 図12a | 図12b | 図12c |
| 図12d | | |

図12a　43歳，女性．|1 の間接法レジン支台築造のための築造窩洞形成終了．
図12b　既製ポストを使用しない髄腔保持のレジン築造体を接着し，ブリッジのための支台歯形成終了．
図12c　患者さんの都合で3か月来院せず，仮着中のプロビジョナルレストレーションが脱離して来院．
図12d　レジン築造体が破折．レジンは外力により破折する場合がある．しかし，歯根破折には至らなかった．

併用などが必要なケースも多い．

しかし前述したが弾性係数からみると，金属の弾性係数は象牙質より高く，象牙質に近似した弾性係数であるコンポジットレジンと比較して歯根に応力集中をもたらし，重篤な歯根破折を発生させる危険性が高い．といっても，コンポジットレジンの支台築造でも金属製既製ポストを併用した場合は同じ傾向を示すことが破折試験から確認されており[18]（図13），レジン支台築造の構成によっては鋳造支台築造と大きな差がない可能性がある．

### [健全歯質の保存]

残存歯質量が多い方が歯根破折しにくいことからみると，成形材料のレジン支台築造はある程度のアンダーカットが許容できるため，薄く鋭利な窩壁を保存できず窩洞内面にテーパーが必要など便宜的修正を余儀なくされる鋳造支台築造に比較して有利といえる．

## 破折試験

過去，支台築造の研究は疫学的な臨床研究と実験室などで行われる破折試験による研究が行われてきた．臨床研究は研究デザインとしてさまざまな状況下での母集団や対照群の設定，術者および失敗の基準など，信頼性の高い研究結果を導くことに困難な点がある．一方，破折試験では結果を臨床に直結させることには若干の問題があるが，全体的な傾向を知ることができる．

そこで最近われわれが得たデータを紹介する[19]．本研究では，再治療を繰り返したことなどが原因で歯質の崩壊が歯根部歯質まで達している一般に漏斗状根管といわれる歯（図14）に対して最適な支台築造法を模索するため，破折試験を行った．すなわち，受圧要素の一つである支台歯の残存歯質量が少ない場合に，もう一つの受圧要素である支台築造方法の違いによってどのような影響があるのかを検討する

## [金属製既製ポスト併用レジン支台築造の歯根破折]

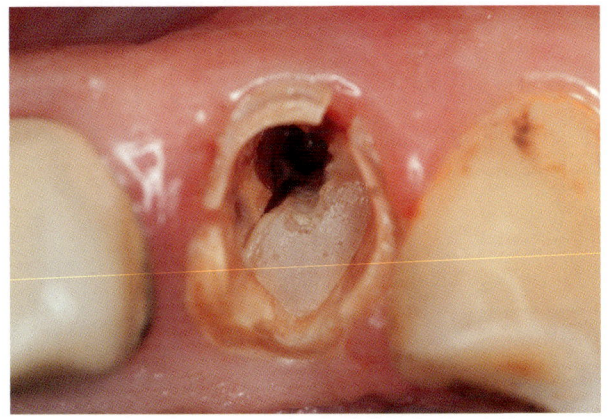

図13a 32歳，男性．|2 の前装冠脱落を主訴に来院．

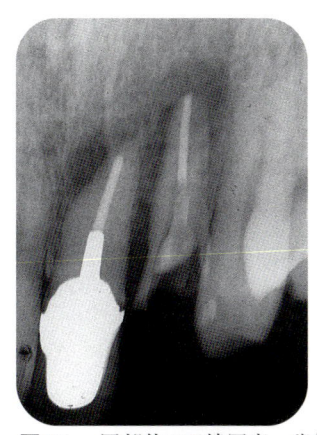

図13b 同部位のX線写真．歯根に破折線，根尖部付近に透過像が認められる．

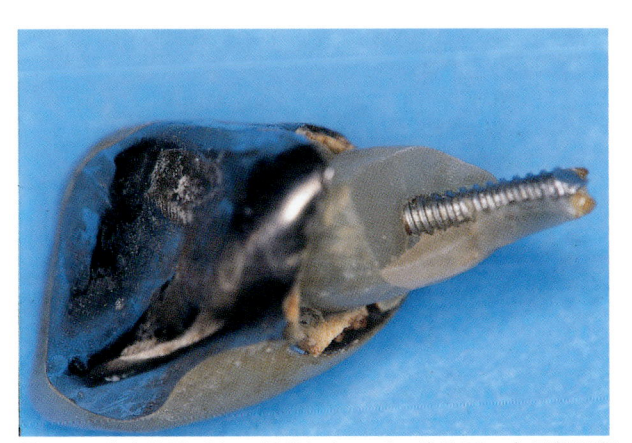

図13c 支台築造ごとの脱落したレジン前装冠．金属製既製ポストが露出している．

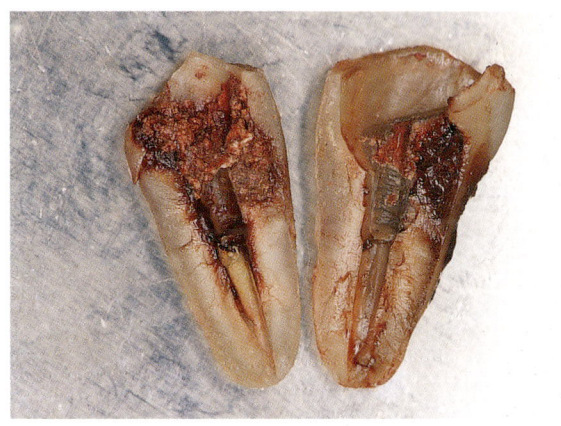

図13d 抜歯後の観察において，破折は根尖まで至っており，ポスト孔表面は変色を呈しており，漏洩が疑われる．

## [漏斗状根管]

図14 55歳，女性．3| は築造体ごとの脱落を繰り返し，感染歯質除去後，漏斗状根管を呈した．

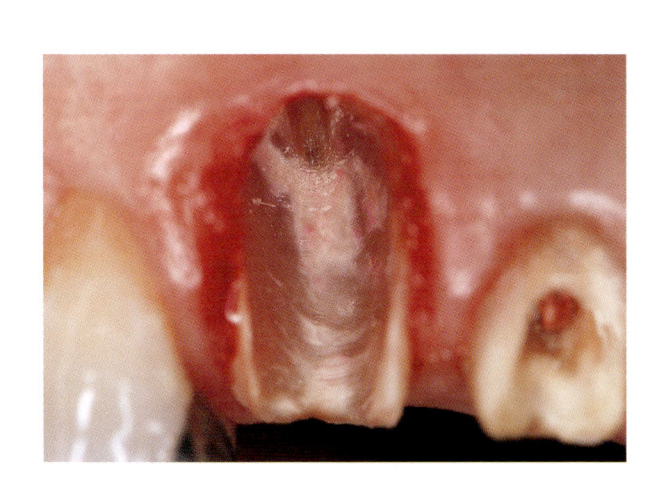

ことを目的とした．

試料はヒト抜去歯を用い，支台築造には接着性材料を使用して，表10-1，図15aに示す条件で製作し，破折試験を行った．なお，実験条件Ⅰ～Ⅲは対照としてのレジン支台築造でポストを設定していない条件である．

支台築造後に装着するクラウンに対して，歯冠部歯質が0mmの条件がⅠ，フェルール効果が得られる歯冠部歯質の高さが1mmの条件がⅡ，高さ2mmの条件がⅢである．一方，条件Ⅳ～Ⅵは歯冠部歯質の高さが1mmの漏斗状ポスト孔での各種支台築造で，Ⅳがレジンのみの支台築造，Ⅴはステンレ

## [破折強度試験]

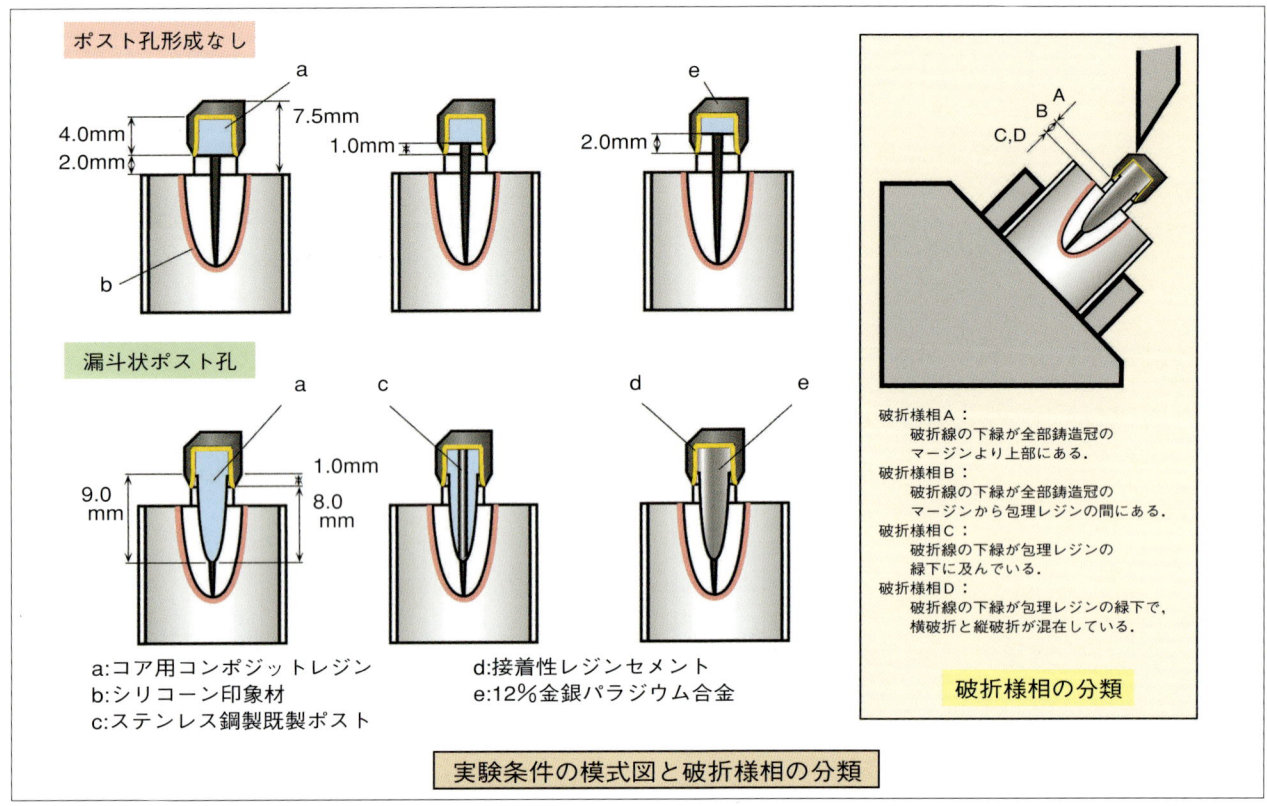

**図15a** 実験条件の模式図と破折様相の分類.

ポスト孔形成なし
- 4.0mm / 2.0mm / 7.5mm（a）
- 1.0mm
- 2.0mm（e）

漏斗状ポスト孔
- 9.0mm / 1.0mm（a）
- 8.0mm（c）
- （d, e）

a：コア用コンポジットレジン
b：シリコーン印象材
c：ステンレス鋼製既製ポスト
d：接着性レジンセメント
e：12%金銀パラジウム合金

実験条件の模式図と破折様相の分類

破折様相A：破折線の下縁が全部鋳造冠のマージンより上部にある．
破折様相B：破折線の下縁が全部鋳造冠のマージンから包埋レジンの間にある．
破折様相C：破折線の下縁が包埋レジンの縁下に及んでいる．
破折様相D：破折線の下縁が包埋レジンの縁下で，横破折と縦破折が混在している．

破折様相の分類

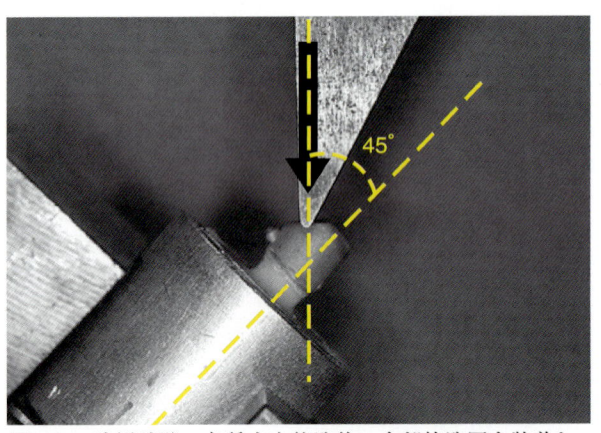

**図15b** 破折試験．各種支台築造後，全部鋳造冠を装着し，45°方向の荷重により破折強度と破折様相を比較検討した．

**表10-1** 破折試験に供した実験条件．

| | | |
|---|---|---|
| ポスト孔形成なし | 条件Ⅰ | ポスト孔形成なしレジン支台築造（残存歯質0mm） |
| | 条件Ⅱ | ポスト孔形成なしレジン支台築造（残存歯質1mm） |
| | 条件Ⅲ | ポスト孔形成なしレジン支台築造（残存歯質2mm） |
| 漏斗状ポスト孔（残存歯質1mm） | 条件Ⅳ | レジン支台築造 |
| | 条件Ⅴ | 既製ポスト併用レジン支台築造 |
| | 条件Ⅵ | 鋳造支台築造 |

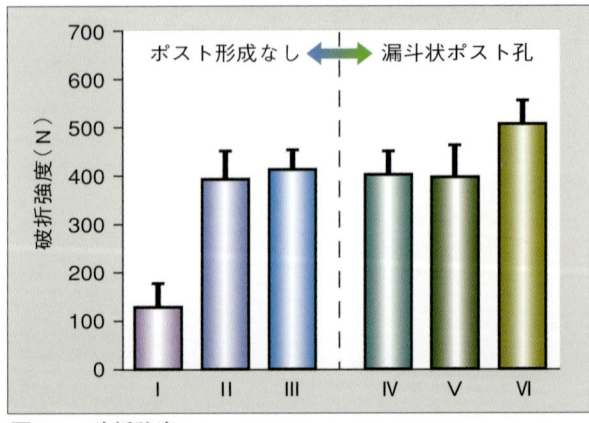

**図15c** 破折強度．

**表10-2** 実験条件別の破折様相．

| | Ⅰ | Ⅱ | Ⅲ | Ⅳ | Ⅴ | Ⅵ |
|---|---|---|---|---|---|---|
| A | 8 | 1 | | | | |
| B | 2 | 7 | 7 | 8 | 4 | |
| C | | 2 | 3 | 2 | 5 | |
| D | | | | | 1 | 10 |

破折様相A：破折線の下縁が全部鋳造冠のマージンより上部にある
破折様相B：破折線の下縁が全部鋳造冠のマージンから包埋レジンの間にある
破折様相C：破折線の下縁が包埋レジンの縁下に及んでいる
破折様相B：破折線の下縁が包埋レジンの縁下で，横破折と縦破折が混在している

[支台築造の変遷]

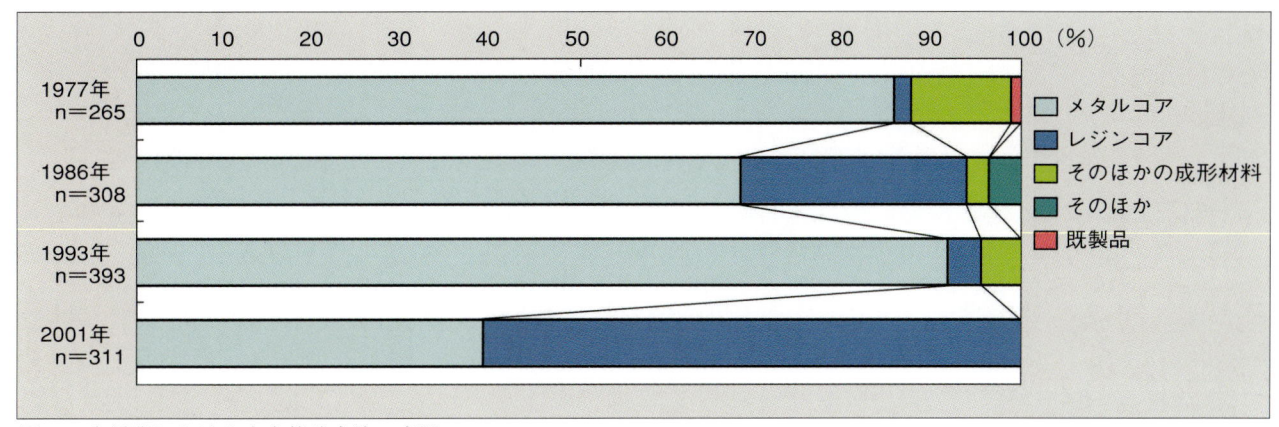

図16 失活歯における支台築造方法の変遷.

表11 築造窩洞形成の要点.

| ・歯質を可能な限り保存する | ・ポストを使うときは長いポストを用いる |
|---|---|
| ・築造窩洞の概形成を行い，支台築造法を選択する | ・ポストは太くしすぎない |
| ・ポストの使用はできる限り控える | ・築造窩洞に角ばった部分を作らない |

ス鋼製既製ポスト併用のレジン支台築造，Ⅵは金銀パラジウム合金による鋳造支台築造である．

以上の条件に45°方向から荷重をかけ（図15b），破折強度と破折時の破折様相について比較検討した．

その結果，得られた破折強度を図15cに，破折様相を表10-2に示す．歯冠部歯質が0mmの条件Ⅰが他の条件に比較して有意に低い値を示し，フェルール効果の重要性が確認された．また，鋳造支台築造の条件Ⅵは他の条件に比較して有意に高い値を示したが，条件Ⅱ～Ⅴ間では破折強度に有意差がなかった．また歯冠部歯質の高径が1mmあれば鋳造支台築造以外の支台築造方法間に差が認められず，歯冠部歯質の高径1mmが臨床上重要であることがわかった．

一方，破折様相において，歯槽骨を想定した包埋レジンの縁下に及んでいる破折様相CとDを示した条件は，各条件10試料中，条件Ⅰで0試料，条件Ⅱ～Ⅳで2，3試料であったが，金属製既製ポストを併用した条件Ⅴで6試料となり，さらに鋳造支台築造の条件Ⅵでは10試料すべてで横破折と縦破折が混在している破折様相Dに分類され，破折後の保存が困難になると思われる破折様相を示した．

すなわち，鋳造支台築造は破折強度が高く信頼性の高い術式であるが，一度破折すると抜歯となる可能性が非常に高くなる．これに対し，既製ポスト併用レジン支台築造にそれほどのメリットはないものの，レジンのみによる築造法には再利用の可能性が高いというメリットがある．

## 鋳造支台築造における歯根破折の対策

金属鋳造による築造体を合着する鋳造支台築造は，確実性などの面から本邦において支台築造の基本に位置しており，選択頻度は一般的に高いと思われる．鶴見大学歯学部附属病院補綴科診療室での1977，1986，1993年における3回の支台築造の実態調査でも鋳造支台築造が支台築造全体の70～96％を占めており[20]，その傾向が確認できる（図16）．

そこで鋳造支台築造における歯根破折の対策として考慮すべき点を述べる．

### 築造窩洞形成の要点

築造窩洞形成は残存歯質の状態や歯冠修復物の種類により制約を受けるが，注意すべき要点を表11に示す．

## ［前歯部における髄腔保持の支台築造］

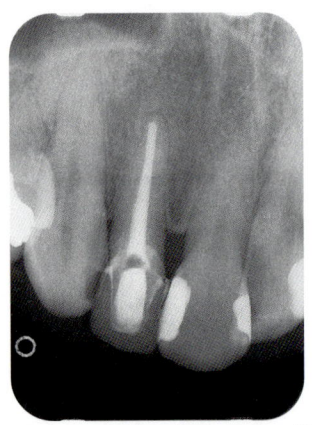

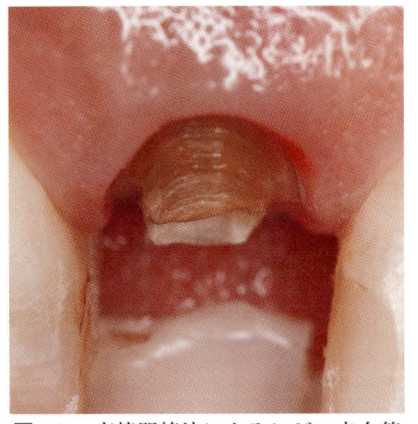

図17a　51歳，女性．|2 の術前X線写真．

図17b　直接間接法によるレジン支台築造の築造窩洞形成終了．全周で高径2mm程度のフェルール効果が得られる．

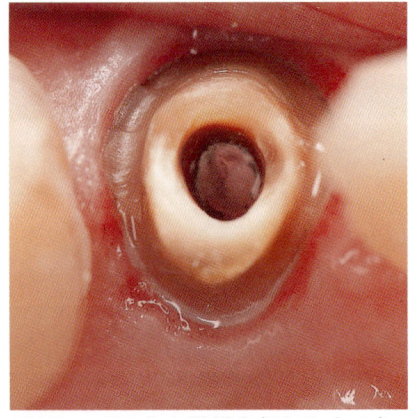

図17c　ポストの設置を行わなくても，髄腔保持でレジン築造体が保持できると判断した．

## ［臼歯部における髄腔保持の支台築造］

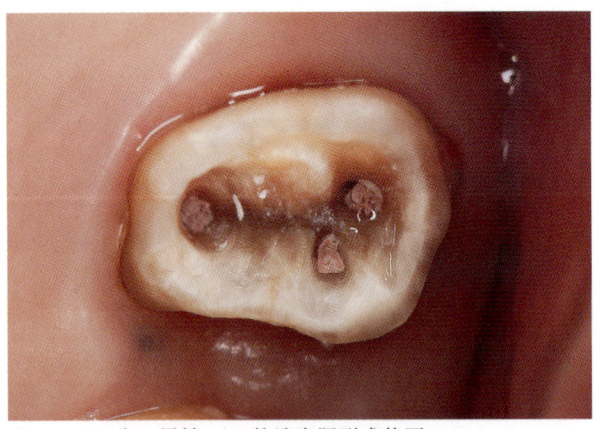

図18a　68歳，男性．|7 築造窩洞形成終了．

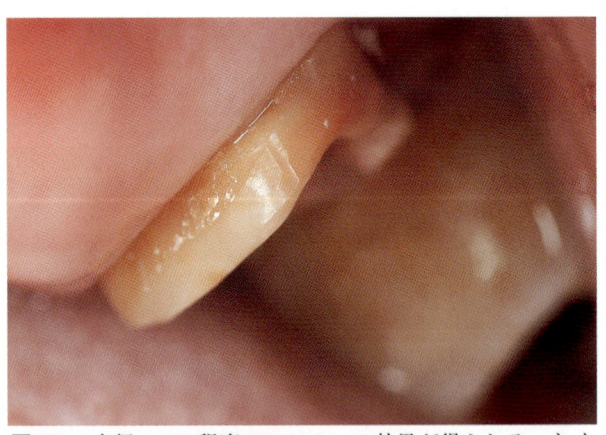

図18b　高径2mm程度のフェルール効果が得られる．とくに大臼歯では髄腔保持が選択できる場合が少なくない．

## ［ポスト先端は歯槽骨頂ラインの下方に位置させる］

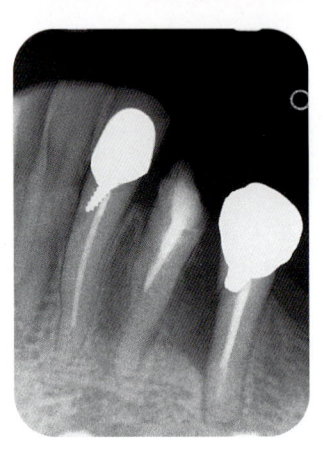

図19　|5，X線写真．52歳，女性．築造体下縁が歯槽骨縁付近に一致し，近心側に破折線が観察される．

　前述したが，歯冠部歯質を可能な限り多く残し，歯冠修復物によるフェルール効果を得ることが歯根破折の対策として重要である．そのために築造窩洞形成時には，初めに歯冠修復物のフィニッシュラインを明確にする．すなわち対象歯の状態がどのような場合でも，歯冠修復のための支台歯形成を優先することを築造窩洞形成の基本とする．その後，う蝕やコンポジットレジンなどの充填物を慎重に除去し，健全歯質を可能な限り残存させる．

　そこまで終了した状態を築造窩洞の概形成とし，

## 2 歯根破折を招かない支台築造 Part 1

**[ポスト孔の長さを確認する]**

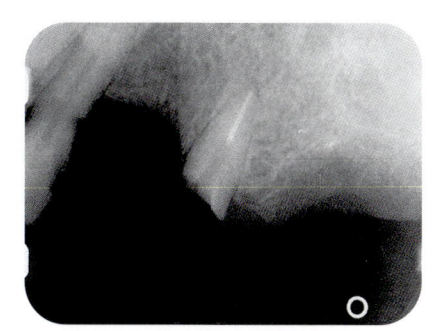

図20a ⌊4．築造窩洞の概形成を行った後，ポスト孔の長さを確認するためにX線写真を撮像．

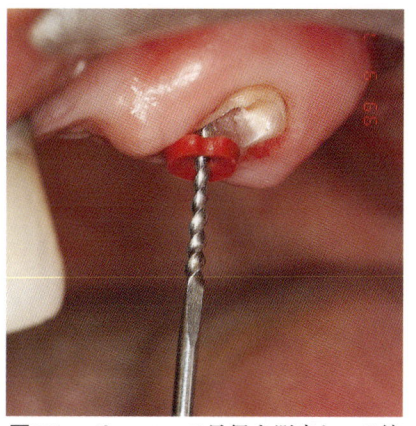

図20b リーマーで長径を測定し，X線写真と比較しながらさらにポスト孔形成を行う．

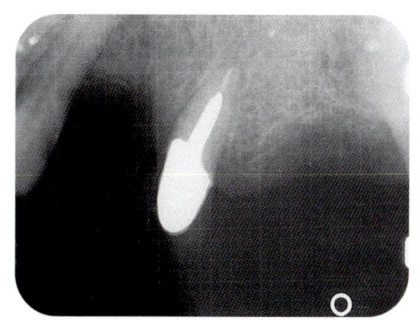

図20c 製作した金属鋳造による築造体を装着後のX線写真．適正な長さのポストが確認できる．

**[ポスト孔の先端はラウンド形態]**

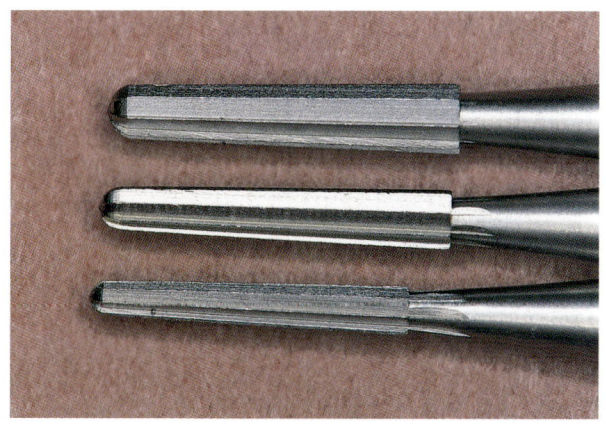

図21 テーパーリーマー（デンテック）．バーの先端がスクエアでなく，ラウンド形態を有している．

**[印象採得における要点]**

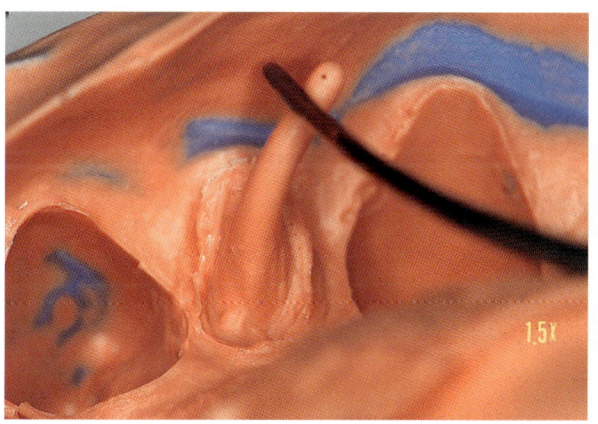

図22 印象用ピンの入っていない高弾性印象材は，わずかな外力でも容易に変形する．

　その時点で支台歯の状態，残存歯質量，支台歯環境，審美性などさまざまな因子から総合的に判断して，成形材料による支台築造か鋳造支台築造かを選択する．

　鋳造支台築造を選択した場合，築造体装着のためにアンダーカットの除去，テーパーの付与を行う．さらに支台歯の破折防止のため，歯質の水平的幅径を1mm確保するまで便宜的な形成を追加する．したがって，少なからず健全歯質の喪失が余儀なくされる．その時点で，歯冠部歯質量の状態によって髄腔保持での支台築造とするか，コアのみでは築造体の保持ができないと判断した場合にポスト孔形成を行う．したがって，ポスト孔形成は必須でなく，ポストの設置を可能な限り避けることが歯根破折の対策として重要である（図17，18）．

　しかし，再治療などですでにポスト孔が形成されている場合や，残存歯質が少なく，髄腔保持のみでは保持力の点から不安な場合，ポストの設置を余儀なくされる．その際，ポストは可能な限り細く長くすることを意識してポスト孔形成を行う．ポスト孔形成は歯質の穿孔を起こさないようにピーソーリーマーで注意深く根管充填材を除去し，そのガイドに沿って1号の根管形成バーから順次使って根管壁に根管充填材の残存がないことを目標として形成を進め，必要以上の太さのポスト孔形成を避ける．

　ポストの太さは金銀パラジウム合金以上の物性を有する金属であるならば，ポストの破折，印象採得，技工操作の点からみて根管形成バー2号の太さで問題ないと考えている．一方，長さはポストの先端が歯槽骨頂のラインから下方に位置させ（図19），根

[石膏注入時の注意]

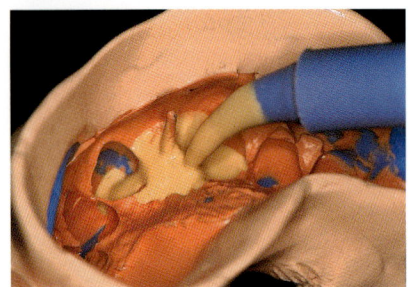

図23 シリンジに残った印象材チップにアルミナ・サンドブラストしたものを用いると石膏が少量ずつ注入しやすい.

表12 接着阻害因子.

| | | |
|---|---|---|
| 接着処理前 | 支台歯 | プラーク，歯石，沈着物，仮着材，仮封材 |
| | 支台歯環境 | 唾液，血液，滲出液 |
| 接着処理中 | 支台歯環境 | 唾液，血液，滲出液，呼気中の水分 |
| | ユニット環境 | コンプレッサー内の水分，オイル |

管充填材を根尖から約4mm残す位置までを目標とする．その結果，歯冠長に比較してポスト長が長くなることが望ましい．さらにポスト孔の長さを確認するために患者さんの了解が得られればX線写真を参考にすることは有効な手段である（図20）．

また，ポスト孔はステップを作らず，先端は鋭角でなくラウンド形態とする（図21）．さらにポスト孔以外の築造窩洞全体でも角ばった部分を作らず，なめらかでシンプルな形態を目指す．

以上の結果，歯質を残存させ外力に対して応力の分散を図り，応力集中を可能な限り回避すれば，歯根破折の対策として有効な築造窩洞となる．

## 印象採得における要点

適合性が低い築造体を装着すると脱離や脱落，歯根に対する応力集中の危険性が生じ，歯根破折させる可能性がでてくる．築造窩洞は，歯質を可能な限り残そうとする形成により，凸凹とした内側性要素と外側性要素が混在した形態になることが少なくない．

このことから内側性要素のインレーや外側性要素のクラウンに比較して，鋳造収縮の問題から適合性の高い築造体を得ることは簡単ではない．またポストを設置した場合，細く長いポストのワックスパターンの採得が困難であり，わずかな誤差により大きな浮き上がりとなるため難易度が高い．

適合性の高い築造体を得るため，印象採得はより精密である必要があり，歯根破折の対策のみならず，支台築造のトラブルを避けるために印象精度の高いシリコーン系印象材を使うなどの慎重な姿勢が望ましい．しかし高弾性のシリコーン印象材を使用すると，撤去時の変形が少ない利点があるが，細いポストでは石膏注入時に容易に変形してしまう問題があり（図22），クラスプ線やラジアルピンなどの印象用ピンを使用して変形を防ぐ．

また，印象採得後，ポスト付きのテンポラリークラウンを仮着する場合，咬合状態などの十分な調整を行い，患者さんに注意するよう指導を行う．

## 石膏注入時の注意

精度の高い技工操作により適合性の高い築造体を得るためには，優れた歯科技工士との連携が重要となる．その際，とくにポストを有する印象に石膏注入をするとき，ポストの変形をいかに防止するかは適合性を高める上で非常に重要である．そこで石膏注入時の注意すべき点について述べる．

①石膏注入時や注入後もポストを常に垂直方向に保ち，ポストに均等な圧がかかるようにする．
②常に小さな振動下で少量ずつ石膏を注入し，一方向から大量の石膏泥を流さない（図23）．
③石膏の注入量は，ポスト先端から約5〜6mm程度とし，過剰な量の石膏泥を盛り上げたりスパチュラでなでつけない．

さらに，精確に再現された作業模型を得たとしても適合性の高い築造体製作が行われなければ意味がないことはいうまでもない[21]．

[築造体の装着]

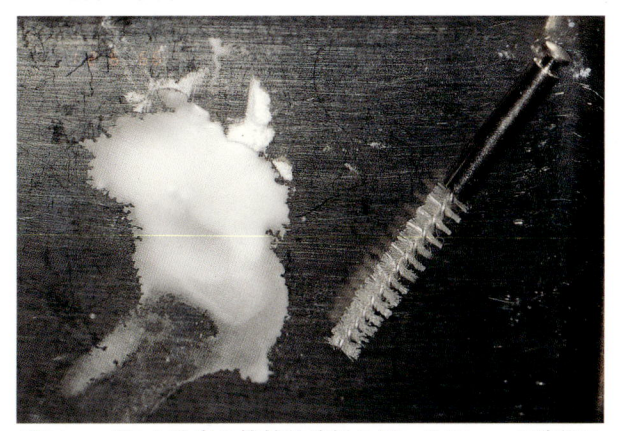

図24a　ポスト孔内の機械的清掃に用いる25μmの酸化アルミニウム粒子と根管ブラシ．

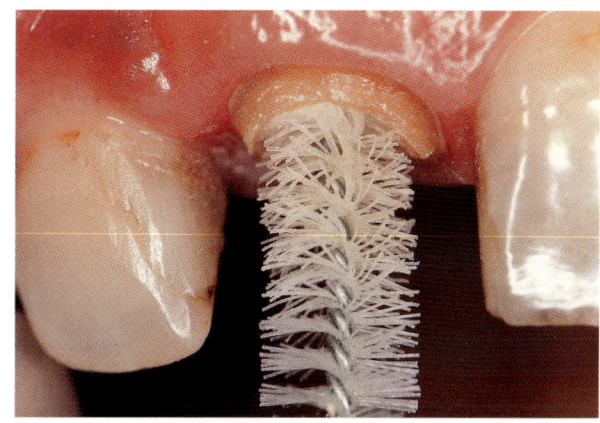

図24b　接着前の清掃に用いる．簡便であるが，接着性の向上に有効性が高い．

### 築造体の装着

　精密な技工操作により，適合性の高い築造体を得た上で，築造体の装着には脱落および歯根破折への対策として無機性セメントと比較して歯質との接着性を有し，ポストの引き抜き試験でも保持力が高いことが確認されている接着性レジンセメントを使用することが望ましい[22]．

　その際，間接法であるがために仮着材や仮封材などの接着阻害因子（表12）が存在する．とくにポストがある場合，ポスト孔象牙質被着面への有効な接着を得るために前処理が必要となる．

　接着処理前の被着面の清掃には機械的清掃や化学的清掃が考えられるが，平均粒径25μm酸化アルミニウム粒子を併用した根管ブラシの使用による機械的清掃が簡便で効果的である（図24）[23]．

　他方，築造体合着面には試適後に必ずサンドブラスト処理を行い，金属接着性プライマーを塗布することも保持力の向上のために有効な手段である．

　一方，接着性レジンセメントを使用するにあたって注意すべき点は，接着性レジンセメントが使用経験，習熟度などに起因するtechnique sensitivityの高い材料であること[24]，根管治療など再治療時のポスト除去が困難になること，などを考慮しておく必要がある．

## レジン支台築造と歯根破折

### 象牙質接着

　1980年代初め，エナメル質と象牙質をともにトータルエッチングする接着技法の延長上にあったレジン支台築造の象牙質接着は，リン酸水溶液に代表されるpHの低い前処理材の応用後にボンディング材を使用するタイプであった．しかし，1980年代後期には，その象牙質接着への過信および失活歯に対する適応症の拡大解釈などにより，その臨床経過に疑問がもたれ，レジン支台築造に対して否定的な意見すらだされた経緯がある．

　鶴見大学歯学部附属病院補綴科診察室における支台築造の実態調査においても，その時期に一致してレジン支台築造の使用頻度が減少した（図16）[20]．

　その後，象牙質接着は進歩し，1990年代中期にpHが比較的マイルドなセルフエッチングプライマーを前処理材とするボンディングシステムを有する支台築造用コンポジットレジンが発売され，象牙質接着の信頼性が増すとともにレジン支台築造が再び注目された[25,26]．鶴見大学の実態調査[20]では2001年の調査結果から3：2の割合で鋳造支台築造よりもレジン支台築造が多く選択されていたことからも窺える（図16）．

表13 レジン支台築造の周辺.

・象牙質とコンポジットレジンとの接着性の向上
・硬化様式がデュアルキュア型の支台築造用コンポジットレジン
・接着力が高く，辺縁封鎖性の優れた接着性レジンセメント

表14 鋳造支台築造からみたレジン支台築造の主な利点.

・健全歯質を保存できる可能性が高い
・残存歯質に発生する応力集中を緩和できる
・オールセラミックス修復における審美性の向上が図れる
・金属アレルギー患者に適用できる
・製作に要する時間や経費を節約できる

表15 レジン支台築造の術式.

| 直接法 | 築造窩洞形成後にレジンで直接，支台築造を行う |
|---|---|
| 直接間接法（再重合接着法） | 築造窩洞形成後に口腔内でレジンによる築造体を製作し，一度支台歯から除去し，形態を整えるなどの調整後，支台歯に接着する |
| 間接法 | 築造窩洞形成後に印象採得を行い，作業模型上でレジンによる築造体を製作して，再来院時に支台歯に接着する |

## レジン支台築造の位置づけ

歯根破折の対策において，象牙質に比較して高い金属材料の弾性係数の観点から鋳造支台築造に疑問の声があがり，健全歯質の保存による効果とともに，コンポジットレジンが象牙質に弾性係数が近似している点からレジン支台築造が歯根破折の対策として有効な術式でないかとの意見がだされた[27]．確かに現在のレジン支台築造の周辺は，ある程度のレベルで整備されたといえる（表13）．

鋳造支台築造からみたレジン支台築造の主な利点を表14にあげる．しかし，欠点も少なくなく（表9参照），接着阻害因子（表12）を避け，さまざまなダメージを受けている可能性のある失活歯の象牙質に対して確実で永続的な接着を得る必要がある．また機能時，非機能時を問わず外力に耐え続けることなど，現時点で歯根破折の対策として，すべてのケースですべての歯科医師が選択すべき完璧な材料であるとはいい難い．

したがってレジン支台築造の利点，欠点，および使用する材料について十分に理解し，接着操作の習熟度を高めケースに応じて選択するなど，慎重な姿勢でいる必要があると考える．

## レジン支台築造の術式

レジン支台築造の術式（表15）には，築造窩洞形成後に直接に築盛を行う直接法や，硬化時収縮を補償するために直接間接法，および築造窩洞形成後に印象採得を行い，作業模型上でレジン築造体を製作し，次回来院時にレジン築造体を接着する間接法などがある[28]．

## 直接法レジン支台築造

レジン支台築造といえば直接法で行う術式であると一般的に理解されていると思われる（図25）．1回の来院で支台築造が完了し，支台歯形成，ケースによっては印象採得まで行うことができことは非常に大きな利点といえる．

しかし，比較的大きな欠損に対しては，積層法などによる対処法が提案されているが，レジンの重合収縮による接着界面の問題[29]や，接着阻害因子の存在などから考えると直接法は難易度の高い術式といえる．ラバーダム防湿が可能か否かが選択基準の一つになると考えている．

## 間接法レジン支台築造

レジン支台築造は象牙質への確実な接着を得るこ

**[直接法レジン支台築造]**

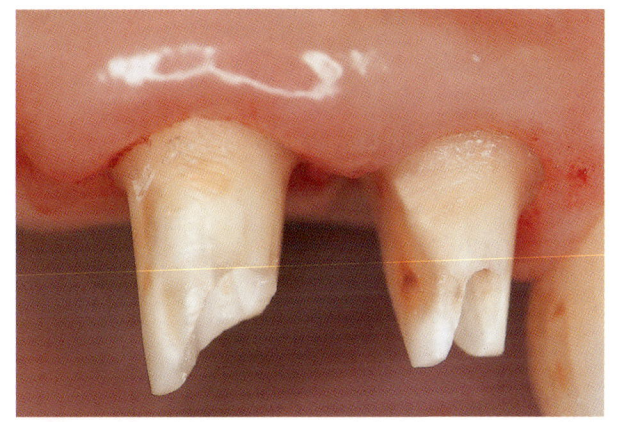

図25a 69歳，女性．ブリッジの支台歯となる|1 2 の築造窩洞形成終了．

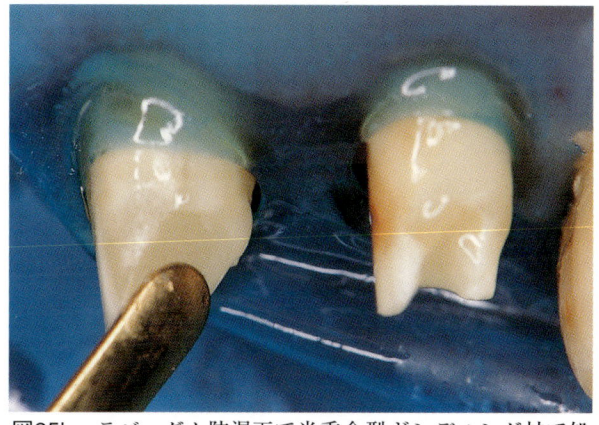

図25b ラバーダム防湿下で光重合型ボンディング材で処理後，光重合型の支台築造用コンポジットレジンを築盛．

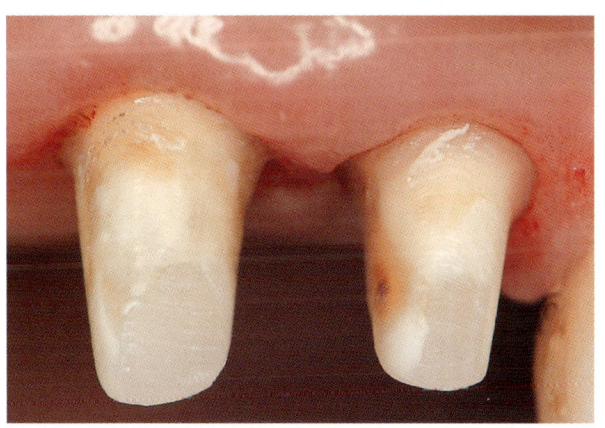

図25c 硬化後，支台歯形成を行う．

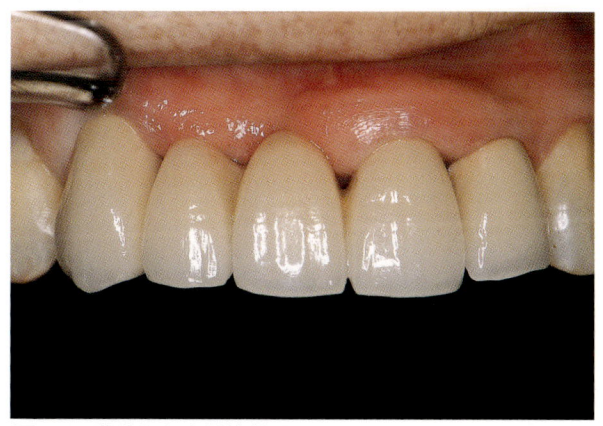

図25d 装着した金属焼付ポーセレンブリッジ．

とが最も重要であるため，すべてのケースを直接法で行うには，接着を含めさまざまな問題が生じる危惧がある．そこで現時点では，象牙質との有効な接着を可能な限り得るため間接法によるレジン支台築造を推奨する．前出の鶴見大学の実態調査[20]において，レジン支台築造の術式の選択は，直接法によるものが30％，間接法によるものが70％と多くのレジン支台築造が間接法で行われており，間接法を推奨した効果が認められた．

間接法の利点，欠点を表16に示す．直接法からみた欠点として，印象採得や作業模型の製作などの製作過程が複雑になることや，来院回数が1回増えることなどがある．しかし間接法を採用することにより，レジンの重合収縮が補償でき[29]，接着時の滲出液への対処がしやすいなど，とくに接着操作の面で有利になる点が多く[26,28,30]，その利点を可能な限り確実な接着を得るために利用することができる．

したがってレジン支台築造の術式として，間接法は歯根破折の対策として採用すべき有効な術式といえるだろう（図26）．

## ファイバーポスト

失活歯のレジン支台築造で使用できるファイバーポストは，その最大の目的が歯根破折の対策として開発された支台築造材料である．したがって，とくに項を設けて解説する．

### ファイバーポストの位置づけ

レジン支台築造でポストを設置する場合，レジン自体の曲げ強さを補償するために，従来からステンレス鋼やチタン合金などの金属製既製ポストが併用

## [間接法レジン支台築造]

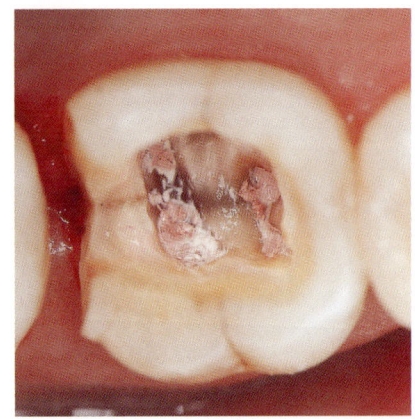

図26a 患者さんの希望は"できるだけ歯（⑥）を削らないで白い歯にして欲しい."であった.

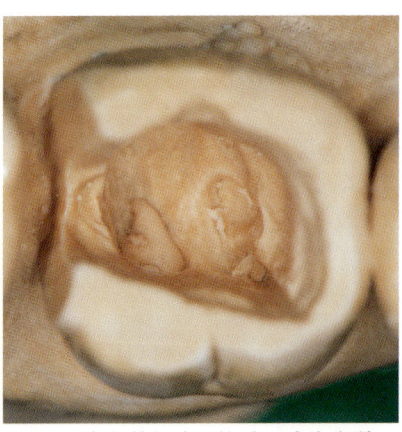

図26b う蝕検知液で慎重に感染歯質の除去を行い，印象採得を行い，作業模型を製作.

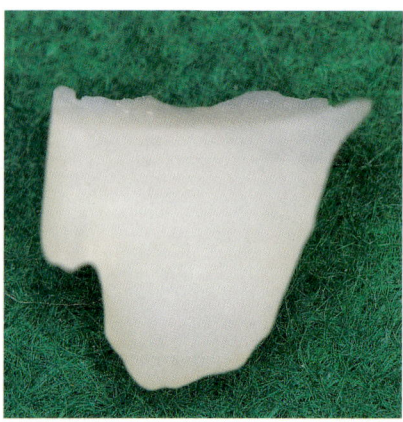

図26c 製作した間接法レジン支台築造のためのレジン築造体.

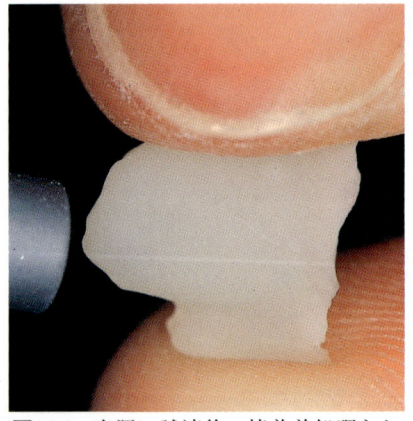

図26d 窩洞に試適後，接着前処理としてレジン築造体接着面にサンドブラスト処理とシランボンディング処理を行う.

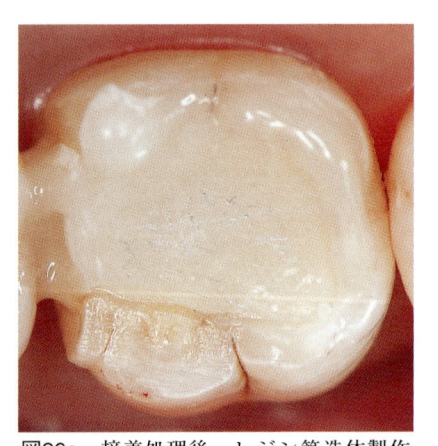

図26e 接着処理後，レジン築造体製作と同じレジンペーストを用いてレジン築造体を接着する.

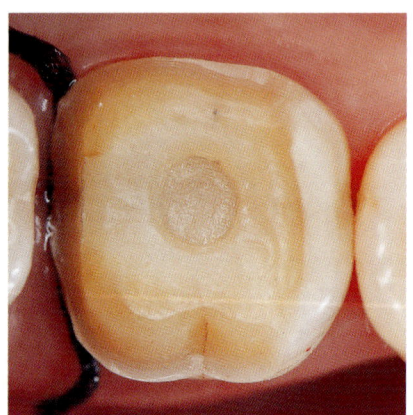

図26f 遠心側に亀裂が存在したため，近心側辺縁隆線，コンタクトを残し，縁上マージンの外側性形態の支台歯形成.

表16 間接法レジン支台築造の利点, 欠点.

利点
- 重合収縮を補償できる
- 保持力が向上する
- 合着時の滲出液への対処がしやすい
- ブリッジの平行性が作業模型上で付与できる
- 保存困難な歯の保存の可能性がある
- 1回のチェアタイムの短縮が図れる

欠点
- 製作過程が複雑である
- 来院回数が増加する
- 大きなアンダーカットの削除を要する

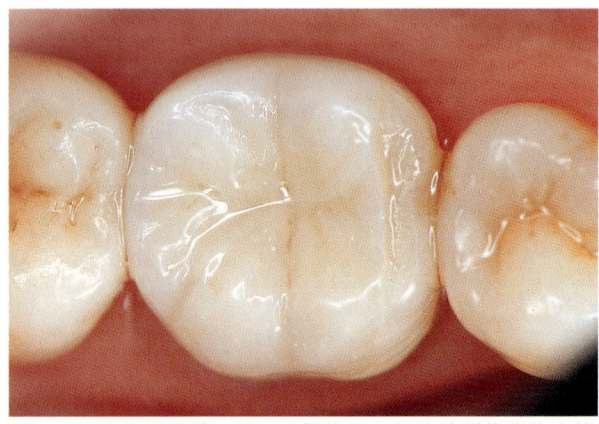

図26g 強化型硬質レジンで製作した部分被覆修復物を接着性レジンセメントで接着した.

されていた. 前述したが鋳造支台築造と同じく，金属製既製ポストは強度自体は優れているが，弾性係数が象牙質より高く，その高い剛性が残存歯質に応力集中を発生させ，歯根破折を誘発する危険性がある. また，不幸にして歯根破折が起こった場合，その破折線は支台歯の保存が困難になる位置に達する可能性が高い[18,19].

ファイバーポストは，弾性係数を象牙質に近似さ

## [ファイバーポスト]

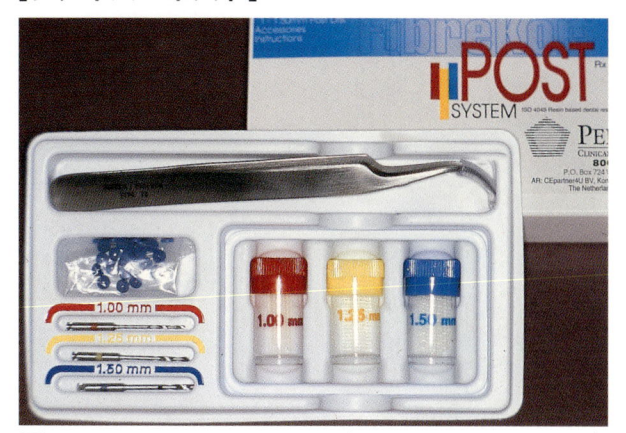

図27a　FiberKor® Post System（Jeneric/Pentoron Japan）のキット．

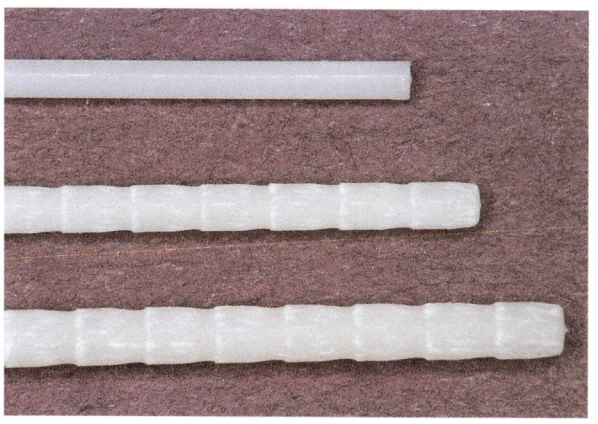

図27b　FiberKor® Post．上より直径1.0mm，1.25mm，1.5mm．

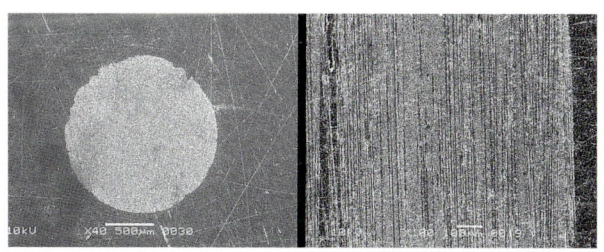

図27c　FiberKor® Post断面の走査型電子顕微鏡像．左：40倍横断面，右：100倍縦断面．

表17　ファイバーポストの特徴．

・弾性係数が象牙質と近似しているため，応力集中が起こりにくい
・レジンセメントやレジンコア材料との接着性に優れている
・白色または半透明であるため，オールセラミッククラウンの審美性が向上する
・腐食抵抗性が高い
・容易に削ることができるため，再根管治療時に歯質の喪失が少ない

せ，破折が起こった場合でも破折線が歯槽骨内に至るなどの致命的な位置に達することが避けられる可能性が高く，重篤な歯根破折を回避することが主目的の既製ポストである．1990年代前後にカーボンファイバーによる既製ポストが初めて登場し，現在では欧米で数多くの種類のファイバーポストが市販されている．

最近の主流はカーボンファイバーからガラスファイバー，石英ファイバーなどに移行しており，その特徴を表17[31]にあげる．これらのポストはカーボンファイバーで劣っていた機械的強度が向上し，白色か半透明で審美性の優れたものとなっている．

欧米ですでに普及しているファイバーポストは国内販売を望まれ，本邦ではペントロン社（USA）のFiberKor® Post（Jeneric/Pentoron Japan）が薬事認可を受け，2003年10月から国内販売された（図27）．

## 臨床研究

ファイバーポストの有用性を知る目的で，すでに欧米ではいくつかの臨床研究が報告されており，それらの報告による失敗率を表18に示す．

各報告の失敗率は0～7.7％と幅があるが，失敗の内容が歯周疾患による抜歯なども含んでいる報告もある．さらに論文の内容から支台築造に起因する失敗のみを検索すると脱落と歯根破折による失敗が認められ，その失敗率は0～3.5％であった．

また，対照を設定している研究はComposipost併用レジン支台築造と鋳造支台築造を比較した後向き研究のFerrari Mら[39]の報告のみである．この報告での歯根破折の発生率に限ってみると，観察期間48か月で歯根破折が鋳造支台築造で9％発生したが，Composipost併用レジン支台築造では0％であった

表18 臨床研究によるファイバーポストの失敗率.

| | 失敗率(%) | 支台築造に起因する失敗率(%) | 観察期間（月） | 観察歯数 | ポストの種類 |
|---|---|---|---|---|---|
| 前向き研究（Prospective study） | | | | | |
| 1998 Fazekas A et al[32]<br>（HUNGARY） | 0 | 0 | 24 | 55 | Composipost |
| 2000 Glazer B[33]<br>（CANADA） | 7.7 | 1.9 | 6.5〜45.4<br>〔Mean:28〕 | 52 | Composipost<br>Endopost |
| 2002 Sharaf AA[34]<br>（SAUDI ARABIA） | 6.6 | 0 | 12 | 30 | FibreKor Post |
| 2002 Lai V et al.[35]<br>（ITALY） | 1.6 | ― | ― | 60 | TECH2000 |
| 2003 Monticalli F et al.[36]<br>（ITALY） | 6.2 | 3.5 | 24〜36 | 75<br>75<br>75 | AESTHETIPLUS POST<br>D.T.LIGHT POST<br>FRC Postec |
| 後向き研究（Retrospective study） | | | | | |
| 1998 Fredriksson M et al.[37]<br>（SWEDEN） | 2.1 | 0.8 | 27〜41<br>〔Mean:32〕 | 236 | Composipost |
| 2000 Ferrari M et al.[38]<br>（ITALY） | 3.2 | 0 | 18〜68<br>12〜18<br>12〜16 | 840<br>215<br>249 | Composipost<br>AESTHETI POST<br>AESTHETIPLUS POST |
| 2000 Ferrari M et al.[39]<br>（ITALY） | 5.0<br>(16.0) | 0<br>(9.0) | 48 | 100<br>(100) | Composipost<br>(metal post) |

ため，歯根破折の対策として有効であると述べている．

しかし，これらの研究対象はカーボンファイバー（Composipost，TECH2000）が多く，現在主流のガラスファイバーなどは比較的に新規材料なので長期間にわたるエビデンスの高い臨床研究は現時点で確認できない．したがって，臨床でファイバーポストが歯根破折の対策として実際に有効なのか，歯根破折に高い有効性を有しているとしても，その他のトラブルが生じないのか，ファイバーポストの有効性を断言するには信頼性の高いメタアナライシスやランダム化比較試験による臨床研究が望まれ，その報告を待ちたい．

## 3点曲げ試験

ファイバーポストの物性の一端を知る目的で3点曲げ試験を行い，比例限での曲げ強さおよび曲げ弾性係数を測定した．ポスト孔形成時にピーソーリーマー3号で根管充填材を除去した場合を想定し，入手することができた5種類のファイバーポストから対応する太さのポストを選択した．対照は，チタン合金製既製ポスト（ParaPost XH,Whaledent），ステンレス鋼製既製ポスト（AD POST Ⅱ,Kuraray），また根管形成バー3号による形成時の太さで鋳造した12％金銀パラジウム合金（以下，Au-Pd）である（表19，図28a）．なお，既製ポストの長さに制限があるため支点間距離10mmで曲げ試験を実施した．

得られた比例限における曲げ強さを図28bに，またAu-Pdを100とした各ポストの曲げ弾性係数を図28cに示す．比例限において，すべてのファイバーポストがAu-Pdより低い値を示したが，金属製既製ポストと同等の比例限での曲げ強さを示したファイバーポストも認められた．一方，曲げ弾性係数では，Au-Pdと比較して，ファイバーポストは30〜40％の値を示した．したがって，ファイバーポストは金属製既製ポストと同等の強度を有するが，弾性があり柔軟性のある，しなやかな材料であることがわかった．

この結果により，金属製既製ポストと比較するとファイバーポストは歯根に対しての応力集中を発生させる可能性が低く，歯根破折の対策に有効な材料

## [3点曲げ試験]

表19 試験試料.

| 材　料 | 略　号 |
|---|---|
| 金属ポスト | |
| 　12%金銀パラジウム合金 | Au-Pd |
| 　ParaPost XH | XH |
| 　AD POST II | AD |
| ファイバーポスト | |
| 　ÆSTHETI-PLUS | AP |
| 　LIGHT-POST | LP |
| 　Fibrekor Post | FP |
| 　ParaPost Fiber White | FW |
| 　Snowpost | SP |

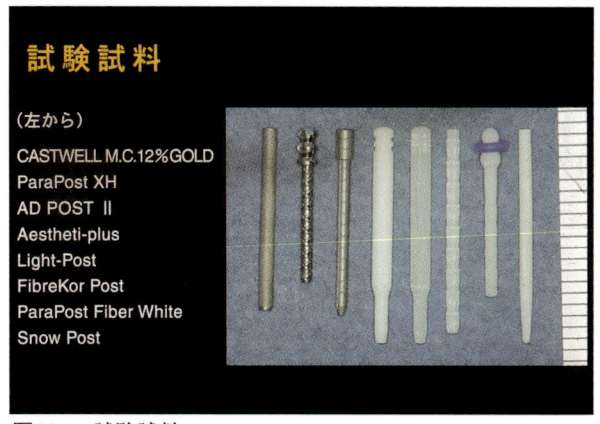

図28a　試験試料.

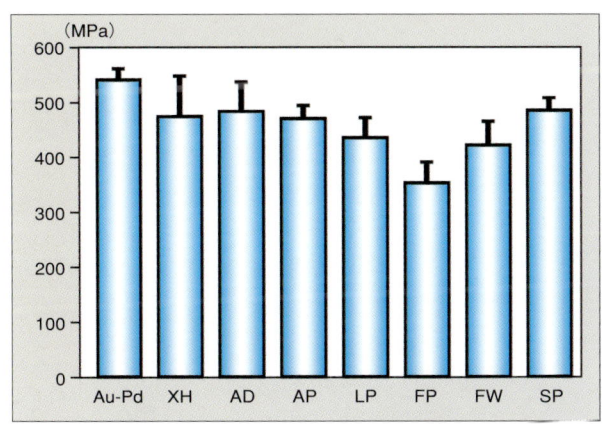

図28b　比例限における曲げ強さ（支点間距離：10mm）.

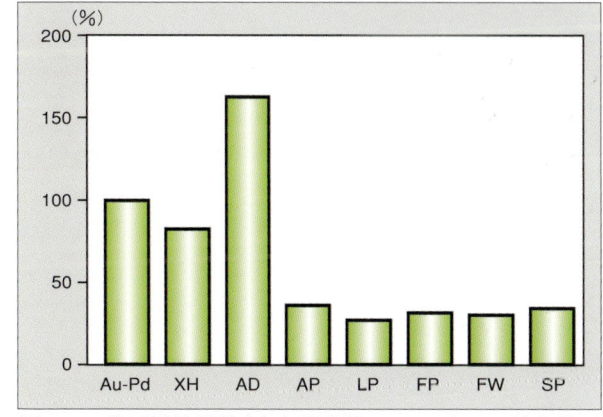

図28c　曲げ弾性係数（支点間距離：10mm）. 12%金銀パラジウム合金を100とした比率を％で表示.

であることが窺える．

### ファイバーポストの臨床例

ファイバーポスト併用の間接法レジン支台築造の臨床例を図29に示す．

### ファイバーポストの検討課題

歯根破折の対策としてファイバーポストを臨床で使用するにあたって，臨床研究以外にも検討すべき点がある．たとえば，咀嚼などの繰り返しの負荷により，その挙動に問題が生じないのか，また接着が重要な要素であるため，ファイバーポストと接着性材料との最適な接着方法の検討，およびファイバーポストに適した接着性材料の物性など，さらに詳細な検討が必要であると考えている．

## 歯科医療の進歩

歯科医療は，歯科接着の進歩とMIによるう蝕治療の確立，カリオロジーのさらなる発展とバイオフィルムの排除を目的としたメインテナンスの実践，ニューロサイエンスやバイオテクノロジーなどによるアプローチなど，さらに進化していき，歯学教育と日常臨床が変革されていくことは必然であり，絶えず情報を得る姿勢を持ち続けなければならない．

しかし，患者さんのQOLのため残存歯の延命に日々努力する歯科医療の本質は将来も変化しないであろう．世界的にみて本邦の特異的ともいえる少子高齢化はさらに進み，本来の歯が持つ寿命と向き合う歯科医療はさまざまな対策を講じなければなら

## [ファイバーポスト併用の間接法レジン支台築造]

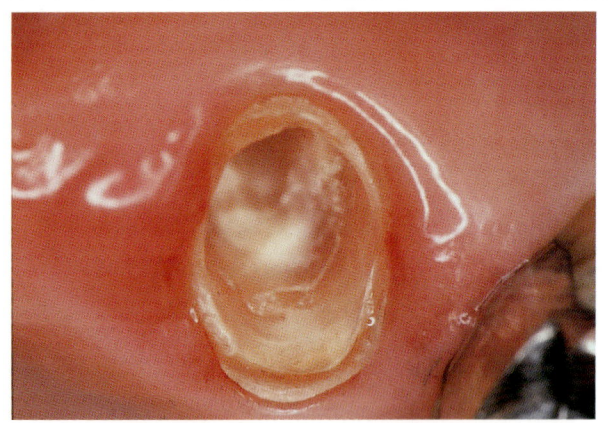

図29a　58歳，女性．4⏌の築造窩洞形成終了．

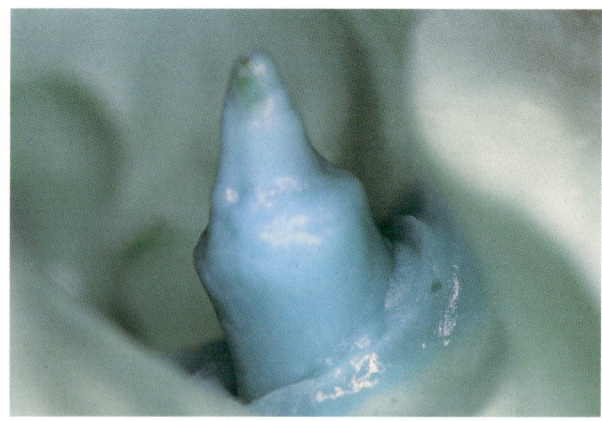

図29b　寒天アルジネート連合印象．歯根部歯質は少なく，いわゆる漏斗状ポスト孔を呈している．

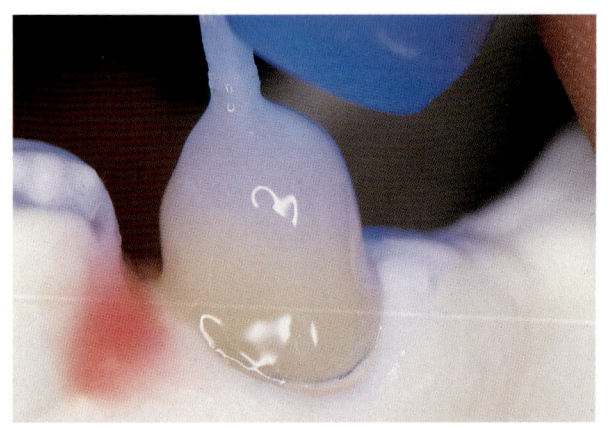

図29c　作業模型上で支台築造用コンポジットレジンを使用して，築盛法によって製作する．

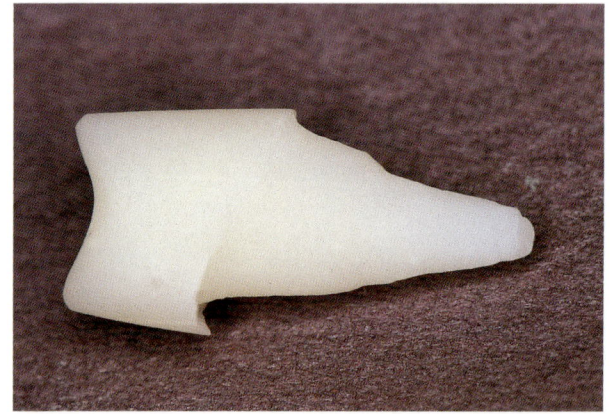

図29d　完成したファイバーポスト併用レジン築造体．

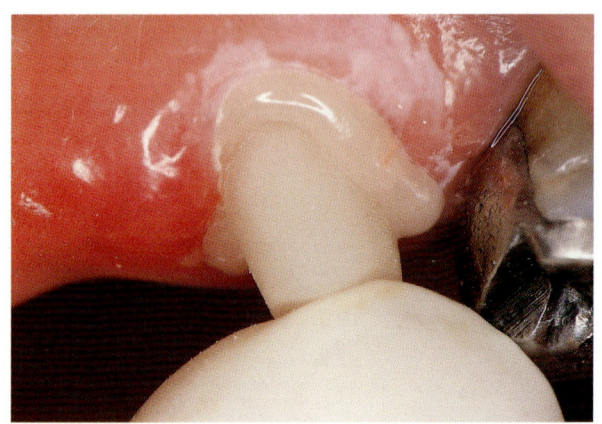

図29e　窩洞に接着前処理を施し，レジン築造体の製作材料と同じレジンペーストを接着材として支台歯に接着．

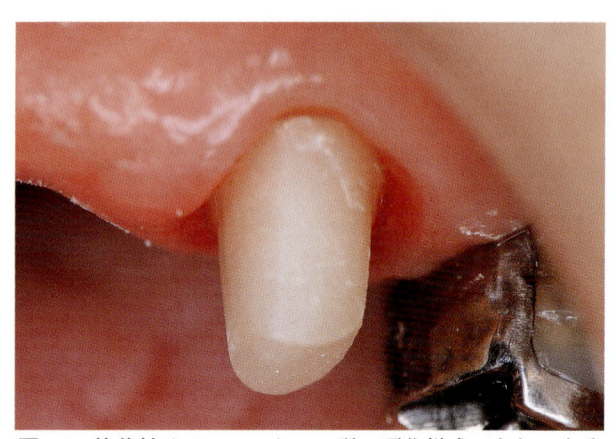

図29f　接着材はデュアルキュア型の硬化様式であり，十分な光照射ののち，10分以上待ってから支台歯形成を行う．

ず，そのための材料，術式の検討を進める必要がある．

とくに発生するとその歯の寿命がつきる可能性が高い失活歯の歯根破折への対策は，失活歯を可能な限り作らないことをいつでも念頭において臨床に向かうべきである．そして失活歯の支台築造の際には，将来発生するかしないか定かでないが，その時点でできうる歯根破折への対策を十分に講じておくことが重要である．

しかし，歯根破折の対策を論ずる前に歯科医療自体を根本的に見直す必要性がある．現在の健康保険制度で制限された歯科医療では限界があることは否

めず，良質な医療をすべての国民に提供するという公益性から考えると困難な状況であるのが本邦の歯科医療の現状といえる．

少子高齢化，歯科医師過剰問題，医療費の抑制などの社会情勢から考えると歯科医療自体がメインテナンスを中心においた診療体系にシフトしていかなければ歯科医療の将来に明るい光は見いだせないのではないだろうか．歯根破折のテーマから逸脱していると感じられる方もおられると思われるが，歯学教育の現場にいる歯科医師として，最後に述べさせていただいた．

### 参考文献

1. 福島俊士，坪田有史：支台築造の予後成績．補綴誌．45:660-668,2001.
2. 飯島国好：歯根破折の原因，歯根破折—臨床的対応，医歯薬出版，東京,4-12,1994.
3. 坪田有史：歯根破折の予防法．デンタルダイヤモンド．27(379):46-49,2002.
4. Tyas MJ, Mount GJ, Anusavice KJ et al.: Minimal intervention dentistry－a review, FDI Commision Projec. Int Dent J. 50:1-12,2000.
5. Smith CT,Schuman N:Restoration of endodontically treated teeth;Aguide for the restorative dentist. Quintessence Int.28:457-462,1997.
6. 山田欣伯：部分被覆による失活臼歯の修復法に関する研究．補綴誌 46:511-520,2002.
7. Morgano SM, Brackett SE: Foundation restorations in fixed prosthodontics: Current knowledge and future needs. J Prosthet Dent. 82:642-657,1999.
8. 坪田有史，小林和弘，小久保裕司ほか：接着性レジンセメントの初期の機械的強度，接着強さの研究．鶴見歯学．20：425-436，1994.
9. 森田　誠，西村　康，坪田有史ほか：各種接着性レジンセメントの象牙質に対する接着強さ．補綴誌．47:38-47,2003.
10. Morgano SM. Restoration of pulpless teeth: Application of traditional principles in present and future contexs. J Prosthet Dent. 75:375-380, 1996.
11. Smith CT, Schuman N. Restoration of endodontically treated teeth: A guide for the restorative dentist. Quintessence Int. 28:457-462,1997.
12. 歯科器材調査研究委員会：歯科修復物に望まれる物理的・機械的性質の適性値について．歯材器．16:555-562,1997.
13. 高橋英和：支台築造歯の歯根破折のメカニズム．補綴誌．45:669-678,2001.
14. 野口幸彦，近藤誉一郎，坪田有史ほか：支台築造用コンポジットレジンに関する研究　第6報　有限要素法による応力解析．鶴見歯学．20（1）：363-375，1994.
15. 川崎貴生，高山芳幸：無髄歯の予後を良好にするための築造体とは．補綴誌．47:244-252,2003.
16. 長谷川晃嗣，小田　豊：破折を起こさない支台築造を考察する—既製根管ポストと歯根の破折について．接着歯学．16:88-95,1998.
17. Heydecke G, Peters MC:The restoration of endodontically treated, single-rooted teeth with cast or deirect posts and cores:a systematic review. J Prosthet Dent. 87:380-386,2002.
18. 石原正隆：支台築造された失活歯の残存歯質が破折強度および破折様相に与える影響．鶴見歯学．24:157-170,1998.
19. 橋本　興，坪田有史：漏斗状ポスト孔の支台築造に関する研究．補綴誌．42:1054-1065,1998.
20. 坪田有史，阿部菜穂，安藤栄里子ほか：支台築造の比較統計学的観察　第4報．補綴誌．48:52,2004.印刷中
21. 邑田歳幸，水野行博，坪田有史ほか：築造体製作の現在．QDT. 27(10):19-25,2002.
22. 天川由美子：鋳造支台築造とレジン支台築造の保持力の研究．補綴誌 42:1054-1065,1998.
23. 阿部菜穂：仮着材使用後のポスト孔における各種清掃方法による仮着材除去効果の評価．補綴誌．47:1-10,2003.
24. 坪田有史，阿部菜穂，西村康ほか：第7回臨床セミナーにおけるポストの引き抜き強さ．接着歯学．20：20-29, 2002.
25. 天川由美子，石原正隆，岩並恵一ほか：支台築造用コンポジットレジンに関する研究　第10報　各種支台築造用コンポジットレジンの接着強さについて．鶴見歯学．21(2)：305-311, 1995.
26. 坪田有史，天川由美子，小林和弘ほか：成形材料による支台築造—とくにレジン支台築造について．接着歯学．16(2)：96-103, 1998.
27. 柏田聰明：コンポジットレジンを用いた新しい「支台築造を伴う歯冠補綴」の考え方とその実際．接着歯学 18：51〜62, 2000.
28. 日本接着歯学会 編：接着歯学 Minimal Interventionを求めて．医歯薬出版，東京，2002,58〜72.
29. Kuroe T, Tachibana K, Tanino Y et al. : Constraction stress of composite resin build-up procedures for pulpless molars.J Adhes dent. 5(1), 71-77, 2003.
30. 坪田有史，深川菜穂，大祢貴俊ほか：間接法によるレジン支台築造の研究　-各種象牙質処理による接着強さとSEM観察について-．接着歯学．21：118-128, 2003.
31. 福島俊士：ファイバーポストの臨床応用．DE. 145:13-16,2003.
32. Fazekas A, Menyhart K, Bodi K et al. : Restoration of root canal treated teeth using carbon fiber posts.Fogorv Sz. 91:163-170,1998.
33. Glazer B : Restoration of endodontically treated teeth with carbon fibre posts--a prospective study. J Can Dent Assoc. 66:613-618,2000.
34. Sharaf AA : The application of fiber core posts in restoring badly destroyed primary incisors. J Clin Pediatr Dent. 26:217-224,2002.
35. Lai V, Luglie PF, Chessa G : In vivo evaluation of carbon fiber posts. Minerva Stomatol. 51: 225-230,2002.
36. Monticelli F, Grandini S, Goracci C et al. : Clinical behavior of translucent-fiber posts : a 2-year prospective study. Int J Prosthodont. 16:593-596,2003.
37. Fredriksson M, Astback J, Pamenius M et al. : A retrospective study of 236 patients with teeth restored by carbon fiber-reinforced epoxy resin posts. J Prosthet Dent Aug. 80: 151-157,1998.
38. Ferrari M, Vichi A, Mannocci F et al. : Retrospective study of the clinical performance of fiber posts. Am J Dent. 13:9B-13B,2000.
39. Ferrari M, Vichi A, Garcia-Godoy F : Clinical evaluation of fiber-reinforced epoxy resin posts and cast post and cores. Am J Dent. 13:15B-18B,2000.

# 3 歯根破折を招かない支台構造 Part2

飯島国好

| | |
|---|---|
| 歯根破折を少なくすることはできる | 60 |
| 支台築造の構造的弱点を理解する | 60 |
| 歯根破折の症例に学ぶ | 62 |
| 歯根破折への対応 | 65 |
| 歯根破折を未然に防ぐ | 66 |
| 症例をとおして考える | 74 |
| 支台築造材料の限界 | 82 |

MI時代の失活歯修復／歯根を破折させないために

# 3 歯根破折を招かない支台築造 Part 2

東京都開業

飯島国好

## 歯根破折を少なくすることはできる

　歯根破折を招かない支台築造は簡単なようで大変難しい．すべての患者さんに，一生涯歯根破折を起こさないように支台築造を行うことは至難の業といえる．期間をもっと短くして，たとえば患者さんから「10年間歯根破折を起こさないような支台築造でやって欲しい」といわれても，「10年間は持つかもしれないが，それは結果であって保証はできない」としか答えられないのが実情である．

　したがって，歯根破折を絶対に招かない支台築造は作ることができないが，歯根破折を少なくしていくことは可能であると思う．

　そのためには，
　①支台築造の構造的弱点を理解すること
　②歯根破折の症例から学び，同じ失敗を繰り返さないこと
　③歯根破折した歯の対応策があること
　④歯根破折の原因の階層性を理解して支台築造を行うこと
が必要であると考える．

　今回はこの4つの観点から歯根破折を招かない支台築造について述べてみたい．

## 支台築造の構造的弱点を理解する

　支台築造は歯質の欠損を伴った支台歯に補綴物を装着する上で，欠かすことのできない治療法であるが，材質的にも構造的にもいくつかの弱点を有している．

### 象牙質よりも硬いポストを使用している

　残根状態のような，縁上歯質が十分残存していない場合には，歯根象牙質よりもはるかに硬い金属製のポストをコアの維持として使用する場合が多い．しかしこの方法では，ポスト先端に応力が集中するので，ポスト先端付近から発生する歯根破折の可能性が常に存在してしまうことになる．それは棒状部材の材質が，定着部の材料に比べて格段に剛である場合には，応力集中箇所は挿入された棒の底部になるからである[1]（図1）．逆に棒の材質が定着部の材料に比べて軟らかい場合には，応力集中箇所は棒の入り口付近になる[1]（図2）．

### 脱落しやすいポストの形態

　キャストコアのポストの場合には，形成，印象，技工，セメント装着，という一連の操作を行う必要

## [支台築造の構造的弱点]

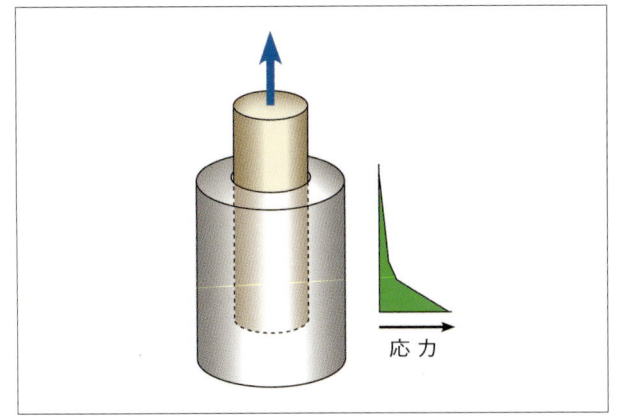

図1　棒の材質が定着部の材質に比べて剛であるとき，応力集中はポストの底部になる．

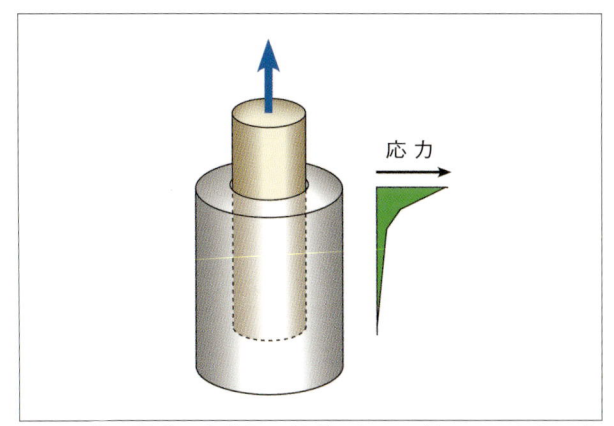

図2　棒の材質が定着部の材質に比べて軟らかいとき，応力集中はポストの入口になる．

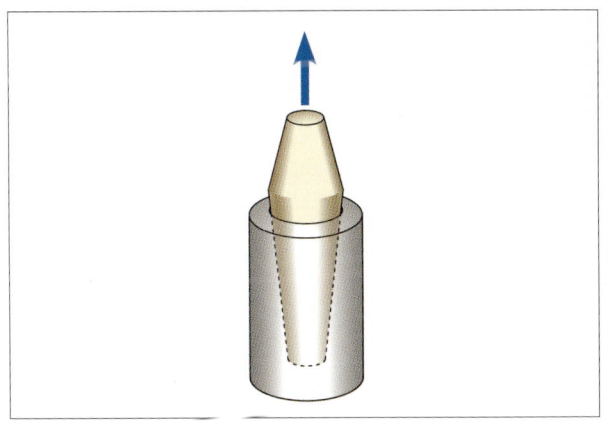

図3　先端方向に細いポストは脱落しやすい．

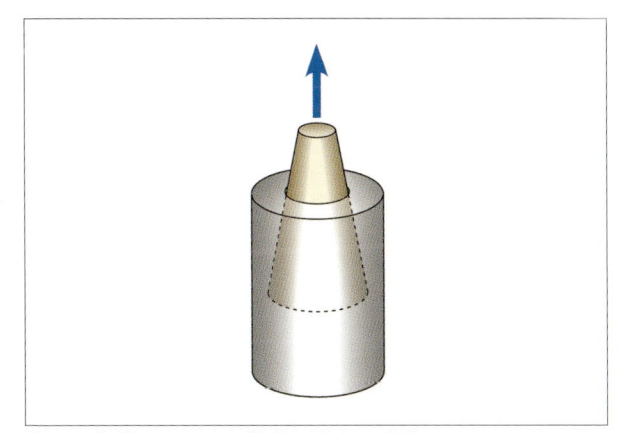

図4　先端で広がった脱落に耐える形態．

があるため，先端方向に細い形態のポストを選択せざるを得ない．しかし，この先端方向に細いポストは本質的に脱落しやすい形状なのである（図3）．脱落に耐えるには，埋め込まれた部分が定着部の中で広がっている形態であることが必要である（図4）．

### 歯質と弾性率が異なった築造材料を使用

　鋳造ポストを使用しない場合でも，支台築造を行った場合には必ず象牙質と支台築造材料の境界面の硬さが異なる．したがって境界面の剛性が急激に変化することになり，応力集中の原因となる．
　それは，象牙質と築造材との境界面における応力線の迂回が，ひずみが過大な部分にも，ひずみが過小の部分にも，どちらの場合にも生じるからである．象牙質と築造材料が弾性的に異なっていると，必ず応力集中を招いてしまうのである．しかも異なっていればいるほど応力集中は大きくなる．

### 再治療や補修を前提にしていない

　臨床家は一度治療した歯は，一生涯再治療なしにすませたいと願っている．しかし残念ながら，毎日の臨床のほとんどが再治療であることを考えると，一度治療した歯を再治療や補修せずに保たせるのは難しいと考えざるを得ない．
　人生50年の時代には可能であったかもしれないが，人生80年の時代には，治療後の年数がとてつもなく長いのである．最終回が9回であった野球の試合が，14回ないし15回になったようなものである．
　したがって，支台築造においても一度作製した支台築造が一生涯保つとする，いわば先発完投型の支台築造から，中継ぎやリリーフを重視したリリーフ型の支台築造を考慮する必要がある．支台築造が保つことではなく，歯質の保存と患歯の保存を最優先する支台築造を，今後は選択していく必要がある．

### コスト削減の対象である

　支台築造は，しばしばコスト削減や，チェアタイムの短縮など作業効率の向上の対象になりやすい．このような状況にあるため，しばしば致命的な失敗が起こりやすいのは支台築造に限ったことではない．

### 単独では歯根破折を防げない

　支台築造は，根管治療や補綴治療あるいは口腔衛生や生活習慣の改善など，その歯に関わるすべての治療の総和として歯根破折の発生頻度を少なくすることができる．支台築造単独で歯根破折を起こさないようにするのは限界がある．

### アウトカムの測定がない

　口腔内の状態や患歯の状態によって，歯根破折の発生率は異なってくる．ある条件以下では歯根破折の発生率が非常に大きい，というような判断基準となる症例報告があれば，支台築造を行うに際し，メリットがデメリットを上回っているという判断をして，診断と治療のプロセスのなかで，ある程度の見通しを持った治療計画を立てることができる．

## 歯根破折の症例に学ぶ

　畑村は[2]，「失敗学」における「失敗」の定義について，「人間が関わって行うひとつの行為が，はじめに定めた目的を達成できないこと」，あるいは「人間が関わってひとつの行為を行ったとき，望ましくない，予期せぬ結果が生じること」と述べている．そして「人間が関わっている」と「望ましくない」のふたつが失敗のキーワードであるとしている．
　われわれ臨床家は臨床に携わっているわけであるから，人間が関わっているのが当然である．支台築造の望ましくない結果である歯根破折を考えるとき，往々にしてこの「人間が関わっている」という視点を見落としがちである．縁上歯質の有無など患歯の状態で判断したり，材料の適否で判断したり，論文などで発表された実験結果から類推して判断してしまう．
　しかしX線写真や口腔内写真にも写すことができず，カルテにも記載されることもないが，そのときの患者の希望や術者の判断，あるいはささいな妥協や人為的な失敗も，支台築造の結果を左右する重要な原因となることがある．歯根破折の症例に学ぶためには，このような視点も欠かすことができない．

### 根管治療中に咬合面を被覆しなかった

　支台築造の失敗ではないけれど，支台築造を行う前の根管治療中に歯根破折を起こしてしまうことがある．
　歯冠歯質が十分あるので，ラバーダム防湿（確実な仮封も得られる）のクランプも容易にかけられると考えて，テンポラリークラウンで咬合面を被覆しないままクランプをかけてしまったために破折を招くことがある．このように根管治療中の短い期間と安易に考えると痛い目に遭うこともある．

### 根管充塡された歯の補綴をしなかった

　これも支台築造の失敗とはいえないが，大臼歯で根管充塡された歯を，充塡だけで歯冠修復をしなかった場合には早晩，歯冠部からの歯根破折が発生する．しかし前歯や小臼歯では充塡だけでも長期間保存可能である．

### 適合不全のポスト

　作製されたキャストコアの多少の不適合を許容範囲と考えて装着してしまうことがある．そのような場合，後から脱落や脱離時の歯根破折の原因になってしまうことがある．

### 短いポストや太いポスト

　歯根が短かったり，う蝕が深く進行していてやむを得ないとはいえ，短いポストは脱落しやすいし，太いポストは縁上歯質が薄いため歯根破折の可能性

## 3 歯根破折を招かない支台築造 Part 2

**[脱落ポストの再使用は避ける]**

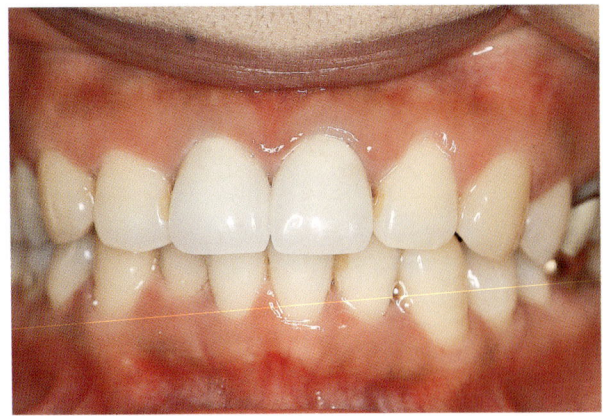

図5a 初診時の口腔内写真.

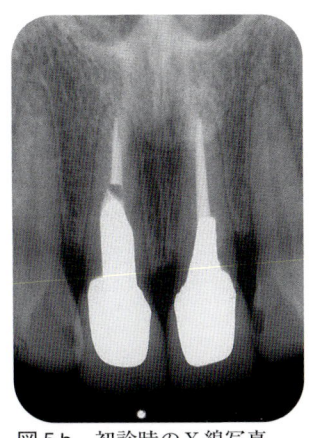

図5b 初診時のX線写真.

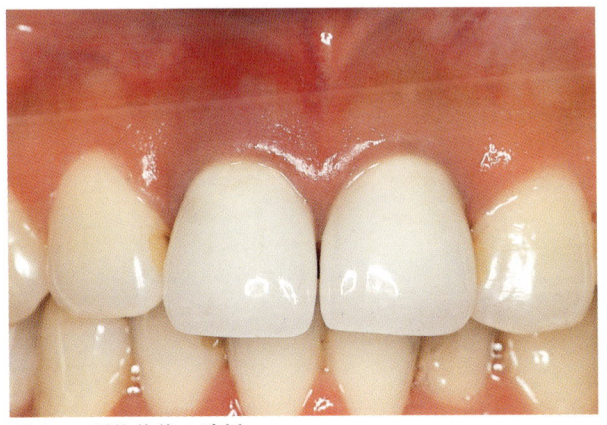

図5c 再装着後の破折.

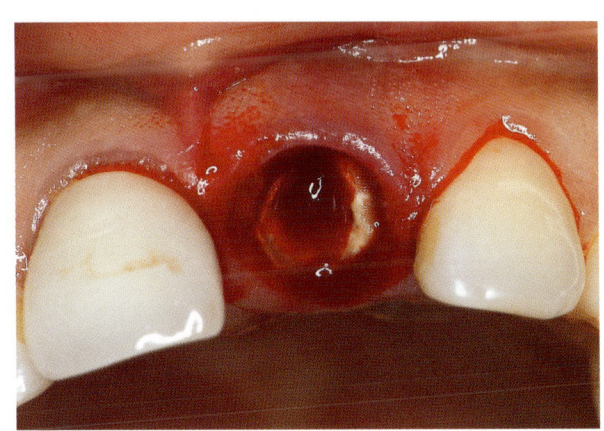

図5d 歯冠部を除去.

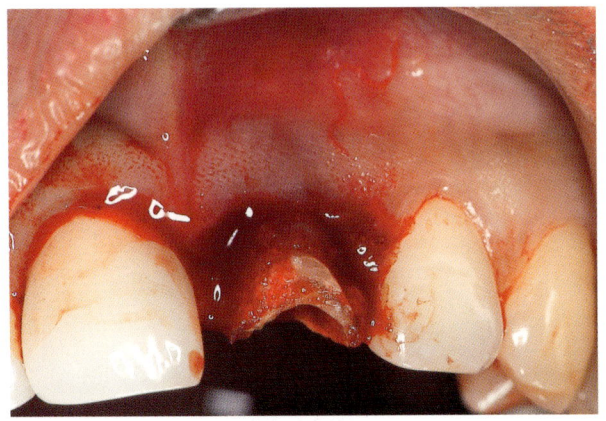

図5e 外科的挺出．口蓋側を唇側へ．

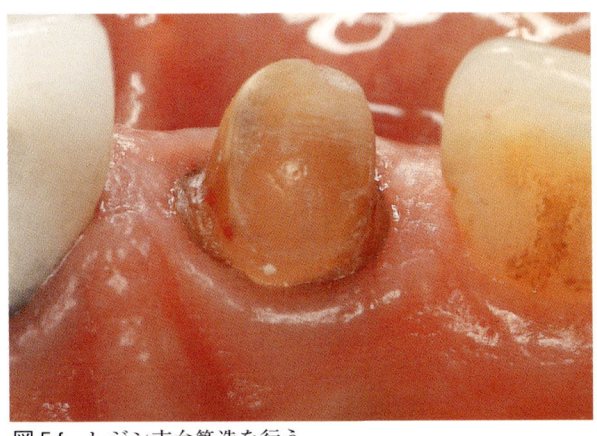

図5f レジン支台築造を行う．

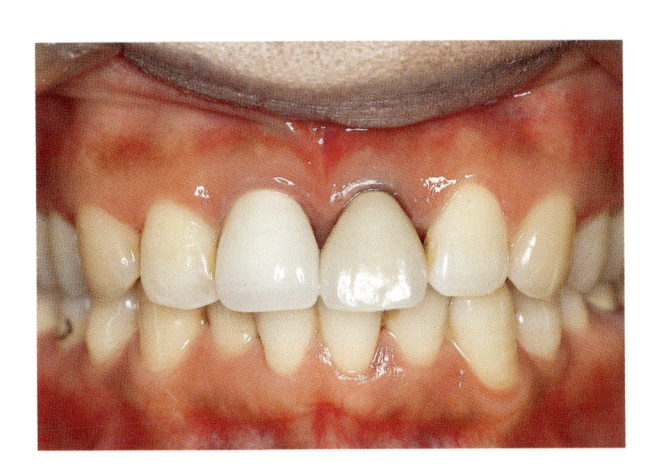

図5g｜図5h

図5g 補綴後の口腔内写真．
図5h 補綴後のX線写真．

歯根破折を招かない支台築造 Part2

MI時代の失活歯修復／歯根を破折させないために

[第一大臼歯の支台築造]

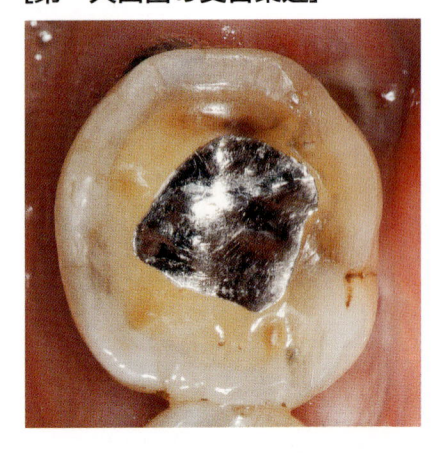

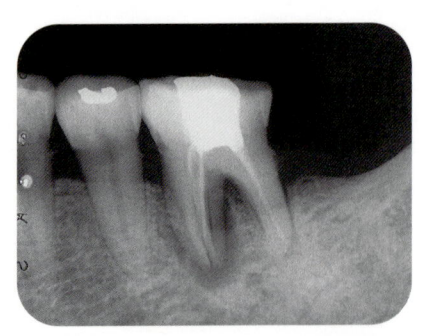

図6a｜図6b

図6a　第一大臼歯咬合面は修復のみ行っている.
図6b　第一大臼歯の近心根が歯根破折していた.

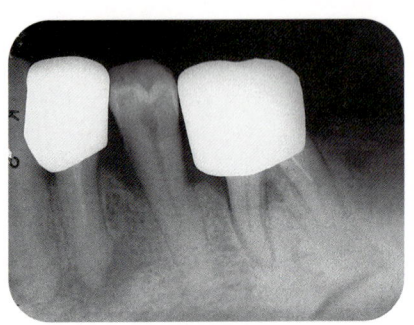

図7a　初診時のX線写真. 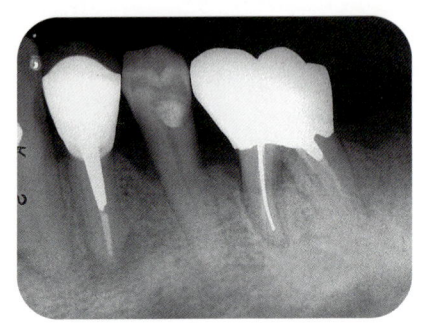　　図7b　根管充填後のX線写真. 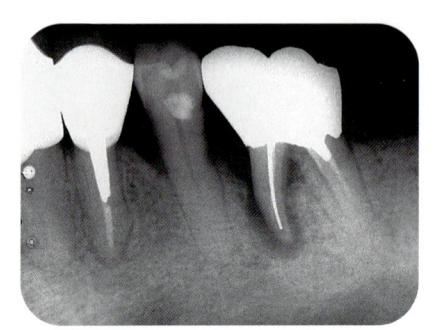　　図7c　3年後. 近心根は歯根破折した.

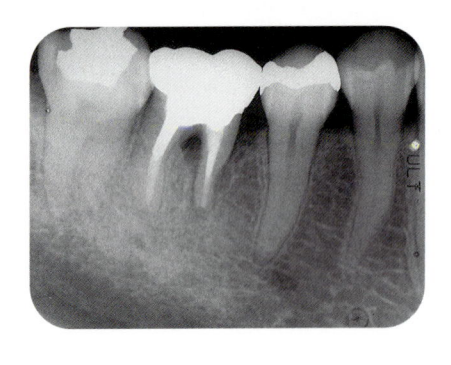

図8　近心根の歯根破折.

が大きい.

### 脱落ポストの再使用

脱落時に歯根破折を引き起こすことが多いので，できる限り脱落ポストの再使用は避けたい（図5a～h）.

### 第一大臼歯の支台築造

第一大臼歯の近心根の歯根破折が目立って多い. ポストが入っていないのに近心根が破折したり，支台築造されていないのに近心根が破折したりすること

とがある（図6～8）.

### ロングスパンのブリッジ

ロングスパンのブリッジは支台歯にかかる負担も大きいので，歯根破折の可能性が高くなる.

### パーシャルデンチャーの鉤歯

鉤歯は単冠やブリッジの支台歯以上に歯根破折の可能性が大きくなる.

## 3 歯根破折を招かない支台築造 Part 2

[補綴物を再使用できる支台築造]

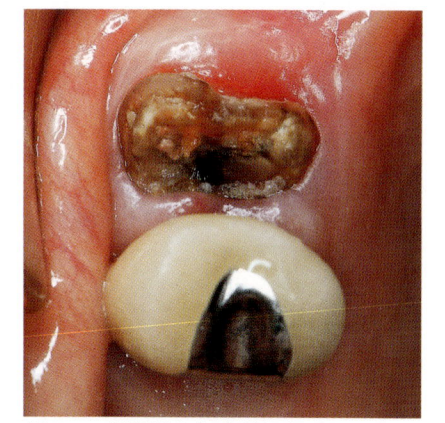

図9a 歯頸部より破折した．

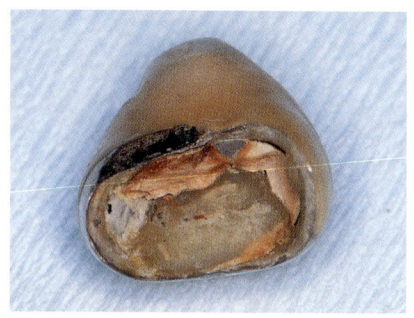

図9b 破折した歯冠部．

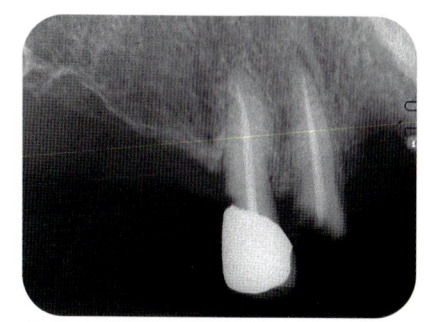

図9c 破折時のX線写真．

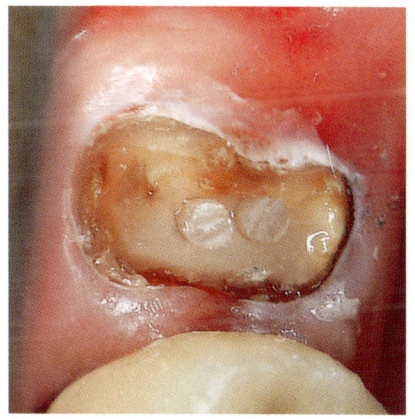

図9d ファイバーポストを立てる．

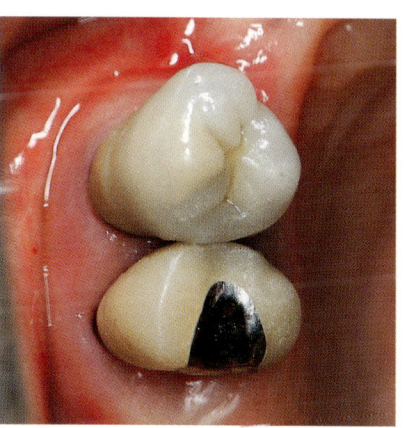

図9e レジン支台築造材料で再装着．

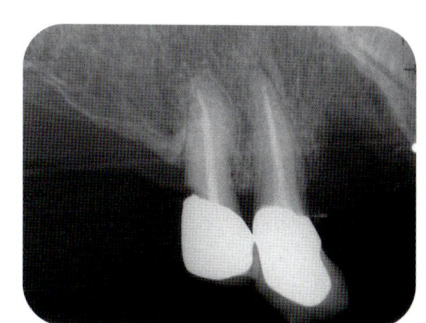

図9f 装着後のX線写真．

## 歯根破折への対応

支台築造後に歯根破折を起こしてしまった場合でも，抜歯しないですむ方法があれば少しは安心して支台築造を行うことができる．また過度な切削を伴う支台築造でなく，残存象牙質の保存を優先した保存的な支台築造を行うことも可能となる．

### 補綴しなかったための歯根破折

根管充塡後に補綴せず充塡のみですました場合の歯根破折は，前歯や小臼歯であれば歯肉縁上の破折がほとんどなので，保存も十分可能である．

### 補綴物を再使用できる支台築造

歯頸部や歯肉縁上で破折を起こした場合には，レジン支台築造によって補綴物の再使用が可能である（図9a〜f）．

### 外科的挺出による保存

歯根破折が根尖まで波及せず，挺出後もある程度の歯根の長さが確保できる場合には，外科的挺出によって保存可能である（図10a〜h）．

### 破折歯の接着保存

歯根破折した歯も接着性レジンセメントによって接着し，再植して保存できる場合もある（図11a〜h）．

MI時代の失活歯修復／歯根を破折させないために

[外科的挺出による保存]

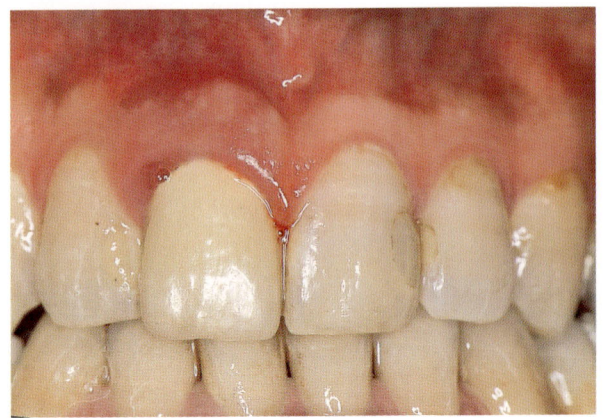

図10a 初診時．右側中切歯の著しい動揺が認められた．

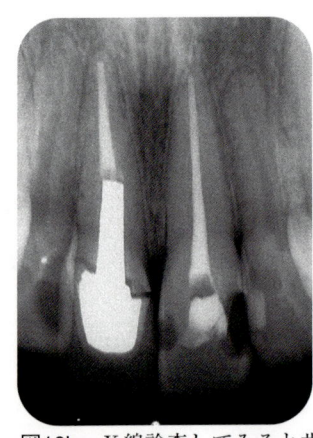

図10b X線診査してみると歯根破折していた．

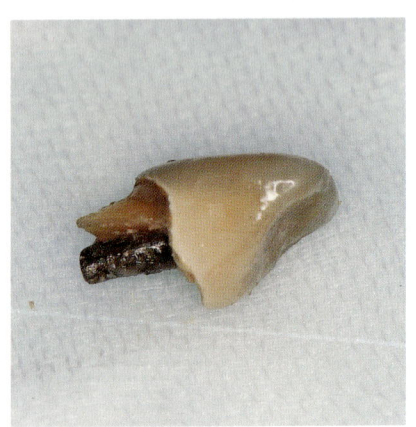

図10c 歯冠部を除去．

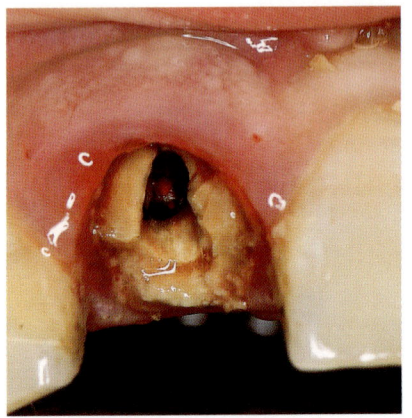

図10d 唇側に深く破折している．

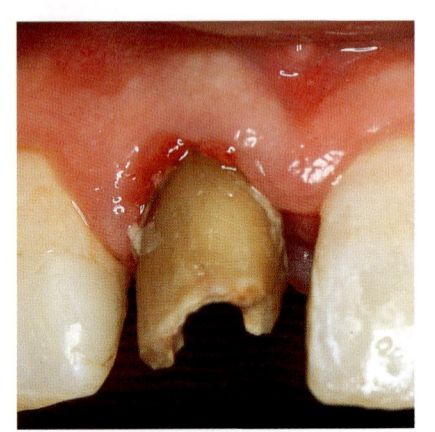

図10e 外科的挺出後．舌側を唇側に回転して再植した．

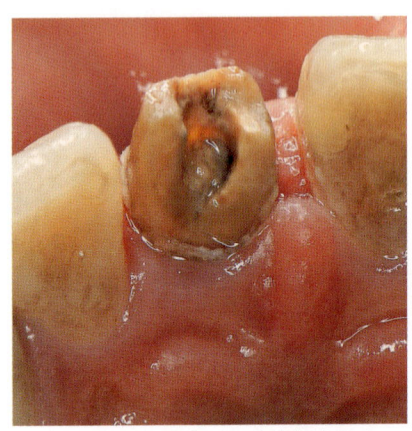

図10f 破折した部分は歯肉縁上になっている．

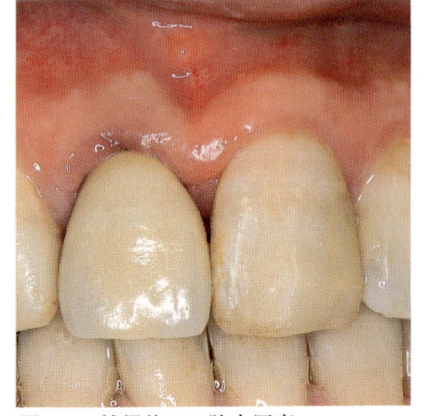

図10g 補綴後の口腔内写真．

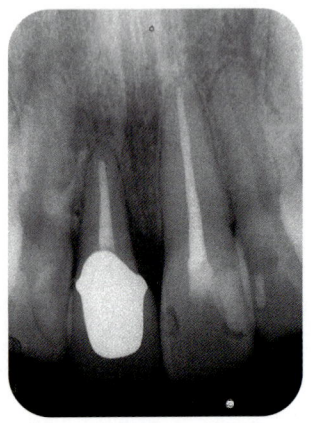

図10h 補綴後のX線写真．

## 歯根破折を未然に防ぐ

　歯根破折を招かない支台築造は，個々の歯の精度の追求だけでは限界がある．歯科治療や支台築造が歯根破折の原因であるとするこれまでの考え方から，患者さんや患者さんの生活習慣にこそ本当の原因があり，歯根破折はその結果であるという考え方に転換する必要がある．患者さんの食生活や姿勢，睡眠，呼吸，ストレスや精神状態など，心も含めた全身の健康状態についても関心を寄せなければならない．

　歯根破折を未然に防ぐ上で一番重要なのは診断で

## 3 歯根破折を招かない支台築造 Part 2

[破折歯の接着保存]

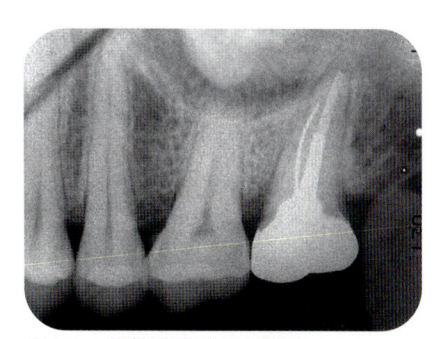

図11a 根管充填後12年経過．

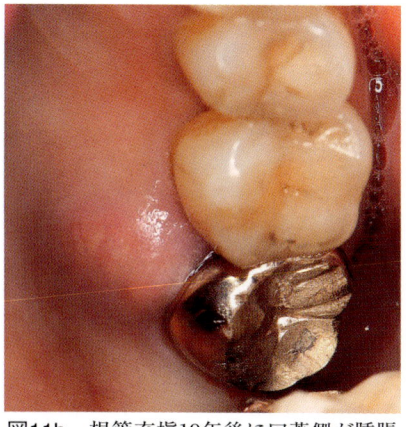

図11b 根管充填19年後に口蓋側が腫脹してきた．

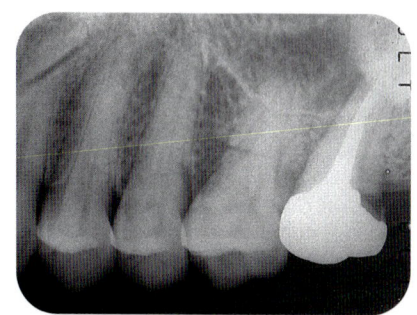

図11c う蝕が原因かと思われたが，冠除去後に歯根破折とわかった．

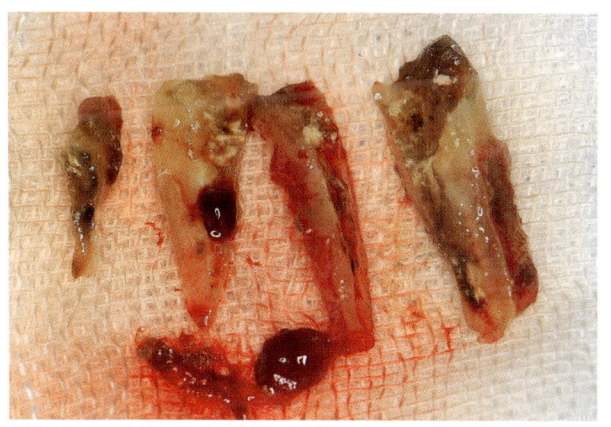

図11d 歯根は4つに割れていた．

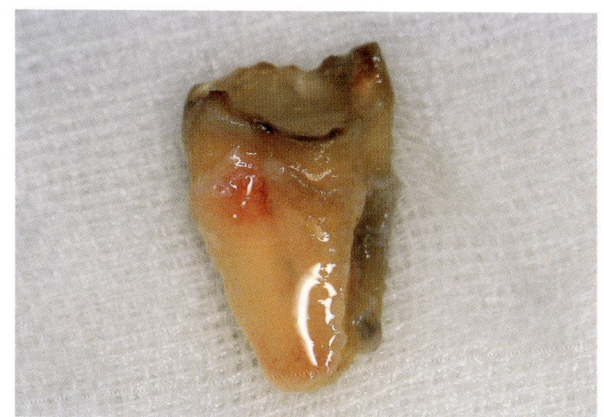

図11e 接着性レジンで接着した．

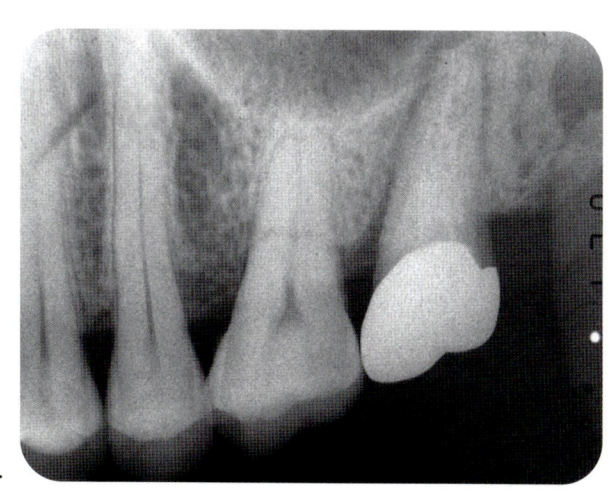

図11f 再植2か月後のX線写真．

ある．どのような支台築造を行うかという診断以上に，その支台築造がどのような患者さんの口腔内に実施されることになるのかという診断が重要になってくる．歯という「点」だけを見て支台築造を行うのではなく，口腔や患者さんという「全体」を見る視点が必要である．患歯だけを見て支台築造を行うと，全身や口腔全体とのバランスがとれていないので，歯根破折を未然に防止することは困難である．

## 歯根破折の階層性

失敗の持つ特徴のひとつに階層性がある．個人のミスをきっかけにして失敗は起こるものの，その背景にはもっと重大な問題が潜んでいる．失敗者個人

[補綴を避けレジン充填のみにとどめる]

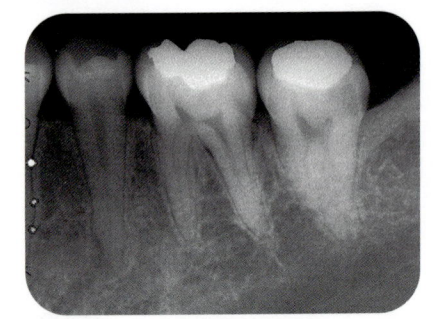

図12a　第二小臼歯の歯髄壊死．

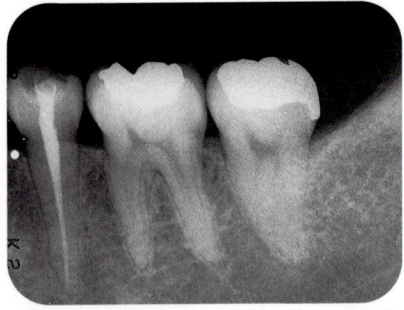

図12b　根管充填後3年経過．レジン修復のみ行っている．

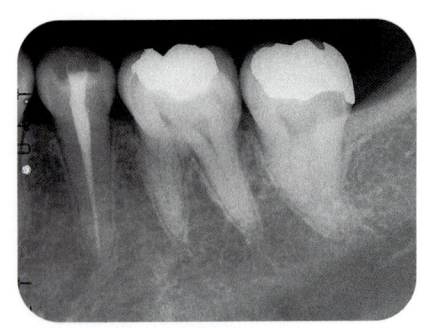

図12c　根管充填後11年．

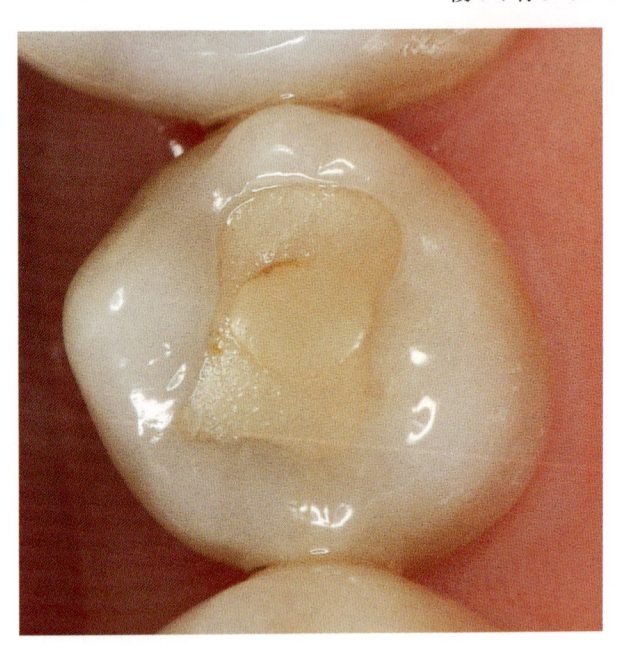

図12d　レジン修復後11年．

の責任だけでなく企業経営不良や行政・政治の怠慢など社会性を帯びた原因も重なっていることも少なくない[2]．

　この階層性は歯根破折についてもまったく同じである．歯根破折の原因はひとつではなく，いくつもの要因が重なっていて発生する．それらの要因は，歯に起因するもの，歯列の状態や咬合に起因するもの，治療や技工に起因するもの，歯科医院のシステムに起因するもの，患者さんの生活習慣に起因するもの，その時代の支台築造に対する考え方や入手できる築造材料に起因するものなど，階層性を帯びている．

## 支台歯の破折予防

　歯根破折を少なくするための支台歯への対応には，歯質側の対応と築造側の対応がある．

[歯質側の対応]
### 補綴を避ける

　上下顎の前歯および犬歯化した下顎の第一小臼歯は根管充填後も補綴をせず，接着性光重合レジン充填のみで十分に保存可能である．また，万一破折したとしても咬合力の作用する方向から，歯頸部からの水平的な歯根破折が多いので，対応も比較的容易である（図12a〜d）．

### 歯質の削除量を最小にする

　象牙質の弾性は応力を吸収する上で必須の存在である．残存歯質が多ければ多いほど，破折の可能性は小さくなる．臼歯部においては抜髄後の咬合面は被覆する必要があるが，できれば頰舌側の歯質を保存できる，アンレーや部分被覆冠が望ましい（図13a,b）．

[歯質の削除量を最小にする]

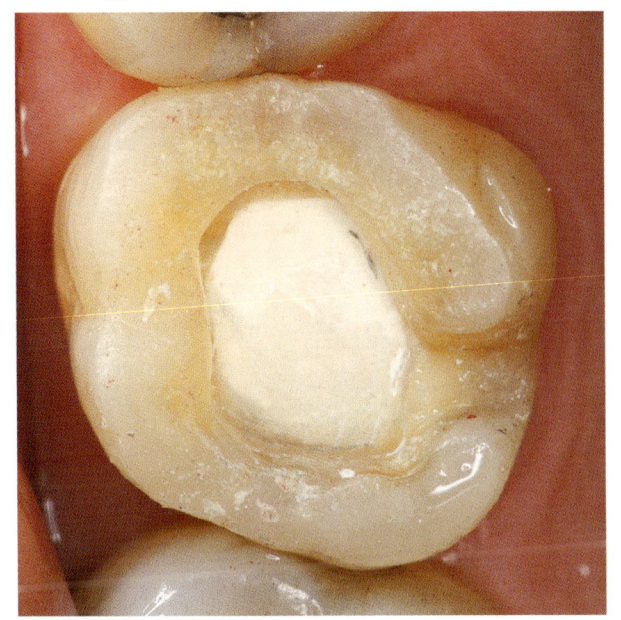

図13a　削除を咬合面のみにとどめた根管充填後の第一大臼歯.

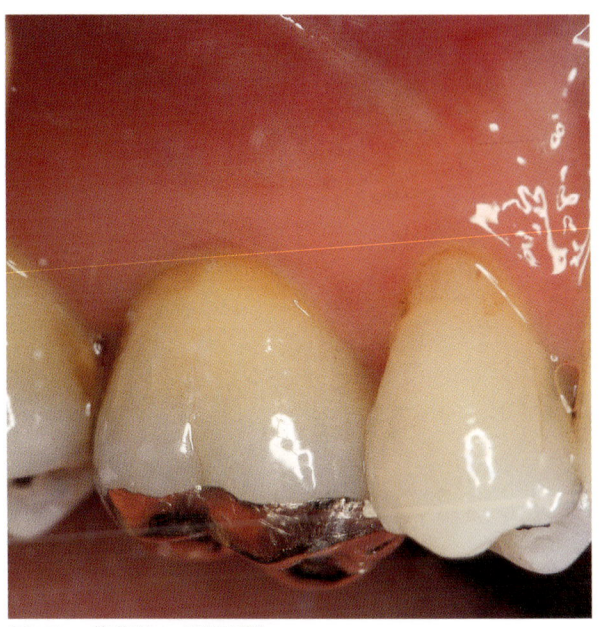

図13b　修復後の頰側面観.

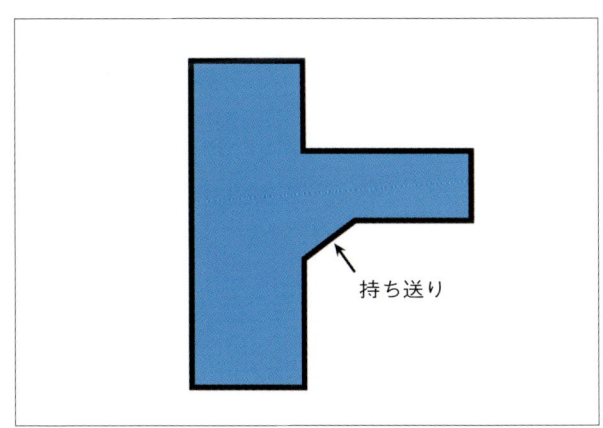

図14　隅角部には持ち送りをつける.

持ち送り

### 隅角は丸く，断面には必ず曲面をつける

建築構造物では，柱と梁などの隅角部に持ち送りをつけると，応力の集中を少なくすることがわかっている．円弧の持ち送りの方が直線の持ち送りよりも優れている．

鋳造による支台築造の場合には，支台築造の形成時に鋭利な隅角は丸く仕上げる．また歯頸部歯質とポストホールの移行部など，断面の変化する部分には，曲面をつけるようにして応力の集中を緩和する（図14）

### 切削面を研磨する

形成された歯質に凹凸があると，凸部分に応力が集中するので，切削面は研磨するようにする．

### 縁上歯質をつくる

縁上歯質がまったくない残根状態の歯は，強度が落ちるだけでなく，支台築造の印象，支台歯形成，最終印象など継続するほとんどの歯科治療も困難となる．また，どこかの時点で歯冠伸長処置も必要となることが多い．

そこで根管治療を始める前に，最初に歯冠伸長処置を行って縁上歯質をつくってしまえば，ラバーダム防湿もでき，継続するほとんどの歯科治療も容易で確実なものになるので利点も多い．

[支台築造側の対応]

### キャストコア以外の築造材料を優先的に選択する

支台築造には成形材料として，セメント，アマル

[サービカルの形成]

図15 歯頸部縁上歯質にサービカルを形成する．

ガム，レジンがあり，金属材料としてはキャストコアや既製ポストおよびピンがある．

　これらの築造材料の選択に際しては，象牙質に弾性係数が近く，接着性を有する材料を優先的に採用する．とりわけ接着性光重合レジンは弾性係数も象牙質に近く，ポストやピンなどの点結合と異なって，接着による表面と表面の面結合なので，応力集中もはるかに少ない．

### 分割コアにする

　ポストを使用したキャストコアで支台築造する場合，コアとポストを分割して，歯根に伝わる応力を多少でも緩和するようにする．

### ポストを埋め込む

　ポストが金属材料であっても，コア材がコンポジットレジンであれば，ポストに伝わる応力を軽減することができる．

### ポストの先端を丸くする

　象牙質よりも硬い金属ポストは先端に応力が集中するので，ポストスペースの形成は先端が丸くなるようにして応力の集中の緩和をはかるようにする．

### マージンを重ねない

　歯頸部はコアと歯質の接合部であり補綴物のマージンでもあるので，応力が集中しやすい．縁上歯質を確保してコアのマージンと補綴物のマージンの距離を置き，できるだけ2つのマージンを重ねないようにする必要がある．

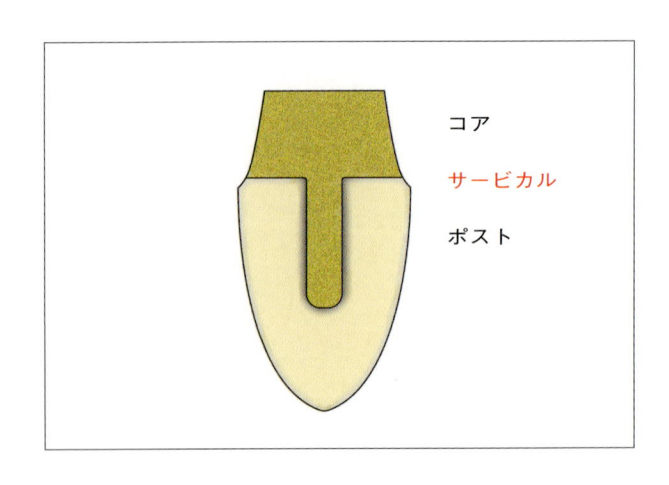

### 脱落を防ぐ

　支台築造の脱落が歯根破折の誘因や原因となることが少なくない．

### サービカルの形成

　歯を歯冠と歯根と考えるか，歯冠と歯頸と歯根というように考えるかは，支台築造の基本となる大切な考え方である．

　これまでの支台築造は一般的に歯冠と歯根として考えられていることは，臨床上最も多用されているキャストコアを考えてみれば理解できる．崩壊した歯冠の回復はコアによって，保持にはポストが使用されているが，崩壊した歯頸を補うという発想はなかったと思われる．コアとポストだけでは歯根破折を予防することは困難である．

　そこで支台築造を完結させるもう一つのコンセプトとして歯頸部縁上歯質をサービカル[3]として必須の存在として認識する必要がある（図15）．

### ポストからルートへ

　歯根に求める維持力としての棒状形態を，ポストとすると，これまでのキャストコアのポストの概念にとらわれてしまう可能性がある．

　レジン支台築造においては，アンダーカットや接着力などで十分に維持力を発揮することが可能なので，木の根のようにルートとして認識している．ルートの長さも再治療時の除去の容易さも考慮して，4～5mm程度で実施している（図16a～f）．

## 3 歯根破折を招かない支台築造 Part 2

### [レジン支台築造ではアンダーカットや接着力で維持力があるため4～5mmのルートにする]

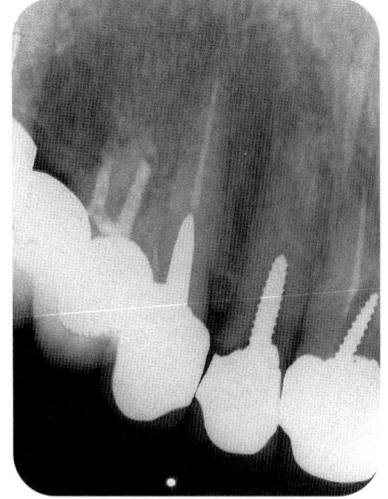

図16a 2|の初診時Ｘ線写真．

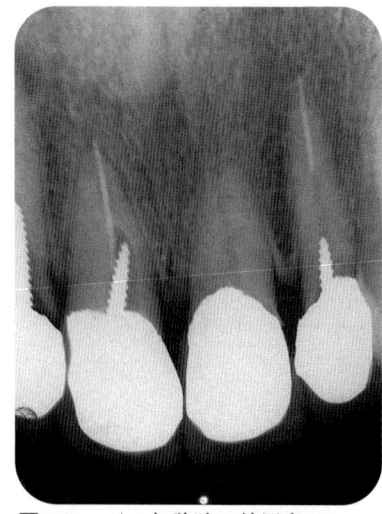

図16b 1|の初診時Ｘ線写真．

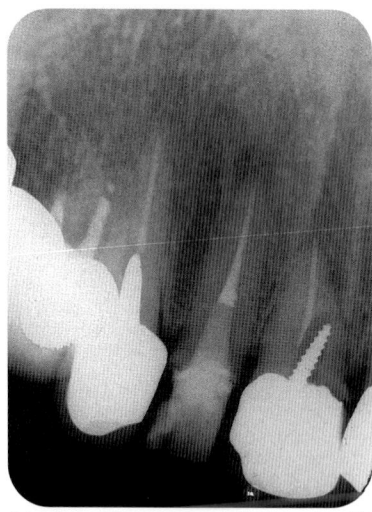

図16c 2|のレジン支台築造時Ｘ線写真．

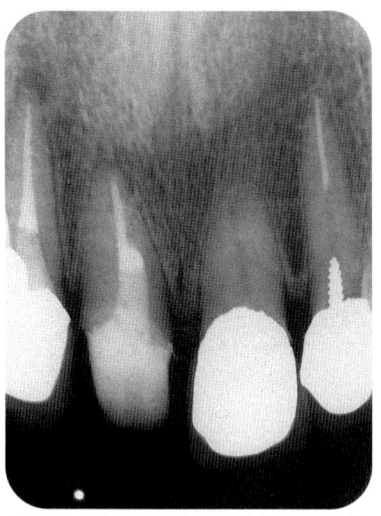

図16d 1|のレジン支台築造時Ｘ線写真．

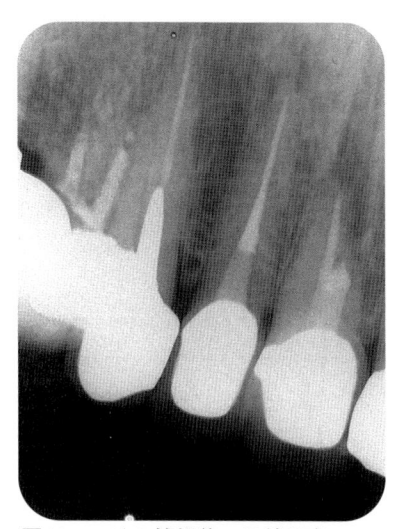

図16e 2|の補綴後のＸ線写真．

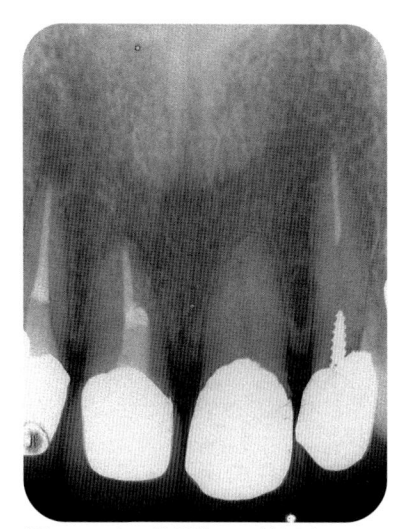

図16f 1|の補綴後のＸ線写真．

### 再治療を少なくする

　根管治療の再治療はせっかくの支台築造を除去しなければならない上に，さらなる歯質の削除や根尖部へ応力が加わることは避けられない．またポストの除去時には穿孔や破折のリスクを伴うのでできるだけ確実な根管治療を心がける必要がある．

### 再治療への配慮をする

　再治療ではレジン支台築造を除去する場合に，レジンの色と残存歯質が似ていると，髄床底付近では慎重に切削をすすめても穿孔させることもある．そこで，髄床底付近は歯質とはっきりと異なった色のレジンで充塡しておくとよい（図17a～f）．

### [主咀嚼歯の築造は慎重に]

　石幡[4]は「物を口に入れたときに最初に嚙む部位は"嚙み癖"として決まっていて簡単には変えられない」と述べている．咀嚼時にはすべての歯を均等に使っているわけではない．そのため，ある特定の歯が長期間にわたって強い繰り返し応力を受け続けることがある．石幡が述べているように歯根破折の発生と嚙み癖の関連は極めて大きいと思われる．

　嚙み癖のなかでも，最も咬みやすい歯を主咀嚼歯[5]（main masticatory tooth）と呼ぶことにすると，最も強く，最も回数が多い，繰り返し応力を受けているのがこの主咀嚼歯ということになる．主咀嚼歯にかかる咬合力負担は極めて大きいものがあるので，主

[髄底部付近は歯質と異なった色のレジンを充塡する]

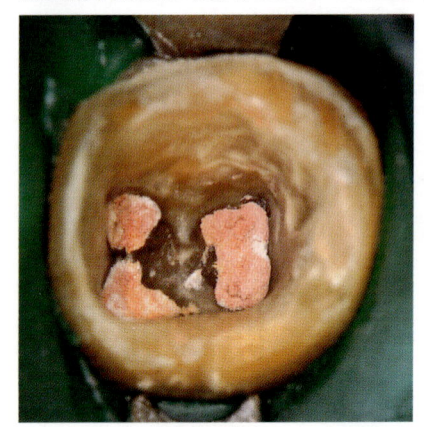

図17a 根管充塡後の髄床底.

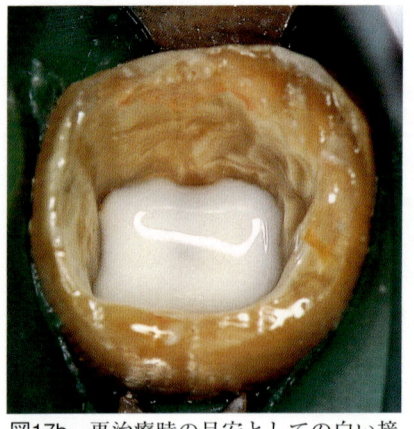

図17b 再治療時の目安としての白い接着性レジン.

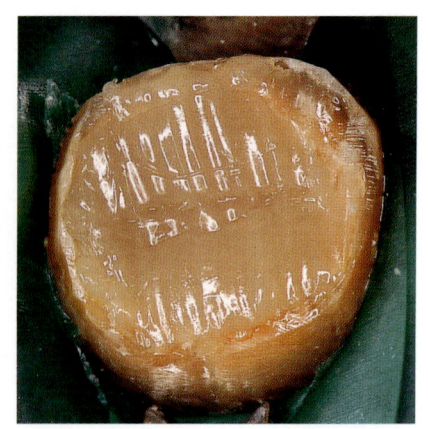

図17c 接着性レジンで支台築造を行う.

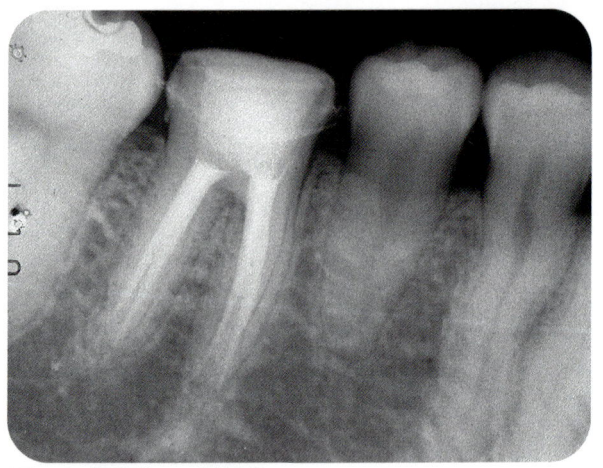

図17d 築造後のX線写真.

[上下顎主咀嚼歯]

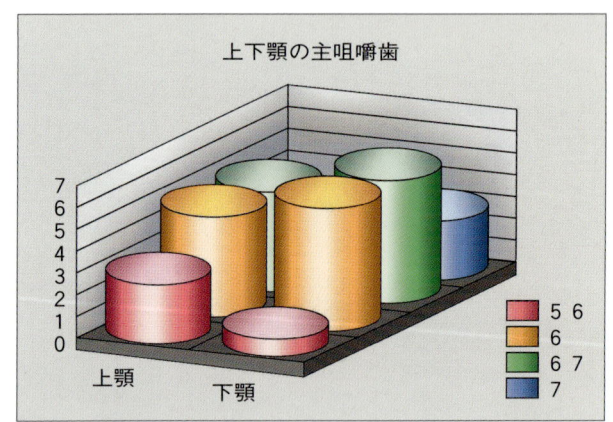

図18 上下顎の主咀嚼歯.

咀嚼歯の支台築造に際しては，あらゆる破折予防対策を細心の注意を払って実行する必要がある．

また，主咀嚼歯から離れていて，早期接触や咬頭干渉がない歯の場合は，歯根破折の可能性は小さくなると思われるので，支台築造や補綴の設計に幾分か余裕を持つこともできる．

[頰小帯のある歯の支台築造は要注意]

本来すべての歯が歯列のなかでそれぞれの役割分担と機能を果たしていると思われるのに，なぜ繰り返し応力の発生源となる嚙み癖すなわち主咀嚼歯が生ずるのであろうか．

石幡の方法にしたがって，ロールワッテを咬みやすいところで咬むように指示すると，舌で瞬時に嚙み癖側に持っていき，数回の咀嚼でかみ癖のある歯すなわち主咀嚼歯を識別することができる．その次に咬みやすい歯で咬むように指示すると，大抵の場合反対側の歯に持っていき，やはり数回の咀嚼で2番目に咬みやすい歯すなわち副咀嚼歯を決定することができる．16名の調査では全員右利きで，主咀嚼歯も右側が11名と圧倒的に右側が多かった．また主咀嚼歯となっている歯は，上下顎とも第一大臼歯が最も多く，次いで第二大臼歯という順序であった（図18）．

この主咀嚼歯と頰小帯との関係をみてみると，上顎の第二小臼歯や第一大臼歯に頰小帯が存在している場合には，その歯が主咀嚼歯になる傾向がある．また第二小臼歯や第一大臼歯に頰小帯が認められない場合には，主咀嚼歯は第一大臼歯や第二大臼歯が咀嚼歯となる傾向にあった．ところが下顎では頰小帯と主咀嚼歯はほとんど関係ないようにみえる．

なぜ，上顎の頰小帯が嚙み癖や咀嚼に関わってく

## ［頰小帯のある歯の支台築造］

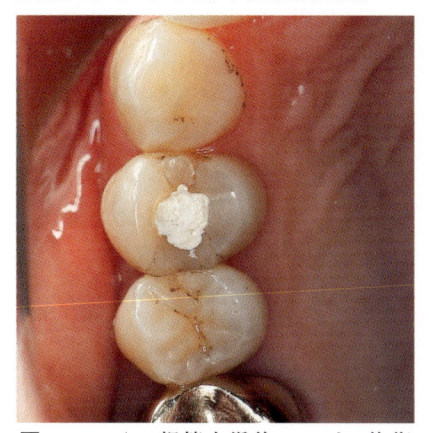

図19a 4⏋の根管充填後．レジン修復による保存を希望．

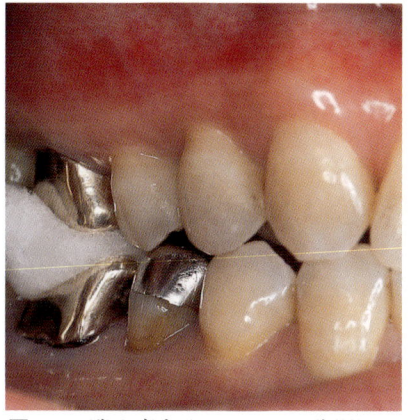

図19b 嚙み癖をチェック．1歯間隔があるのを確認．

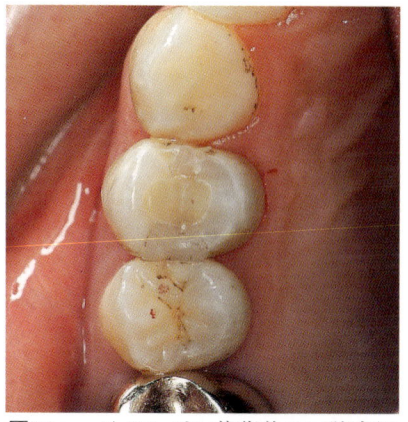

図19c 4⏋のレジン修復後の口腔内写真．

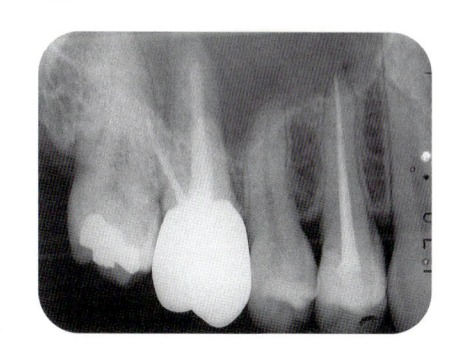

図19d 4⏋の修復後のX線写真（現在3年経過中）．

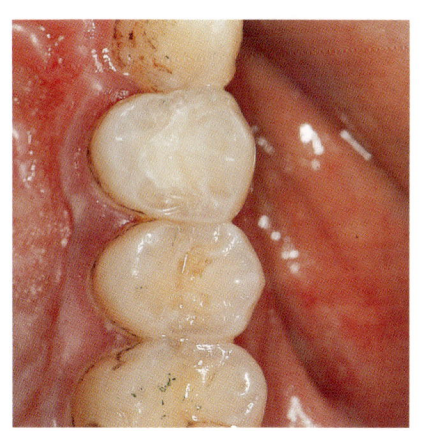

図20a 5⏋の根管充填後レジン充填を行う．

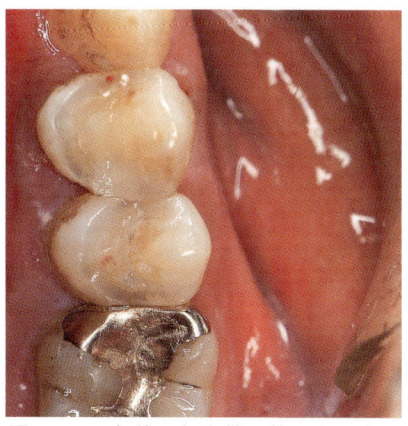

図20b 17年後．頰小帯は第一大臼歯に付着している．

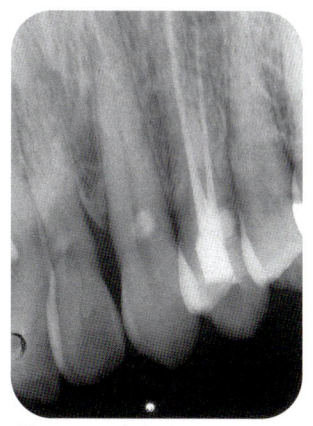

図20c 16年経過時のX線写真（現在24年経過中）．

　るのだろうか．河野ら[6]は咀嚼の進行に伴い頰側に貯留する率は順次減少し，舌側の貯留率は逆に増加する．さらにその粉砕度は舌側の方が頰側よりも高い傾向があることが明らかになった，と述べている．

　頰側の口腔前庭にある粉砕度の少ない食物を順次咬合面に乗せているのは頰側の咀嚼筋の働きと思われるが，下顎骨は咬筋や側頭筋の筋停止部なので動きも大きく，比較的容易に口腔前庭を持ち上げることができる．その上，大臼歯部では下顎枝前縁が斜線となって下前方へ延長しており，咬合面に食物を乗せるのに適した形態となっている．

　ところが上顎は咬筋や側頭筋の筋起始部なので可動性が比較的少なく，頰骨弓の張り出しなどもあって口腔前庭に空隙が生じやすい．そこで上顎頰側の粉砕度の少ない食物を下降させ咬合面に乗せるのに，頰小帯が関与している可能性がある．

　歯根破折した11例と頰小帯の付着との関係を見てみると，11例中8例に頰小帯が付着していた．これ

[症例3-1] 36歳，女性

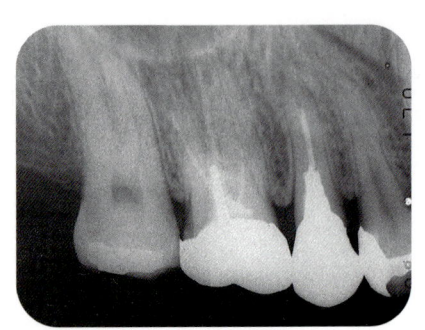

3-1-1　初診時 5| のＸ線写真．

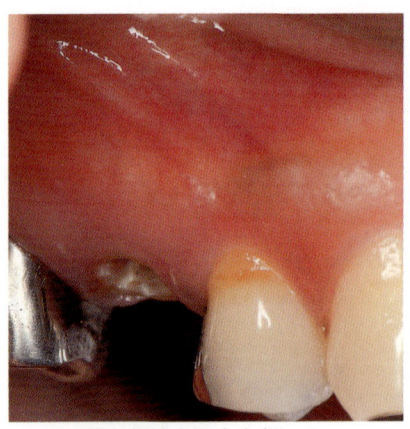

3-1-2　冠と築造を除去を行った．

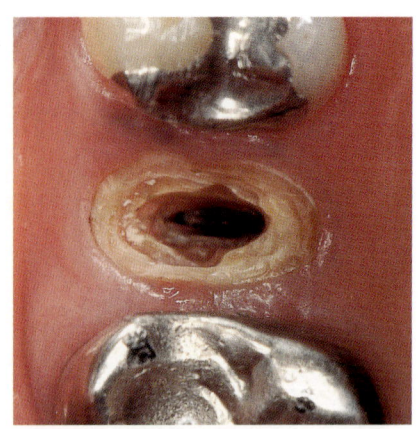

3-1-3　縁上歯質はほとんど残ってない．

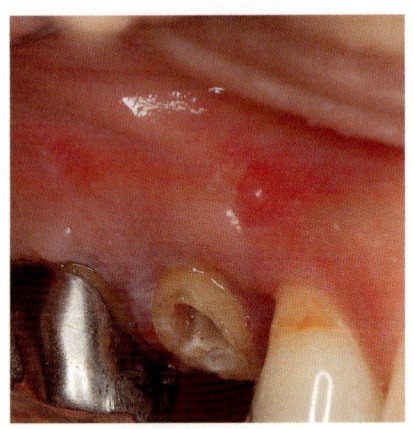

3-1-4　縁上歯質を得るために歯槽骨削除と歯肉弁根尖側移動術を行う．

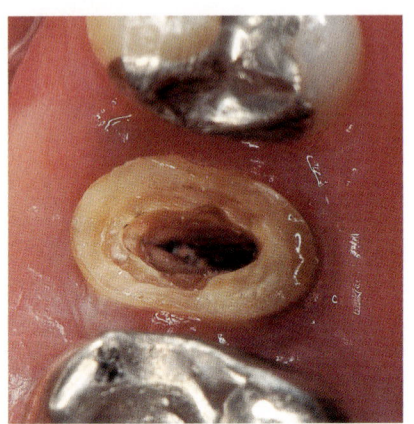

3-1-5　縁上2mmの歯質を確保できた．

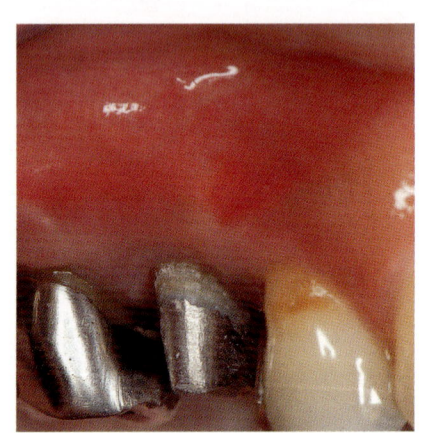

3-1-6　キャストコアを装着した．

を上下顎でみてみると，上顎では歯根破折4例のすべてに頬小帯が付着しており，下顎では歯根破折7例中4例に頬小帯が付着していた．

頬小帯が摂食や咀嚼や嚥下に関与していて，付着している近傍の歯の仕事量を増やし，応力集中の原因になっている可能性がある．頬小帯の付着している主咀嚼歯や上顎の歯の支台築造は慎重を要すると考えている．上顎第二小臼歯に歯根破折が多いというFuzzら[7]の報告もこの結果に符号する（図19,20）．

## 症例をとおして考える

[症例3-1]　36歳，女性
事象

歯根歯質の状態も歯頸部歯質の厚みも比較的良好であったが，歯肉縁上に歯質がなかったため，歯根破折の予防のため歯槽骨削除と歯肉の根尖側移動術を行って支台築造および補綴を行った．

しかしわずか4年で歯根破折を起こしてしまった．縁上歯質をつくることが破折予防の上で効果的であると考えていたのでショックは大きかった．

初診　1996年6月15日
身長　169cm　体重　58.5kg
主訴　全体的にみて欲しい
治療経過

6| は冠が除去されていた．下顎左側のブリッジは最後臼歯がう蝕のため壊れていた．両側の大臼歯部は咀嚼が不十分な状態にあった．8| を抜髄し根管充填後，|7 抜歯と同時に同部へ自家歯牙移植を行った．

6| の補綴を行い，左側は移植歯を支台歯にしてブリッジを装着した．その後，上顎の他歯の治療後5| の治療を行った．根管充填後に歯槽骨を削除し，歯肉弁根尖側移動術を行って縁上歯質を2mm確保して（3-1-3,4），鋳造による支台築造および補綴

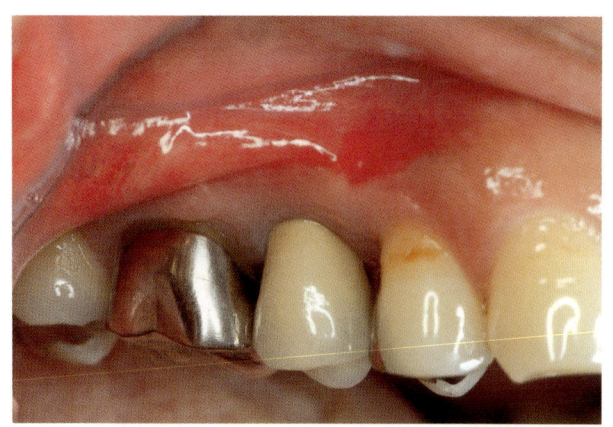

3-1-7 金属焼付ポーセレン冠を装着．

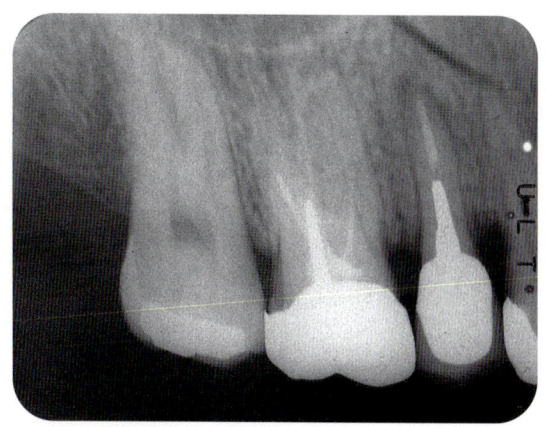

3-1-8 最終補綴物装着後のX線写真．

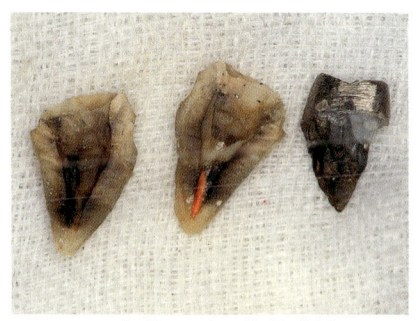

3-1-9 3年後に 5| が歯根破折してしまった．

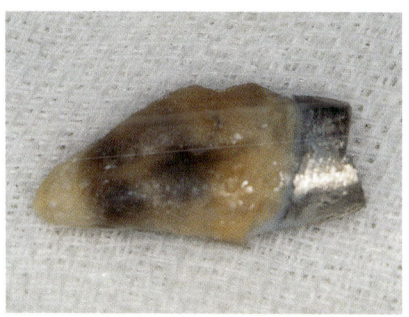

3-1-10 破折片を接着し再植を行う．

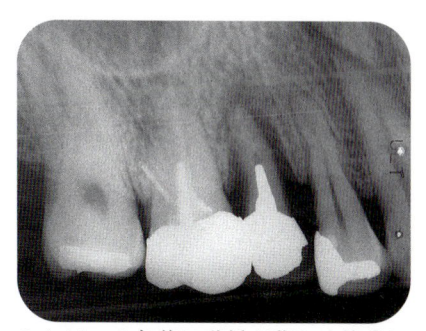

3-1-11 1年後に動揺が著しく抜歯にいたる．

行った（3-1-7,8）．

しかし4年後に歯根破折を起こしてしまった（3-1-9）．一度は接着後再植を行ったものの結局動揺が著しく抜歯に至ってしまった（3-1-11）．

### 歯根破折の原因

頬小帯が付着していて主咀嚼歯となっていた第二小臼歯に，さらに歯槽骨削除と歯肉弁根尖側移動術を行ったため，いっそう頬小帯が高位付着になってしまった．その上，歯冠-歯根比は歯冠の値が大きくなったため，歯根に加わる咬合力が大きくなったことも考えられる．

初診時の問診の記録には「患歯ではないけれど，下顎左側のブリッジは7年前に初めて装着し，その後調子が悪くて初診時のブリッジが3回目のブリッジ」とある．折角の初診時の問診の情報をもっと真摯に受け止めるべきであった．

### 今後の治療方針

第二小臼歯の抜歯後，第一大臼歯の根管治療を行ってブリッジを装着した．

### 考察

縁上歯質をつくって支台築造を行っても，金属支台築造では歯根破折の予防という点で疑問が残った．とりわけ頬小帯の付着している小臼歯は要注意である．また患歯のみならず同一口腔内の他歯の経過も注意を払う必要がある．

### この症例から学んだこと

このような頬小帯高位付着の場合は，象牙質と弾性率が異なるキャストコアは禁忌であると思われる．問診，診断，根管治療，支台築造，補綴などすべてにわたって細心の注意が必要であると痛感した．

### アウトカムの評価

根管治療をやり直し，歯槽骨の削除や歯肉弁根尖側移動術を行って縁上歯質をつくり，支台築造と金属焼付ポーセレンによる補綴を行って4年で歯根破折を起こしてしまった．デメリットがメリットよりもはるかに大きかった（3-1-22）

**[D.C.S.の支台築造は注意]**

1998年にGene McCoy[8]はDental Compression

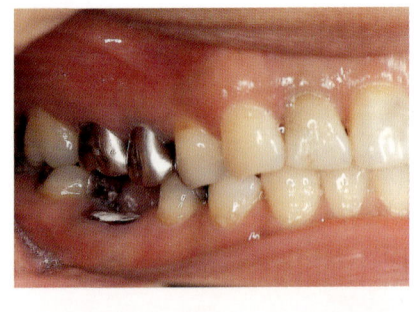

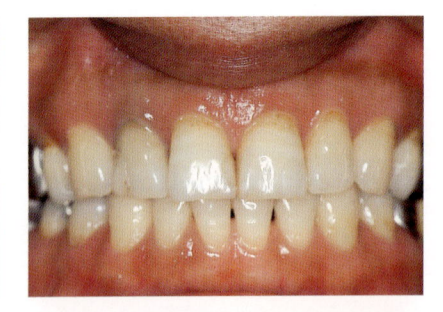

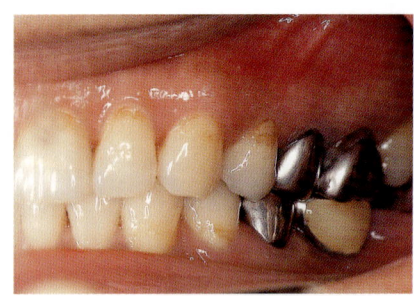

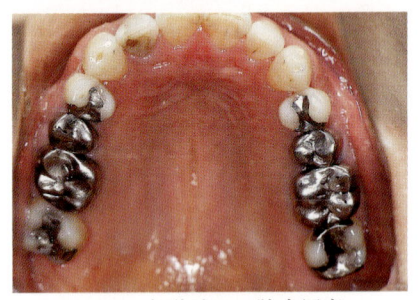

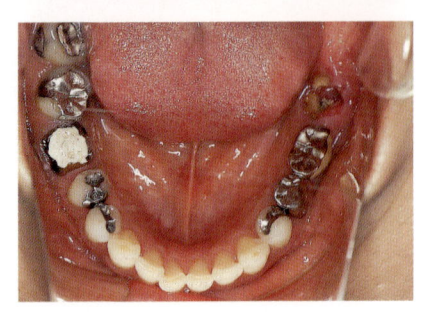

MI時代の失活歯修復／歯根を破折させないために

3-1-12〜16　初診時の口腔内写真．

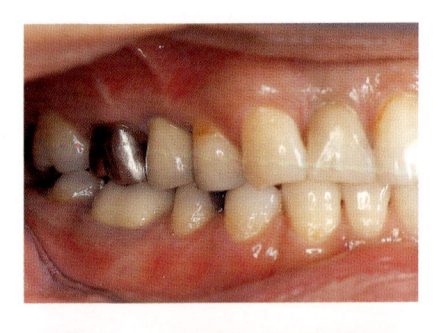

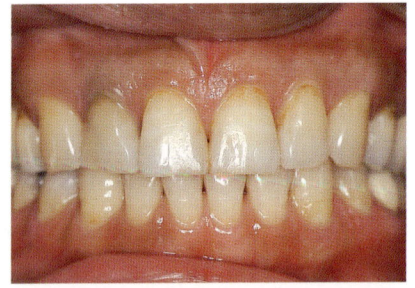

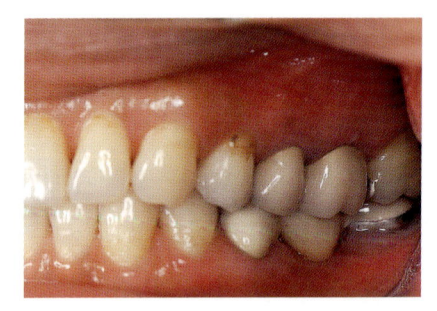

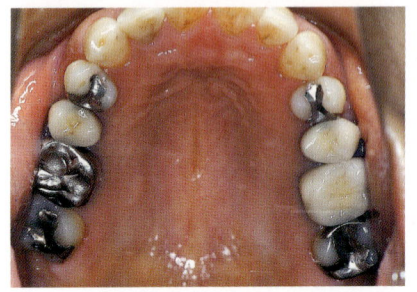

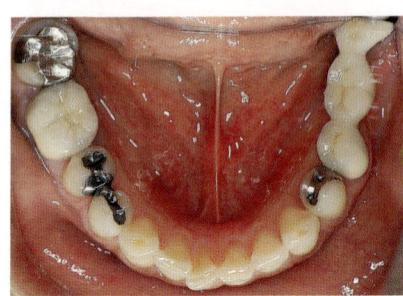

3-1-17〜21　補綴終了時の口腔内写真（1年後）．

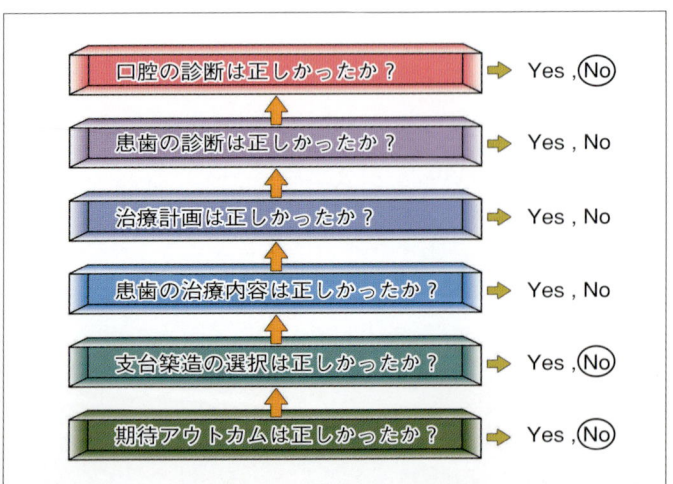

3-1-22　アウトカムと治療のプロセスの評価．

- 口腔の診断は正しかったか？　➡ Yes ,(No)
- 患歯の診断は正しかったか？　➡ Yes , No
- 治療計画は正しかったか？　➡ Yes , No
- 患歯の治療内容は正しかったか？　➡ Yes , No
- 支台築造の選択は正しかったか？　➡ Yes ,(No)
- 期待アウトカムは正しかったか？　➡ Yes ,(No)

## 3 歯根破折を招かない支台築造 Part 2

[症例3-2] 33歳，女性

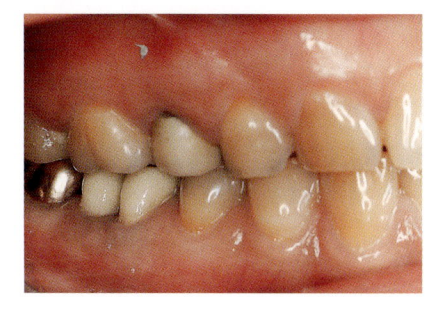

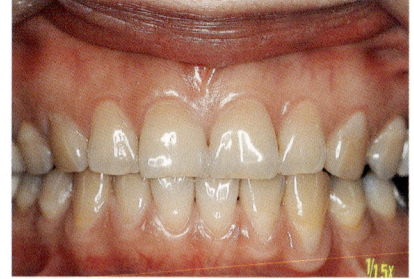

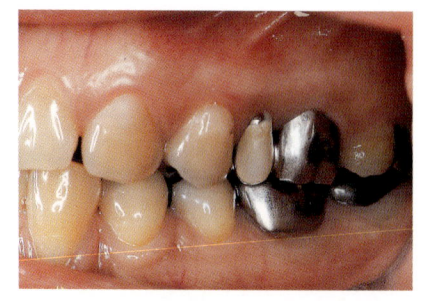

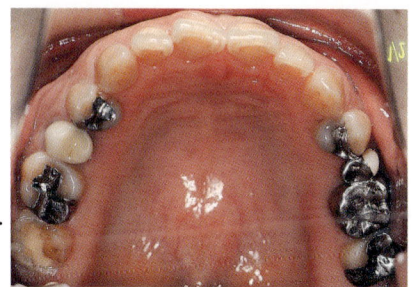

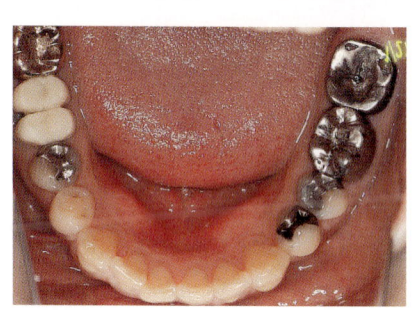

3-2-1〜5 初診時の口腔内写真（1991.3.19）.
6」はヘミセクションされていた．

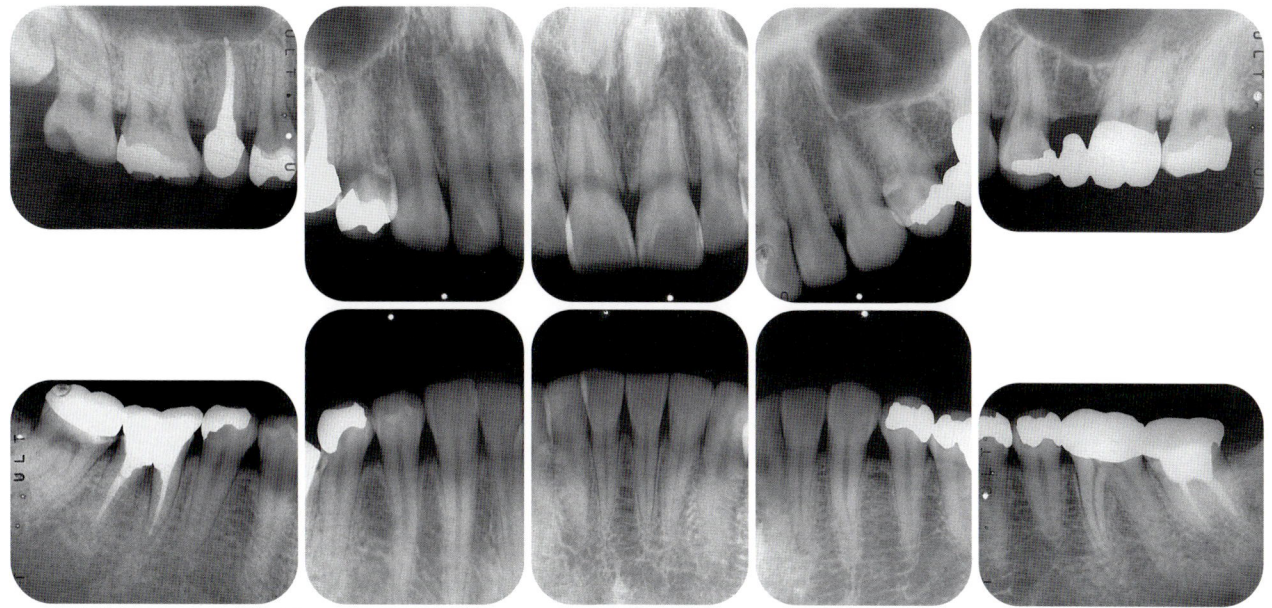

3-2-6 初診時の全顎X線写真．

Syndrome（D.C.S.）という概念を提唱し，病態として歯を噛みしめることを特徴とする症候群，と定義した．歯に現れる一般的な症状として，楔状欠損，咬合面のくぼみ，エナメル質の波状線，歯の破折，前歯切縁の鋭角化や短縮，臼歯咬頭の短縮や平坦化，修復物の破壊やルーダーの線上などが挙げられている．

[症例3-2] 33歳，女性（既婚）

**事象**

事前にブリッジの支台歯となる，下顎第二大臼歯の支台築造後の歯根破折を防止するために配慮したつもりであったが，歯根破折を起こしてしまった．同時に咬合調整も行い，咬合への対応も果たしたつもりだったので，Dental Compression Syndromeの患者さんの支台築造の難しさを痛感した．

初診　1991年1月31日
主訴　下顎右側第一大臼歯の痛み

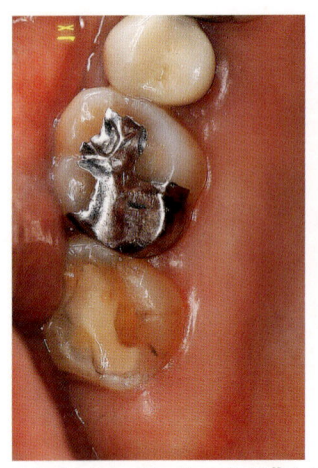

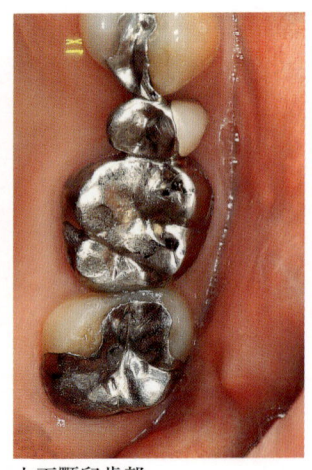

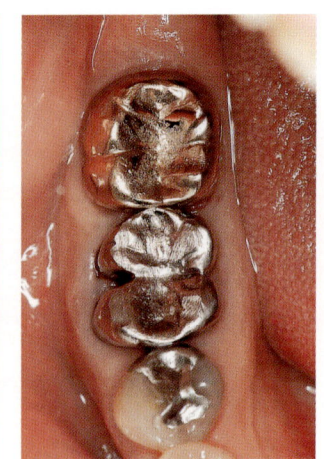

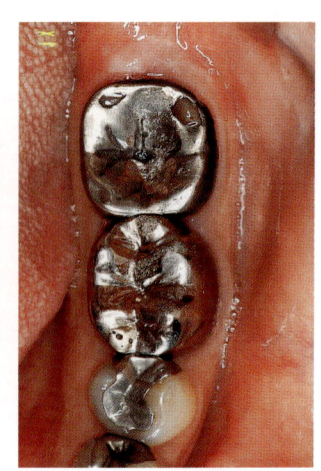

3-2-7〜10 ファセットが著しい上下顎臼歯部.

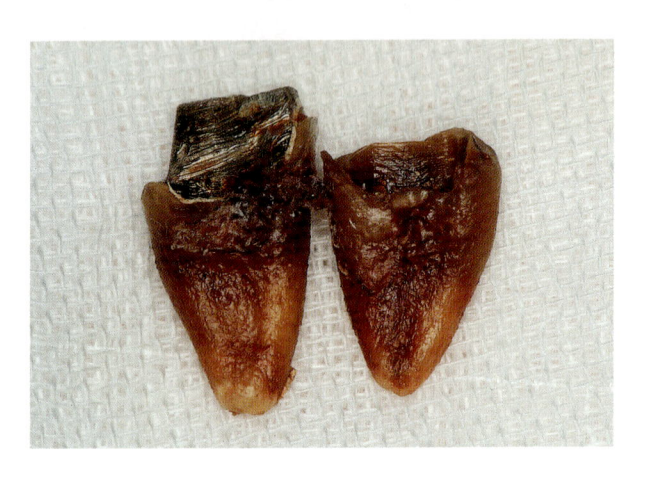

3-2-11 抜歯後の6⏌.

## 治療経過

6⏌は根分岐部病変への対応のため，すでにヘミセクションされていた（3-2-5）．持続的な痛みのため右側で嚙めないためか，首の筋肉の痛みも訴えていた．冠を除去し，テンポラリークラウンを作製して，歯間ブラシが入りやすい形態にしてみた．3か月間保存を試みるも痛みが消退せず，本人の希望とブリッジにしても7⏌が有髄歯であることなどから抜歯に踏み切った．

全体で嚙めるようになり，肩こりがすごく楽になったと喜んでいた．抜歯窩の回復を待ち，ブリッジ装着．同時に他歯の治療も行う．この間，3年後の1994年には5⏌を抜髄，7年後の1998年に7⏌をう蝕のため抜髄になってしまい，翌1999年にブリッジを再製作した（3-2-28）．

支台築造に際し，縁上歯質の作製，コアとポストの分割，築造形成面の研磨など，キャストコアの応力発生を極力少なくする配慮をした．しかしブリッジ再製作からわずか2年後の2001年には7⏌が歯根破折を起こしてしまった（3-2-30,31）．

7⏌を歯根分割できなかったため，破折線を切削後にレジン充塡し，再植してブリッジを再製した．しかし結局2003年に7⏌も抜歯になってしまった（3-2-33〜35）．自分の治療した歯を抜歯しなくてはならない心の痛みは常にあるが，この歯は30年間の臨床のなかでもとりわけ大きなショックだった．

## 歯根破折の原因

原因の第1はDental Compression Syndromeと推定される．咬合と機能の異常が大きいことは確かであるが，最初に第一大臼歯を半分だけでも残す努力をするとか，安易なブリッジの選択を回避していれば異なった結果になったかもしれない．さらにブリッジ装着後の抜髄を避けるために，う蝕予防をもっと徹底すればよかったとも感じている．

この症例ではスプリントや咬合調整や補綴でも咬合改善を試みたけれど，機能異常の改善はできなかった．母親が亡くなってから，父親がすっかり変わってしまったこと，本来面倒をみるべき人間が逃

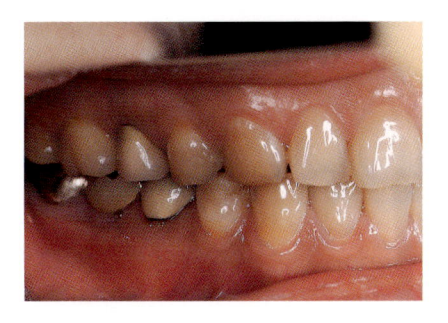

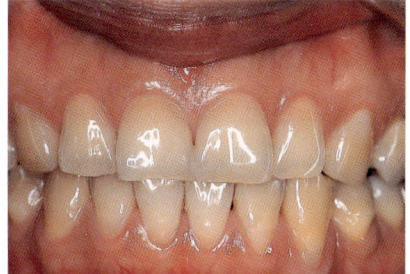

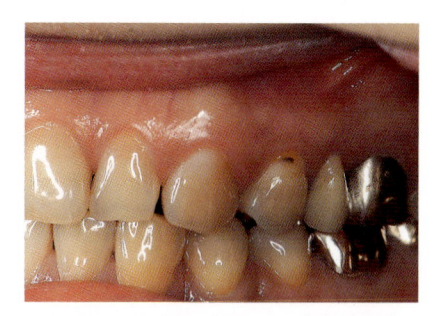

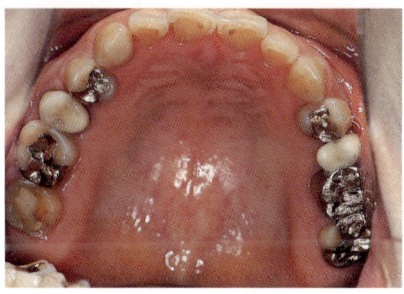

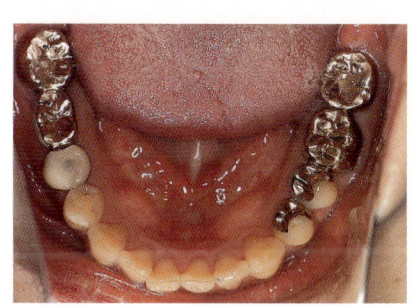

3 歯根破折を招かない支台築造 Part 2

3-2-12〜16 初診より4年後の口腔内写真.

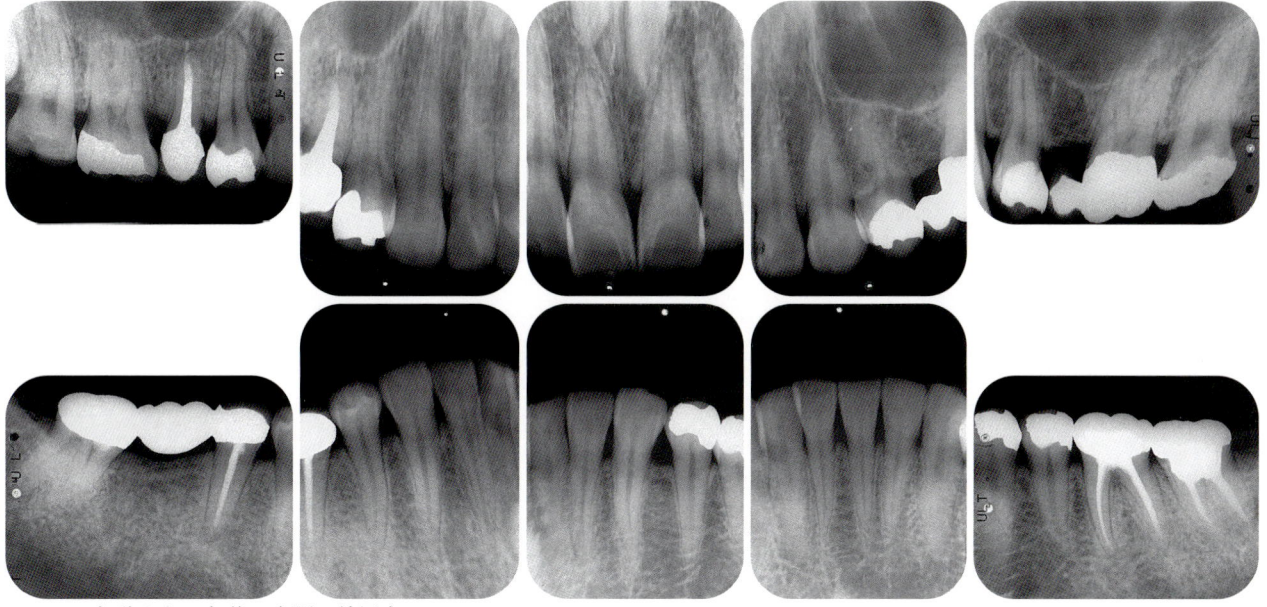

3-2-17 初診より4年後の全顎X線写真.

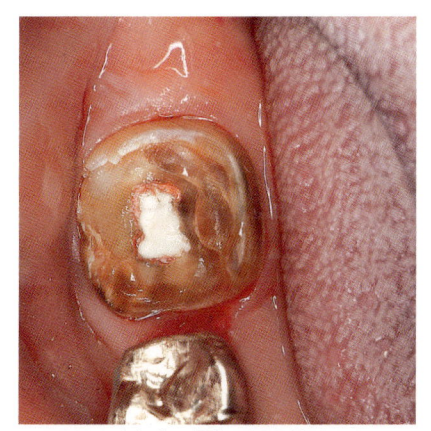

3-2-18 8年後.8⏌の冠を除去.

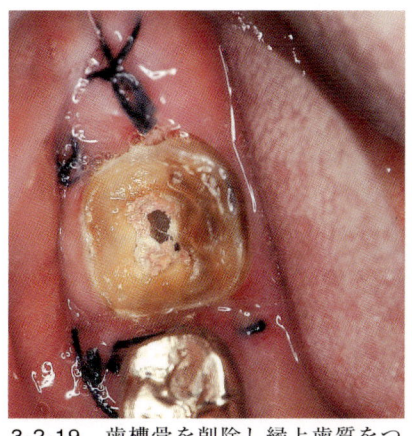

3-2-19 歯槽骨を削除し縁上歯質をつくる.

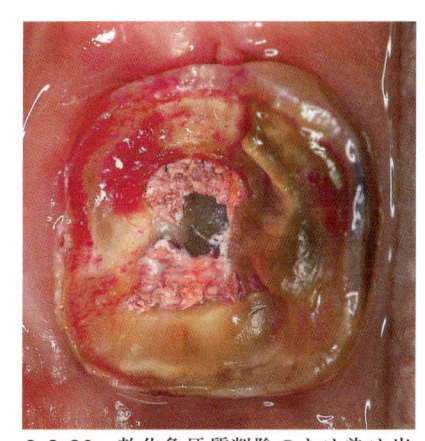

3-2-20 軟化象牙質削除のため染め出しを行った.

歯根破折を招かない支台築造 Part2

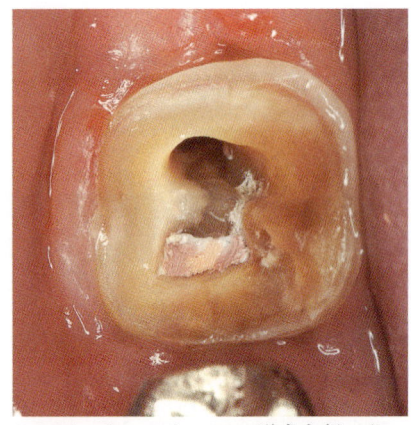

MI時代の失活歯修復／歯根を破折させないために

3-2-21 キャストコアの形成を行った．

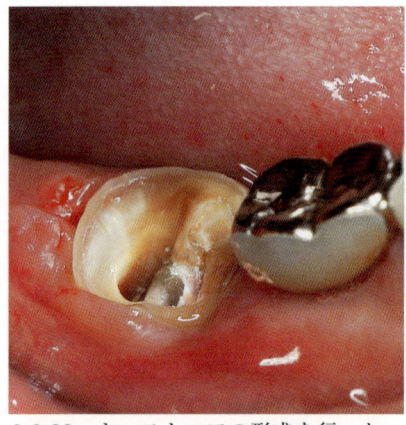

3-2-22 キャストコアの形成を行った．

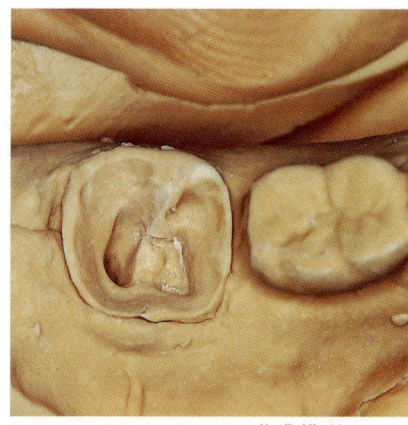

3-2-23 キャストコアの作業模型．

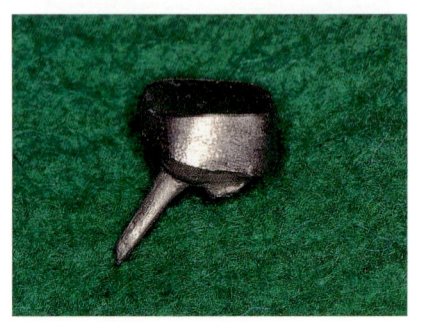

3-2-24 最初のキャストコア．

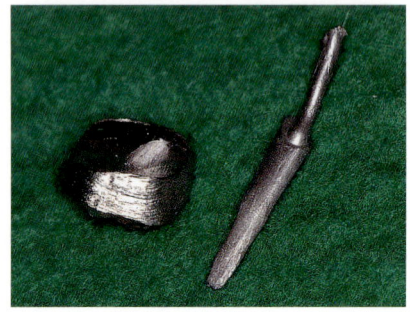

3-2-25 歯根破折を避けるため分割型に再製したキャストコア．

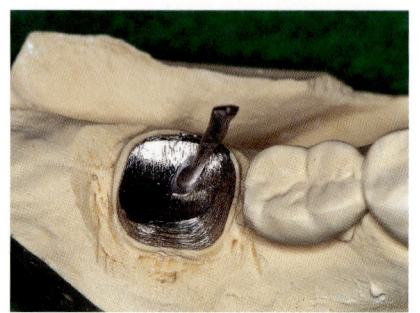

3-2-26 作業模型上のキャストコア．

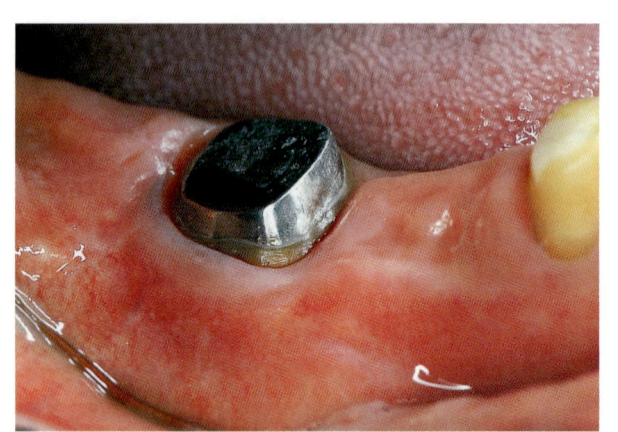

3-2-27 キャストコアの装着．

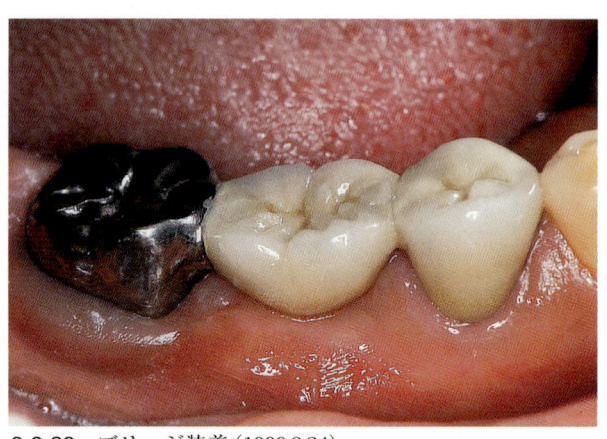

3-2-28 ブリッジ装着（1999.8.24）．

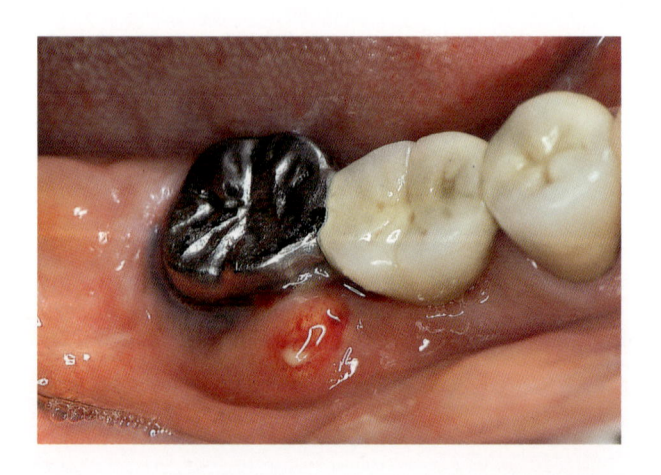

3-2-29 7｜近心が腫脹する（2001.6.15）．

歯根破折を招かない支台築造 Part2

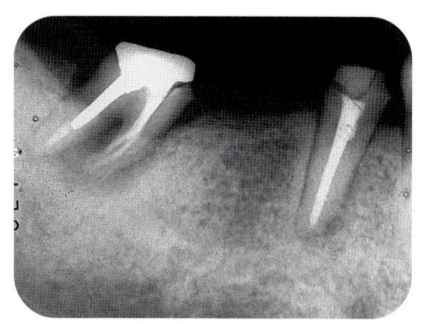

3-2-30 X線写真では破折の診断はつかなかったが，探針で破折線を確認した．

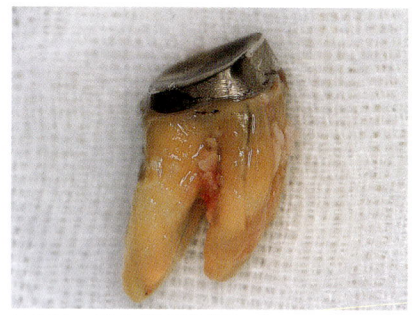

3-2-31 近心根が破折していた（2001.9.14）．

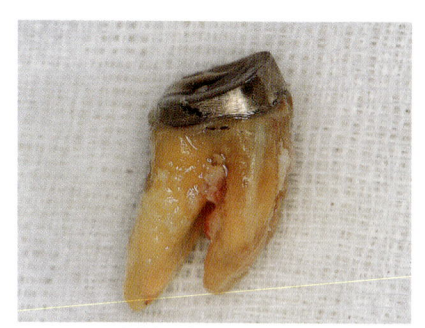

3-2-32 分割できなかったため破折線を切削後レジン充填．

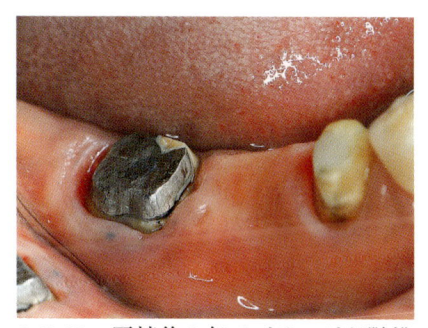

3-2-33 再植後2年でブリッジが脱離した（2003.12.1）．

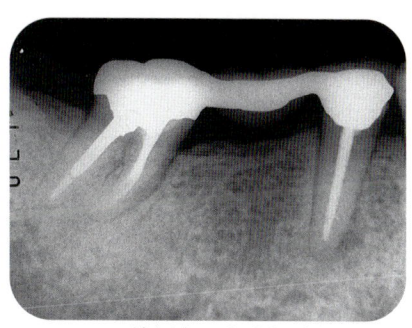

3-2-34 X線写真でも歯根破折は明らかである．

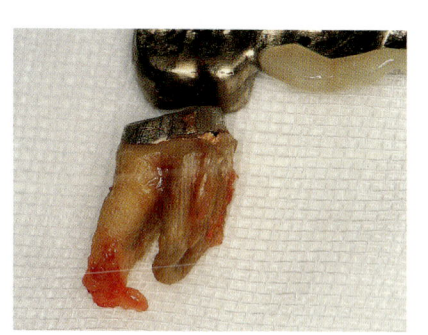

3-2-35 破折線が成長していた．

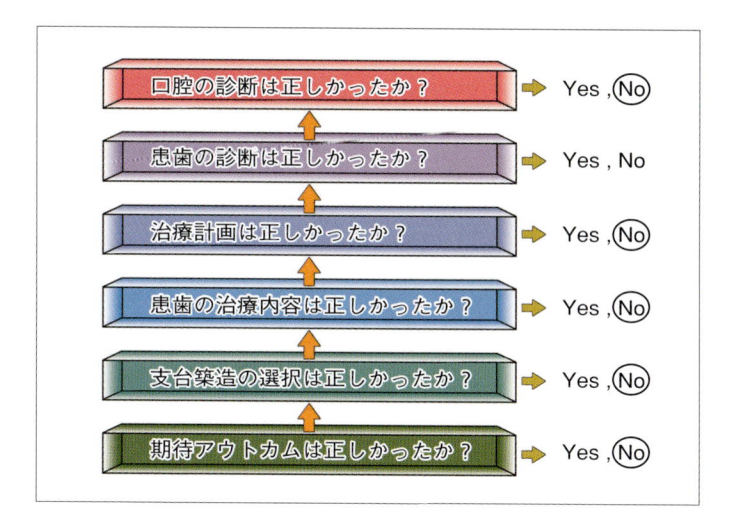

3-2-36 アウトカムと治療のプロセスの評価．

げてしまったために入院中の親戚の面倒を一人で看なければならないことなど，厳しい家庭環境にある．性格はきわめて温厚で誠実なので，かえって責任とストレスは大きいと思われる．

### 今後の治療方針

ストレス改善のため傾聴を行い，全身と咬合機能の改善を待ってから，パーシャルデンチャーを作製した．リコールによる経過観察は欠かせない．

### 考察

金属疲労には不思議な性質がある．たとえば10の力を与えれば100万回の動きに耐えられるものの，20の力では100回しか持たないというように加えられる力によって大きな差が生じるそうである．通常の咬合力では10年，20年の経過をたどる支台築造されたブリッジでも，強い咬合力では，極めて短い年数で歯根破折を発生してしまう可能性が大きくなると思われる．

### この症例から学んだこと

このような咬合異常のケースでは，象牙質と弾性率が異なるキャストコアは禁忌である．どのような配慮をしても無意味となってしまう．補綴物の再製は避けられないので，再治療と補修可能な支台築造

を選択して,支台歯の保存を最優先する必要がある.

### アウトカムの評価

12年後に第二大臼歯が抜歯となってしまった.抜髄やブリッジの再製や再植など患歯については何回も治療を繰り返した.やはりデメリットがメリットを大きく上回った結果となってしまった(3-2-36).

## 支台築造材料の限界

歯は歯胚という柔らかい段階から,歯冠や歯根を完成させつつ萌出し,萌出後も生涯を通じて歯髄の石灰化を続けていく.身体全体がそうであるように,歯の一生も柔らかいものが硬くなっていく過程であるということができる.

この一生をかけた緩やかな硬化の過程に急激な変化をもたらしていたキャストコアやポストという硬い金属製の支台築造から,レジン支台築造とファイバーポストという,象牙質に硬度が近く,しかも接着性を有する歯科材料によって支台築造を行うことができるようになってきた.これは開業医にとってはこの上ない福音である.しかし近い将来,われわれは歯根破折をもたらす力の存在の大きさを知り,力のコントロールに対する無力さを痛感するようになるかもしれない.それはこれまでのように支台築造の弱点と支台築造材料の限界によって歯根破折が発生するだけではないという事実が,これまで以上に明らかになってくる可能性があるからである.

#### 参考文献

1. J.E.Gordon(広川廣三訳): 構造の世界－なぜ物体は崩れ落ちないでいられるのか,丸善,東京,51-52,1991.
2. 畑村洋太郎:失敗学のすすめ,講談社.東京,94-95, 2000.
3. 飯島国好:サービカルの臨床的意義,日本歯科評論. 667:101-104,1998.
4. 石幡伸雄:かみ癖,この不思議な現象－顎口腔系と全身症状との関連,日本歯科医師会雑誌.51(7):4-13,1998.
5. 飯島国好:これからの支台築造－歯根破折を防ぐための臨床的対応,日本補綴歯科学会雑誌.45(6):679-689, 2001.
6. 河野正司,木戸寿明:咀嚼行動の意味,補綴臨床.32(1):70-79,1999.
7. Fuzz Z,Lustig J,Tamse A.: Prevalence of vertical root fractures in extracted endodontically treated teeth.Int Endodont J.32:283-286,1999.
8. McCoy,G.:Dental compression syndrome a new look at an old disease.Proceedings of Congress XV of the International Academy of Gnathology,Colorado,Calofornia.9:18-22,1991.

# 4 根管および歯根の診断

小澤寿子

従来の診断 ———————————————————— 84
診断を困難にしている因子と留意点 ———————— 87
新しい画像診断法 ————————————————— 91

# 4 根管および歯根の診断

鶴見大学歯学部第二歯科保存学教室

小澤寿子

## 従来の診断法

　歯根部分など深部の歯質の診断は，通常の視診や触診のみでは診断が困難である．しかし破折の正確な診断を下すことは，その後の処置方針にかかわるだけに重要である．

　根管処置歯の歯根破折は稀ではないが（図1a～c），確定診断が困難な症例も多い．有髄歯（根管未処置歯）の歯根破折は多くが外傷に起因し，垂直破折あるいは歯冠部を含む水平または斜めの破折については，口腔内の視診・触診で比較的検出しやすい．また臨床所見として破折片の動揺とともに冷水痛などから始まる歯髄症状も出現する可能性がある．

　しかし，歯槽窩内で起こる歯根深部の水平破折の診断はやはり容易とはいえない．また，ブラキシズムやクレンチングなどの習癖，早期接触や著しい咬耗が認められる症例では，外傷性咬合から誘発される破折の可能性を考慮して診査する必要がある．

　歯根が破折していても，その進行程度により状態が異なり，臨床所見やX線写真所見にも変化が生ずる（表1）．

　歯根破折の診断には，次のような所見に注意する．

### [自覚症状]

　咬合痛，接触痛が発現することがある．また，軟化象牙質がない症例で根管ポストごと不適合ではない補綴物が脱落した場合は，歯根破折を疑い診断する必要がある．また，歯根破折が起こってから長期間経過して，う蝕が進行し不適合となった補綴物が脱落することもある．

### [触診，打診]

　違和感，接触痛，打診痛の出現．

### [動揺度検査]

　破折片の動揺．

### [歯周組織検査]

　破折線に沿って歯周組織の破壊が進み，破折線周囲に限局して歯周ポケットが深く存在する場合がある．また，瘻孔や膿瘍を併発することがある（図2～4）．

### [歯冠部および根管上部の視診]

　亀裂，破折の肉眼的確認，破折部分の偏位．

### [根管内の電気抵抗値]

　電気的根管長測定器の使用時，破折部分の分離が大きい場合には根管の入り口付近で測定値が根尖部と同じ値を示すことがある．この場合，穿孔との鑑別が必要である．

## ［歯根破折歯］

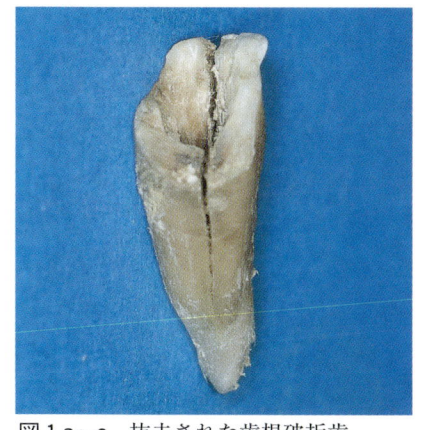

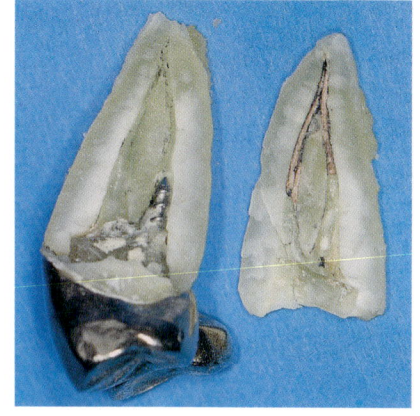

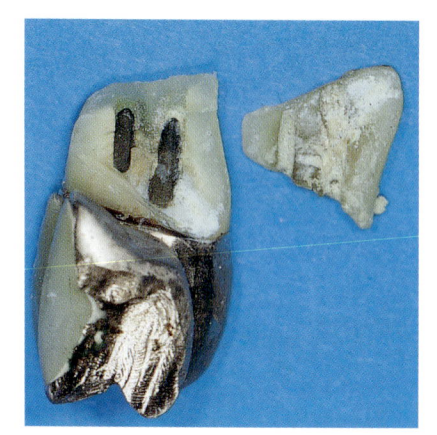

図1a～c　抜去された歯根破折歯.

表1　歯根破折の進行と臨床所見，X線写真の変化

| | 歯根破折 | 臨床所見 | X線写真所見 |
|---|---|---|---|
| Stage 1 | 破折線の形成 | 咬合痛，接触痛 | |
| Stage 2 | 破折線の離開 | 咬合痛，接触痛，破折片の動揺 | 破折線の透過像としての所見は破折線の方向，離開度に左右される |
| Stage 3 | 付着の喪失 | 歯周ポケット形成 | 歯根膜腔拡大，白線の消失 |
| Stage 4 | 歯槽骨吸収 | 瘻孔，膿瘍形成 | 垂直性骨吸収「halo」「カサ状」「後光状」 |

## ［破折に伴う歯周組織の変化］

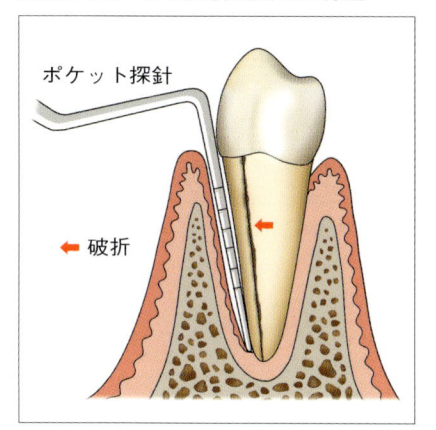

図2　歯根破折に起因する歯周ポケット形成.

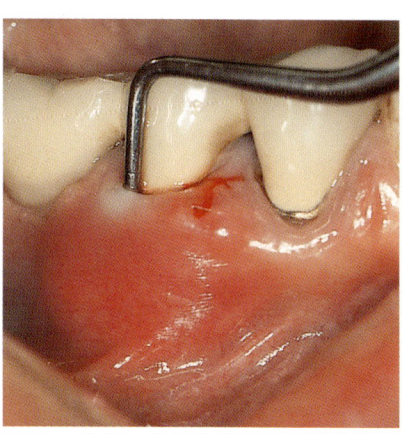

図3　垂直性歯根破折周囲に形成された歯周ポケットと膿瘍.

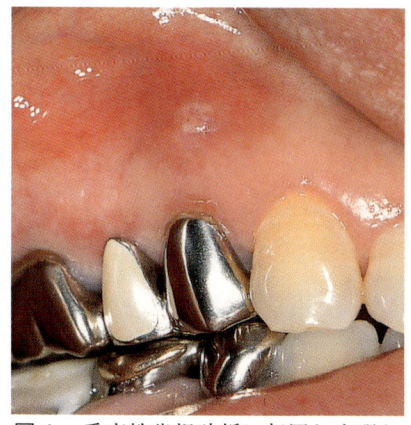

図4　垂直性歯根破折に起因し出現した瘻孔.

## ［口内法X線写真検査］

　破折部の歯質の離開が存在して分離幅が大きく，しかもX線投影方向が破折線を透過するように撮影されていれば，水平，斜め方向，頬舌方向の破折は検出できる可能性がある（図5，6）．また，根管充填材と根管壁の間に透過像として認められることもある（図7）．

　X線写真上の変化は，破折線形成後，破折線周囲の歯周組織の炎症を併発し，歯周組織破壊の進行に伴って歯根膜腔の拡大や白線の消失となって現れる．さらに歯槽骨の破壊吸収が高度になるにしたがって，骨吸収像として透過像が出現する．

　垂直歯根破折歯の周囲に観察されるX線像に「halo」，「カサ状」，「後光状」と呼ばれる透過像がある[1,2]（図8）．語源は，太陽や月のまわりに見られる光輪であるが，歯根周囲を取り囲むように透過像が出現している状態を示す．また，歯頸部より破折線周囲に沿って垂直性骨欠損の像を呈することもある（図9a～f）．

## MI時代の失活歯修復／歯根を破折させないために

[水平性歯根破折]

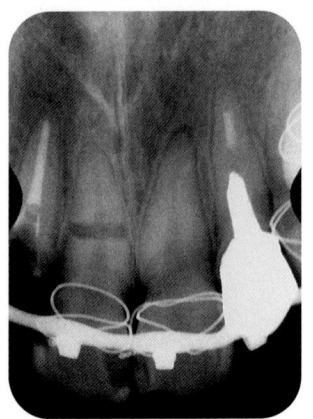

図5 破折の分離幅が大きく，X線投影方向が破折線を透過しているので検出できる．

[垂直性歯根破折]

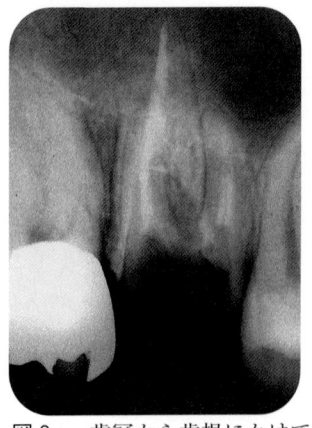

図6a 歯冠から歯根にかけて垂直性破折が認められる．

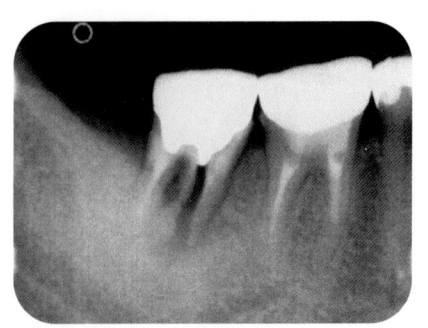

図6b 破折の分離が大きいため，診断は容易である．

[さまざまな垂直性歯根破折像]

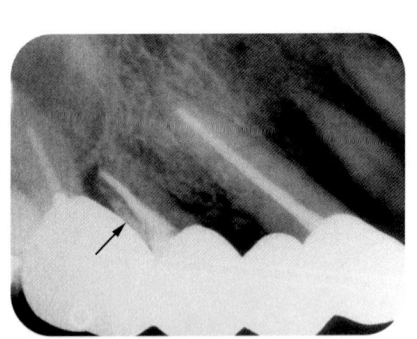

図7 根管充塡材と根管壁の間の透過像として検出できた垂直性歯根破折．

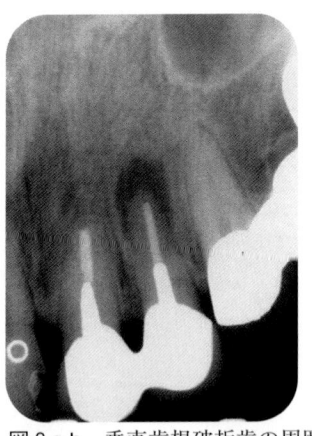

図8a,b 垂直歯根破折歯の周囲に観察される「halo」「カサ状」「後光状」と呼ばれる透過像．

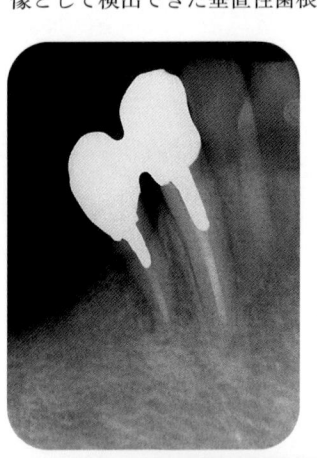

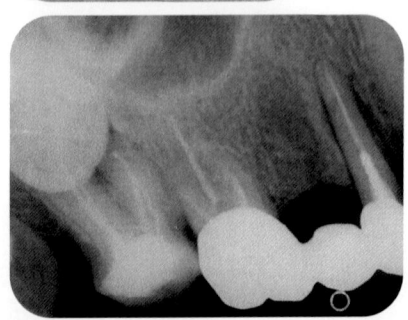

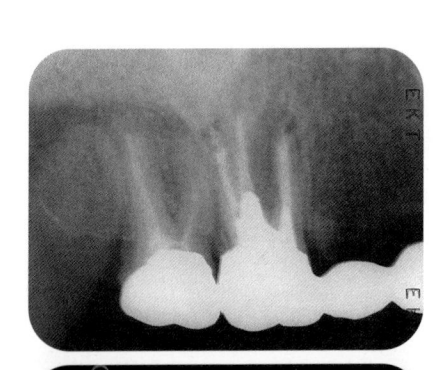

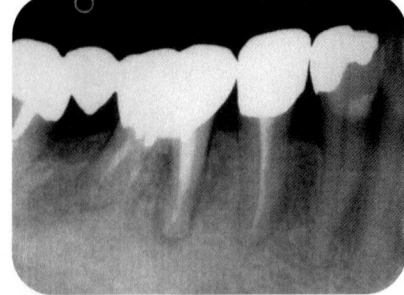

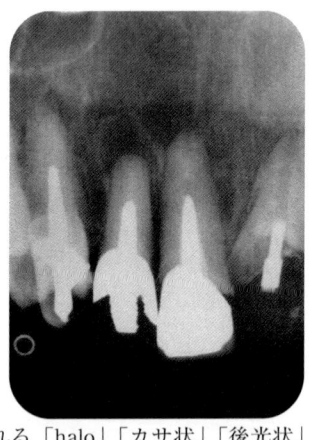

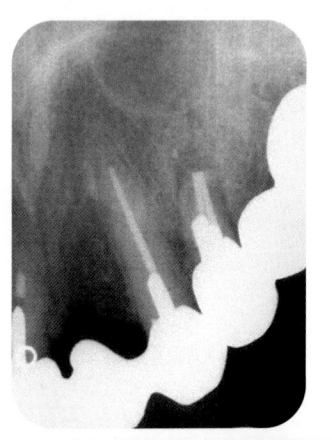

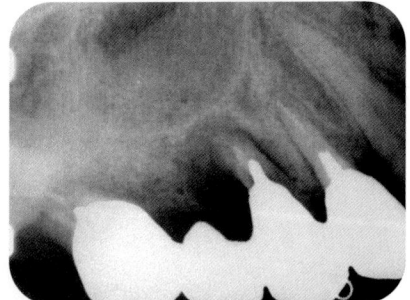

図9a〜f 歯頸部より破折線周囲に沿って出現した垂直性骨欠損のX線透過像．

根管および歯根の診断

表2　破折歯のX線診断の問題点

　　　破折歯の位置，方向
　　　破折線の幅（分離幅）
　　　解剖学的構造との重なり
　　　補綴物や根管充填材との重なり

▶図10　頬舌方向に走る破折線は検出できる（右）が，近遠心方向に走る破折線は検出できない（中央）．

[破折線のX線診断（破折歯モデル）]

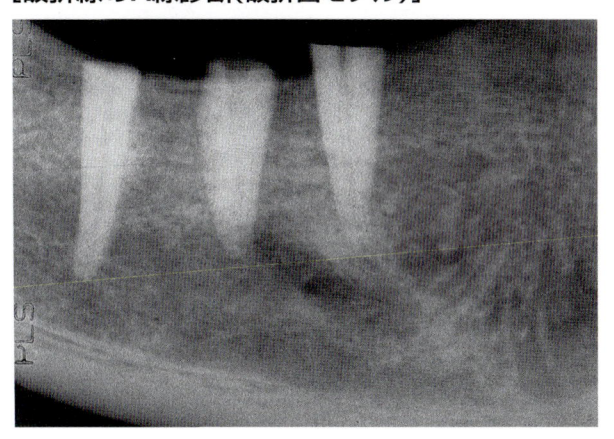

## 診断を困難にしている因子と留意点

　前述の視診，触診，打診，歯周ポケット検査，動揺度検査，口内法X線写真検査などの一般的検査法を考慮しても歯根破折の確定診断は容易でない．そこで，診断が困難となる理由および診断時の留意点について説明したい（表2）．

### 口内法X線写真検査

[破折のX線診断は，破折線の位置と方向，破折線の幅に大きく影響を受ける]

　歯根の破折線を検出するためには，X線照射の主線が破折部をダイレクトに透過する投影方向で撮影しなければならない．そのためには，少なくとも3方向（45°，90°，100°[3]あるいは垂直的角度を15°ずつ増減[4]）から撮影する必要がある．X線照射方向と破折面方向の角度差の増加に伴い，破折線像は不鮮明な透過像になり，やがて読影不可能になる．

　このように水平，斜め方向，頬舌方向の破折は，垂直的あるいは水平的投影方向の角度を変えることにより検出できる可能性はある．しかし，近遠心的方向の破折線は二次元的X線写真では検出不可能である（図10）．

　また，破折部の歯質の離開がなければ，投影方向にかかわらず破折線は透過像として現れない．検出可能な離開度（分離幅）は，X線写真の解像度によっても異なる．後藤らは[5,6]破折歯根の垂直性破折，水平性破折ともに，分離幅0.05mmでの破折線50%認識率が得られるX線主線方向と破折面方向の角度差は6°～17°の狭い範囲であり，臨床的には破折分離幅は0.05mmより狭いものが多いのでさらに認識率が低くなると報告している．

[破折線像は根管充填材や根管内ポストの不透過像や解剖学的構造と重なると検出されない]

　図11aのX線写真は，図11bのように歯根の口蓋側が垂直性破折を起こしていた上顎左側第二小臼歯である．頬舌的な破折でX線の投影方向と一致するため検出しやすい破折線の走行であるが，根管充填材と金属ポストの不透過像との重なりで検出できなかった．図11cのX線写真は，根管内ポストと根管充填材の除去後，偏心投影したX線写真である．破折部の離開幅が小さいうえに根管ポスト形成部の透過像と重なっていたが，破折線と投影方向が偶然一致していたため検出できた．

　また図12aは，後述する歯科用CT像および歯肉剥離後に垂直性歯根破折が確認されたため抜歯となった図12bのX線写真である．根管充填材と根管内ポスト（仮封冠）の不透過像との重なりによって二次元のX線写真上では破折線が検出できなかった．

　また，解剖学的構造物や骨隆起との重なりにより破折線の透過性は低下し，骨梁と重なった像は破折線と誤って読影することがある．また，歯根形態や

## [口蓋側に垂直性歯根破折のある 5 ]

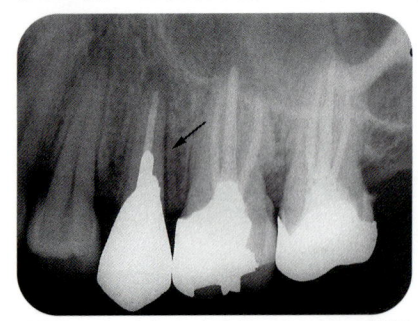

図11a 頰舌的な破折線であるが，根管充塡材と金属ポストの不透過像と重なり，破折線は検出できない．

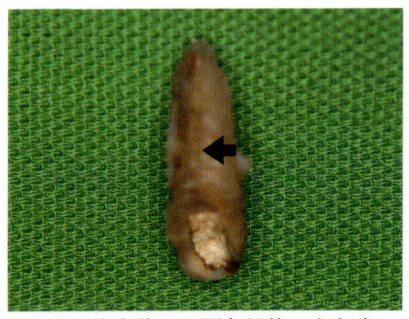

図11b 抜去後の上顎左側第二小臼歯．口蓋側に垂直性歯根破折が認められる．

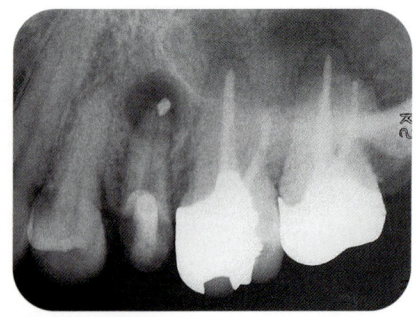

図11c 根管内ポストと根管充塡材を除去後のX線写真（偏心投影）．破折部の分離幅は小さく根管ポスト形成部の透過像と重なっていたが，破折線とX線投影方向が一致しているため破折線を検出できる．

## [破折線が検出できなかった 3 ]

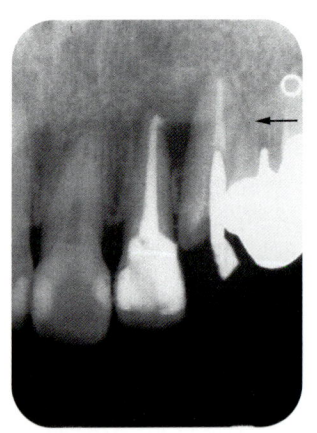

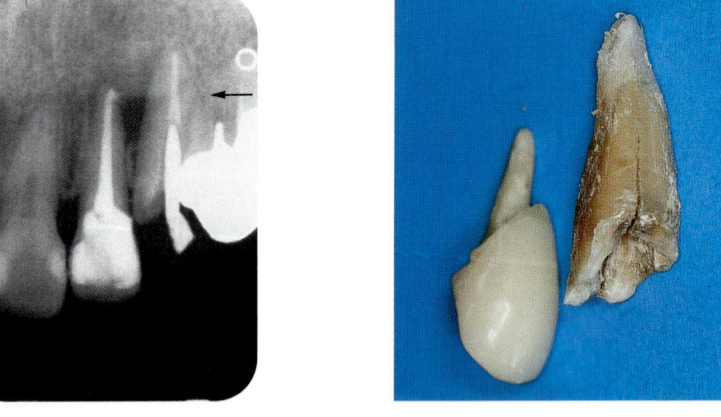

図12a 根管充塡材，根管内ポスト（仮封冠）の不透過像と重なり，破折線は検出できない．

図12b 垂直性歯根破折のため抜歯された上顎左側犬歯．

周囲歯槽骨の密度と厚さの影響を受ける．

### [歯根破折を伴わない辺縁性歯周炎（慢性歯周炎），根尖性歯周炎との鑑別が困難である]

「halo」，「カサ状」，「後光状」と呼ばれる垂直歯根破折歯の周囲に観察されるX線透過像は，根尖性歯周炎の透過像と比較すると，根尖周囲から歯冠方向に広がっているのが特徴である．しかしX線投影方向や歯根との重なりにより明確に鑑別できないことがある．また，歯根破折を伴わない根尖性歯周炎であっても，歯冠方向に広がる透過像をもつ症例もある．この場合には感染根管治療で治癒に向かう（図13a,b）．

辺縁性歯周炎（慢性歯周炎）の症例では，破折線周囲に沿って出現する垂直性骨欠損像と外傷性咬合や食片圧入などによる垂直性骨吸収がともに疑われる

ため，歯根破折の確定診断がしにくい（図14a,b）．そのため破折を伴わない垂直性骨欠損との鑑別には他の臨床所見を考慮しなければならない（図15）．

## 歯根と根管内の視診

再根管治療時やポストの脱落時には，歯根の形成断面や根管内の側壁を視診にて観察し，破折線を発見することができるが，通常の治療用ユニットのライトでは根管内部まで照明できない．したがって，ファイバーオプチック装置や透過光線用ライト，ライト付きミラーの使用など適切な光源を確保する必要がある．

また，微小な破折線は拡大視野下で観察しなければ検出できないが，う蝕検知液や生体染色剤のメチレンブルー染色剤（図16a）などを塗布し，水洗ある

4　根管および歯根の診断

[歯根破折を伴わない根尖性歯周炎および辺縁性歯周炎（慢性歯周炎）との鑑別]

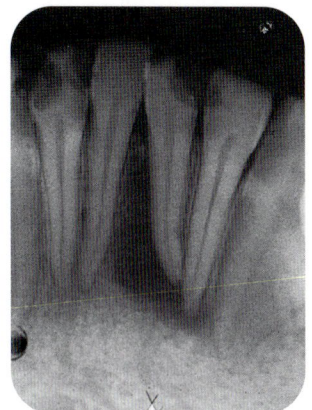

図13a　根尖周囲から歯冠方向に広がるX線透過像．
図13b　感染根管治療で治癒した．

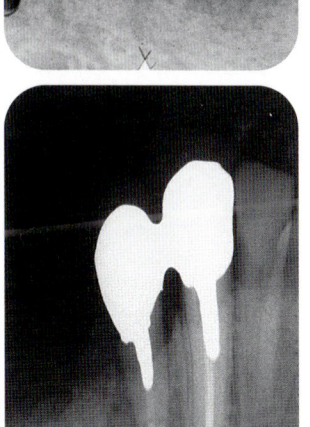

図14a,b　破折線周囲に沿って認められた垂直性骨欠損像であるが，辺縁性歯周炎（慢性歯周炎）の垂直性骨欠損像と鑑別が困難であった症例．

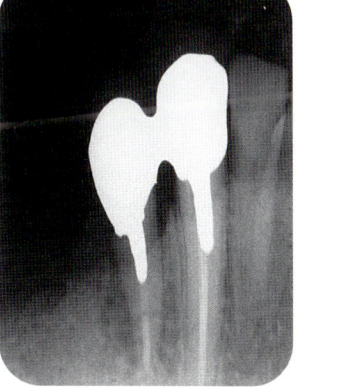

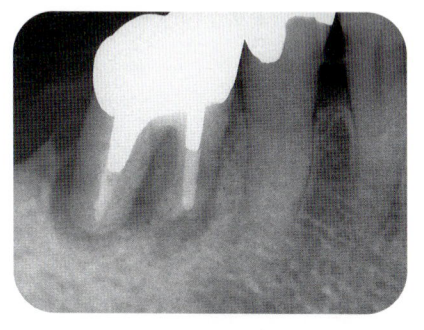

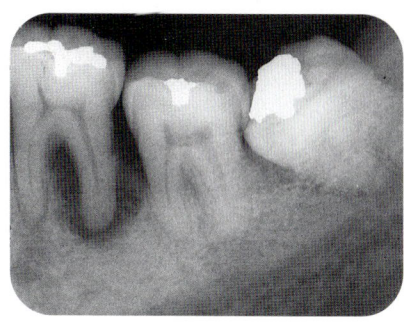

図15　破折を伴わない垂直性骨欠損．他の臨床所見を考慮の上で鑑別する必要がある．

[破折線の染色]

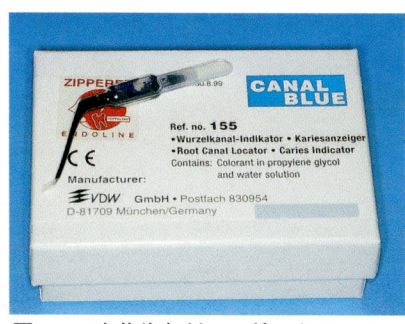

図16a　生体染色剤の一種であるメチレンブルー染色剤（CANAL BLUE：ZIPPERER製）．

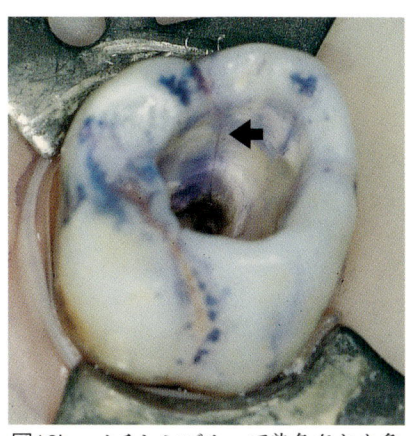

図16b　メチレンブルーで染色された亀裂．

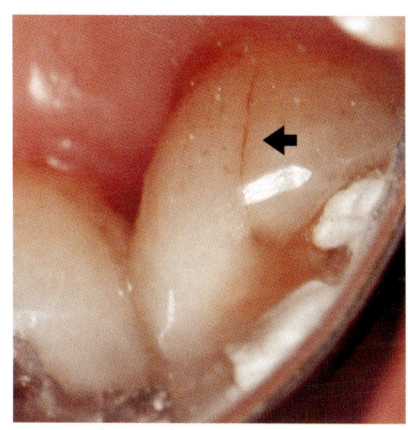

図17　希ヨードチンキで染色された亀裂．

根管および歯根の診断

[歯根破折との鑑別／限局した歯周ポケット]

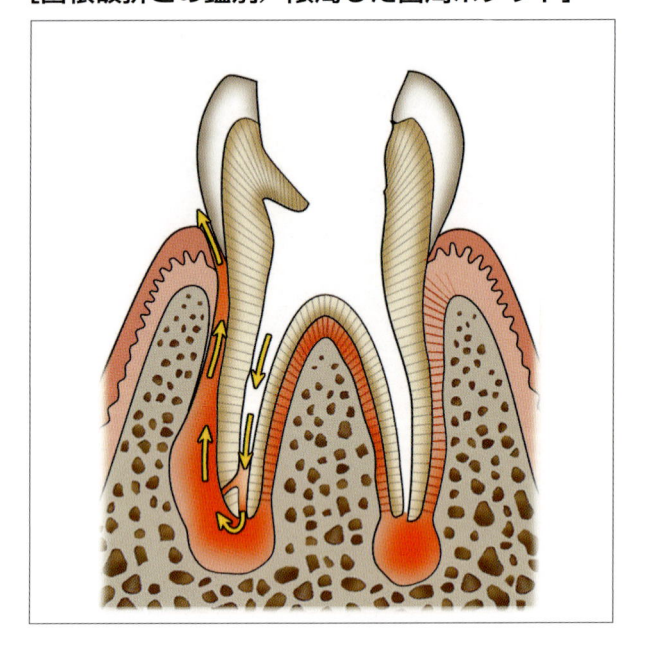

図18　根管内を初発原因とした歯内-歯周病変．
　　　根尖性歯周炎の歯根膜腔を通して形成された瘻孔との鑑別が困難である．

いは消毒用エタノールで余剰な染色剤を除去すると，染色剤が亀裂や破折部分に残って検出しやすくなる（図16b）．希ヨードチンキの塗布（図17）でも同様の効果を得ることができる．

## 限局した歯周ポケットの存在

　限局した歯周ポケットの存在は垂直性歯根破折を疑う重要な所見である．根管内を初発原因とした歯内-歯周病変（図18）を考慮し，根尖性歯周炎の歯根膜腔を通して形成された瘻孔との鑑別診断を行う必要がある．

　実際に歯根破折が見落とされた症例においても，根管治療すると疼痛は消退し，歯周組織の炎症が軽減することにより歯周ポケットの測定値が減少することがある．またポケット探針の太さや挿入時の疼痛により正確に歯周ポケット深さの測定ができないことがある．このような状況では，歯周ポケットへの直接的な歯周治療は回避され，歯肉剥離によって破折線が確認されることはないまま，さらに破折の確定診断から遠ざかる．したがって，通常のポケットプローブの挿入による検査のみではなく，より細い器具やガッタパーチャポイントを挿入すること，除痛のために局所麻酔下で歯周ポケット検査をすることも必要である．

　また，垂直性破折線を中心として歯周ポケット形成されているとは限らない．破折線の存在部分から片方に付着の喪失が広がり，結果として歯周ポケット内の片側に破折線が位置していることもある．

## 瘻孔，膿瘍の存在，位置

　歯根破折線の周囲に膿瘍が形成されることもあるが，周囲の歯槽骨や歯肉の状態によっては，歯根破折は口蓋側に存在しても頬側に膿瘍形成して診断の混乱を招くことがある（図19a,b）．また，垂直性歯根破折が原因で出現した瘻孔も，前述のように歯周ポケットが正確に測定できず，瘻孔との交通が確認されずに根尖性歯周炎と診断してしまうことがある（図20,21）．

　上記のように，従来の検査法のみでは根管や歯根の診断は困難な症例が稀ではなく，外科的処置時にはじめて原因が究明されることが多い．そこで診断のために歯肉剥離することさえ行われてきているのが実情である．しかし，歯科治療への顕微鏡の導入や歯周組織内の内視鏡観察，また歯科用CTによる三次元的画像診断などにより破折診断の可能性は広がっている．

[歯根破折との鑑別／瘻孔・膿瘍]

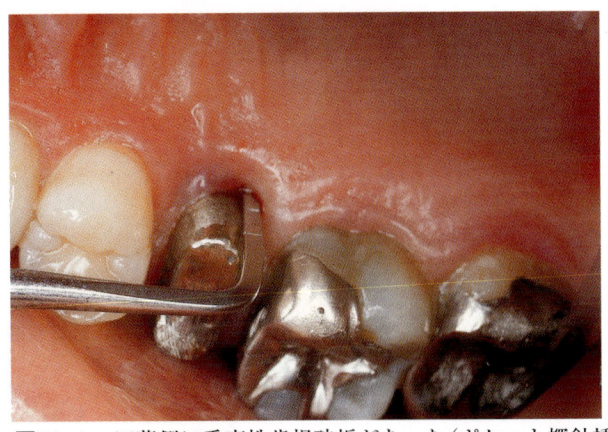

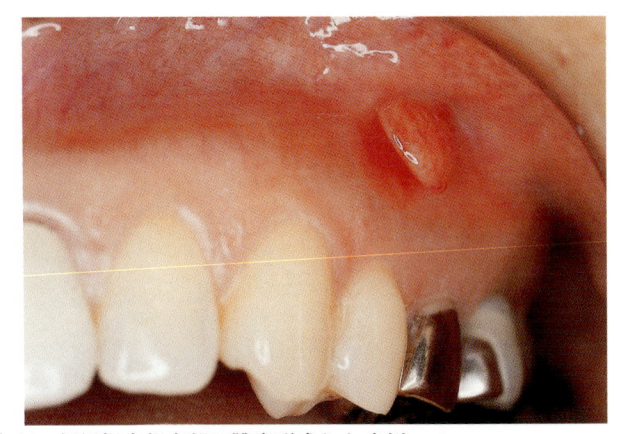

図19a,b　口蓋側に垂直性歯根破折があった（ポケット探針挿入部）が，頰側根尖相当部に膿瘍形成した症例．

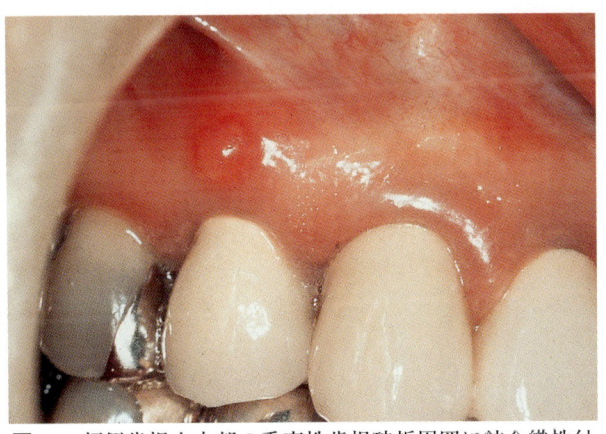

図20　頰側歯根中央部の垂直性歯根破折周囲に結合織性付着の喪失が起こり，瘻孔ができていたが，プロービングデプス2mmと測定された症例．

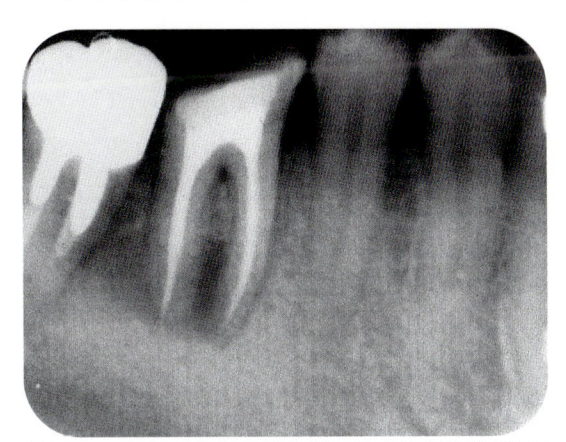

図21　下顎第二大臼歯近心側に垂直性歯根破折があったが，ポケット探針のスムースな挿入が困難な部位，方向であったため，深い歯周ポケットが正確に測定できず，瘻孔（外歯瘻）の原因は第一大臼歯の根尖性歯周炎と診断されていた症例．

次項で，これらの近年使用されている有効な画像診断法について説明する．

## 新しい画像診断法

### 歯科用マイクロスコープによる観察

歯科においてマイクロスコープ[7,8]（図22a,b）は，1980年頃より使用されはじめていたが，1990年代に入り米国における歯内療法分野で急速に普及し，2002年には歯内療法専門医の半数以上が使用していると報告されている．日本でも歯内治療を中心にマイクロスコープの有効性が多く報告されている．

顕微鏡には光源が組み込まれているので，光軸と視軸が一致して，明るい拡大視野を得ることができる．観察部位によって使い分ける必要があるが，約20倍の拡大率で，直視あるいはミラービュー可能な部位を鮮明に観察可能である（図23a,b）．

しかし，大型機器のため術者の動きが制限されることがある．また，直視やミラービューで観察できない隠れた部分である歯周組織で覆われた部位は観察できない．また，細くテーパーの小さい根管においては側壁部分の観察には注意を要する．このような場合には，後述するファイバースコープと適宜使い分けることが必要である．

### 内視鏡による観察

内視鏡は医科で1960年代より関節鏡や腹腔鏡などを中心に診断用として，また外科用内視鏡として技

[マイクロスコープ]

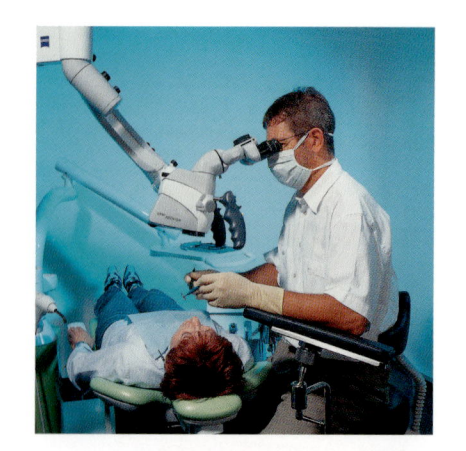

図22a,b　歯科用マイクロスコープ（OPMI®PROergo:Carl Zeiss Co., 白水貿易株．写真提供）．

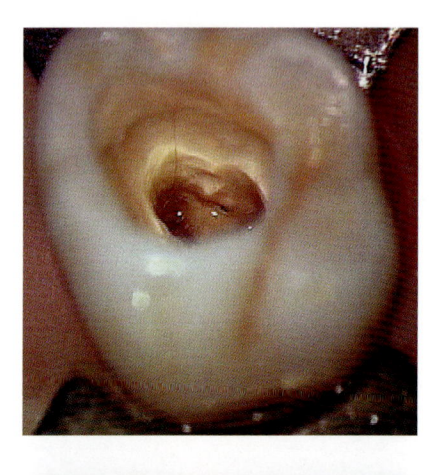

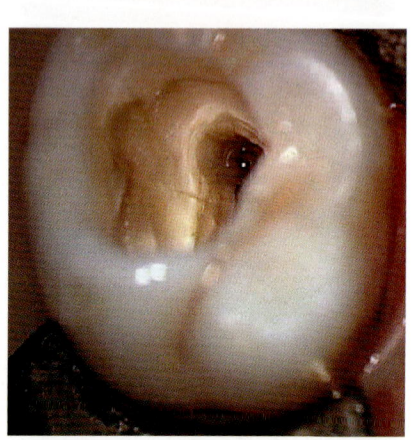

図23a,b　破折歯のマイクロスコープ観察像．

[硬性鏡]

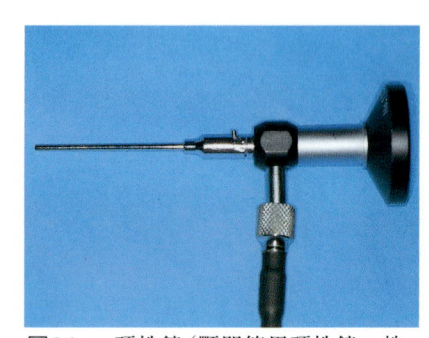

図24a　硬性鏡（顎関節用硬性鏡，株．新興光器）．

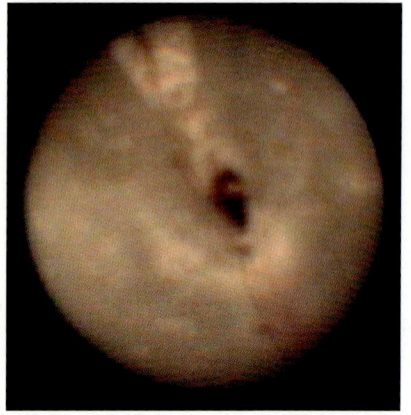

図24b,c　根管内破折線が確認できる．

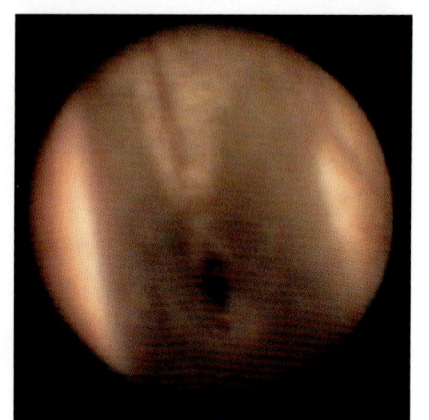

術の改良が続けられ標準的な方法として取り入れられている．歯科においての普及は十分といえないが新技術を含めて検討が続けられている．

内視鏡は1本の筒状レンズのなかを繰り返し反射して得られる画像の硬性鏡と，細いファイバーが反射伝達し集束した画像を見ることができるファイバースコープとに大別される．いずれも光源装置を接続して観察部位に直接照明を供給できるので，明るい拡大視野を得ることができる．

[硬性鏡]

硬性鏡は，先端のレンズ部分（通常長さ数cm以上）を曲げることはできないため，口腔内では挿入部位が限定されるが，マイクロスコープと同様に画像は鮮明である（図24a〜c）．根尖切除術などの際に根尖や露出歯根表面の精査に使用されている[9,10]が，わが国では現在一般歯科用（口腔内用）としての硬性鏡は市販されていない．

## [ファイバースコープ]

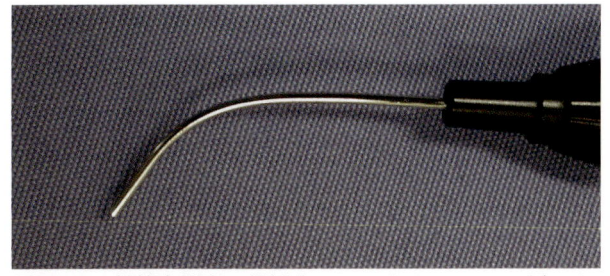

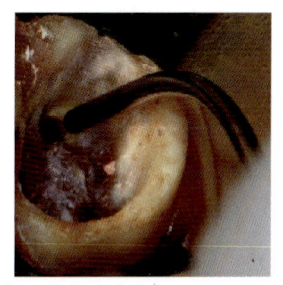

図25a,b　根管内観察に使用中のファイバースコープ（ソリッドスコープFT-711：株.デニックスインターナショナル）.

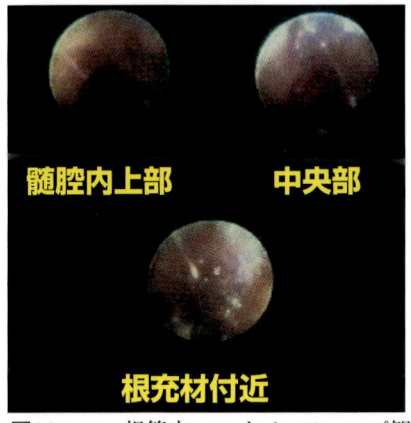

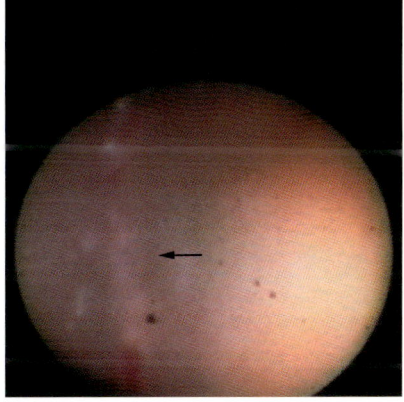

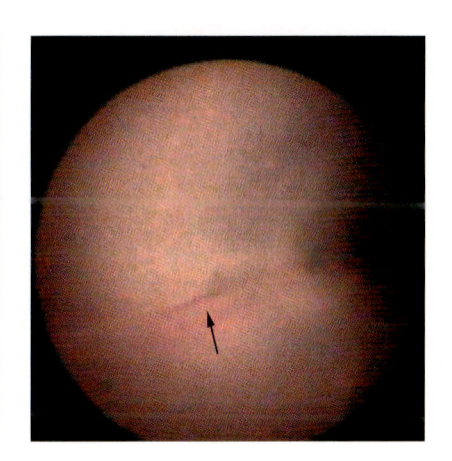

図26a～c　根管内ファイバースコープ観察像.

### [根管内観察用ファイバースコープ]

歯科用ファイバースコープ（図25a,b）は，1980年頃より，根管内の観察に使用されるようになってきた[11-13]．ファイバースコープは，グラスファイバー（直径約20μm）1本1本の画像が集束して1つの画像を構成するため，マイクロスコープや硬性鏡より画像の鮮鋭度は劣る．この画像用イメージファイバー（画素数pixel）が多いほど画像の鮮鋭度は向上する．消化管に使用されているような太いファイバースコープでは，画素数10万以上のため鮮明な画像が得られる．

歯科用ファイバースコープの先端外径は1mm以下であるため画素数は3,000～12,000と限界がある．しかし，細径のため根管内部に先端部分を挿入して拡大視野を得ることができる．したがって根管壁の観察が可能であり，歯根破折線の走向を確認できる（図26a～c）．

歯根破折線のほかに，根管形態（分岐，閉塞），根管壁穿孔，根管内異物（器具破折片，根管充填材，根管貼薬剤），根管形成状態（根管壁の状態，ステップ）などの観察も可能である．

マイクロスコープとファイバースコープは，それぞれの特徴を理解した上で使い分ける必要がある．ファイバースコープをはじめとする内視鏡は，直視できる部分やミラービューで見える部分を拡大するマイクロスコープと異なり，その目的は非開放状態における対象物周囲の観察にある．直視できない組織や空洞の深部まで，対物レンズ部分を挿入して内部を観察することができる．マイクロスコープは拡大することによって観察を容易にし，ファイバースコープは近づき拡大することによって観察を容易にする．この点を十分に理解して使い分けることができれば，より確実な診断が可能になる．

図27は根管模型の根管側壁上の正円形と正方形のマークをマイクロスコープとファイバースコープ（先端直径0.5mm）で観察して得られた画像である．ファイバースコープ先端が観察部位近くまで挿入可能なサイズであれば，根管内の位置にかかわらずほぼ同一の形態に観察できる．ただし，ファイバースコープ先端のレンズが観察部に近ければ大きく，遠くなれば小さい像になるため，少しゆがんだ形態として観察される．

## [マイクロスコープとファイバースコープによる観察画像とスコアリング]

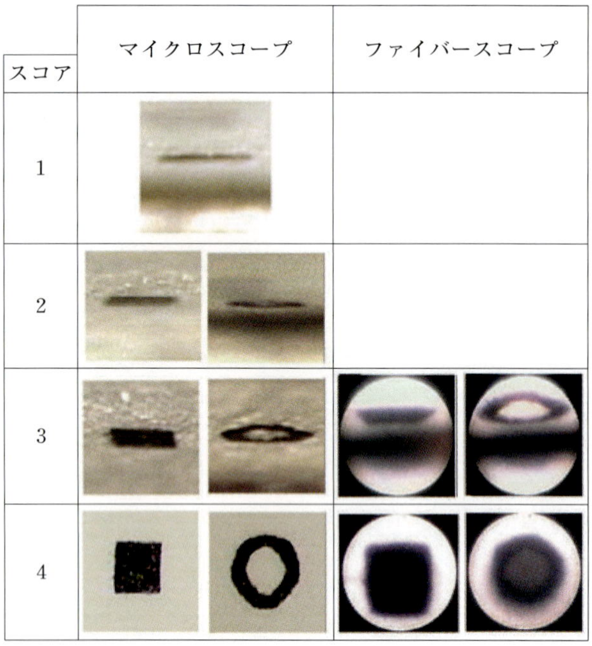

スコアリングの評価基準

| スコア | 評価基準 | 観察形態 |
|---|---|---|
| 0 | 何も見えない． | |
| 1 | 形態が判別できない． | ― |
| 2 | 形態が極度に変形して見える． | |
| 3 | 形態がわずかに変形して見える． | |
| 4 | 形態がほぼ正確な形に見える． | |

◀図27a　　　　　図27b▲

図27a,b　根管模型の根管側壁上の正円形と正方形のマークをマイクロスコープとファイバースコープ(先端直径0.5mm)で観察して得られた画像．

マイクロスコープでは、ストレートでテーパーが大きく太い根管であれば，鮮明な画像が観察でき非常に有用である．テーパーが小さく細い根管の根管側壁の観察には，ファイバースコープを挿入すると根管のテーパーやサイズに影響されずに観察が可能となる

表3　根管のサイズ／テーパー別の正確度(％)

| (サイズ　テーパー) | #50-02 | #50-04 | #50-06 | #70-02 | #70-04 | #70-06 |
|---|---|---|---|---|---|---|
| マイクロスコープ | 73.3 | 94.4 | 100 | 95.6 | 96.1 | 100 |
| ファイバースコープ | 100 | 100 | 100 | 100 | 100 | 100 |

(n=20)

　一方，マイクロスコープでは，観察部に垂直に近い方向から観察可能であれば実際の形態に近く観察できるが，角度がつくにしたがって形態がゆがみ，極端になると識別不可能になる．

　つまりマイクロスコープでは，ストレートな根管でテーパーが大きく太い根管であれば，直線的に観察視野が得られるため非常に有用である．逆にテーパーが小さく細い根管の根管側壁の観察は困難なことがあり，このような場合には根管内部まで内視鏡を挿入すると，根管のテーパーやサイズに影響されずに根管側壁の観察が可能となる(表3)．

## [歯周組織内観察可能なファイバースコープ]

　1995年以降，筆者らは水流用チャンネルまたは器具挿入用の多目的チャンネルを内蔵したファイバースコープを開発し，臨床応用してきている[14,15](図28a,b)．水流洗浄しながら観察できるので，出血や排膿のある根管内をはじめ歯周ポケット内や瘻孔内の観察が可能であり，診断困難であった症例の原因究明に有効である(図29,30)．

　ビデオ録画画像から作製した静止画像であるため，写真では観察所見がわかりにくいが，実際にはファイバースコープを動かしながら観察を進めるので，位置的な把握や画像の理解がしやすい．また水流によって軟組織は動くため，組織の識別も容易にできる．生体染色剤の併用も組織の識別に有効となる．一連の画像は，モニター上で複数のスタッフが観察可能であり，また記録できるのでインフォームドコンセントの一助ともなる．

　とくに，マイクロスコープによる根管内観察と併用して，歯根破折や偶発的穿孔部の観察を行うことにより，正確な診断を行いやすくなった．いままで適切な治療が施されずに難症例として外科処置が選択され，その際に歯根表面の状態を観察して原因が明らかになる症例に対し，外科処置以前に病変の特定をすることができるようになった．

## 4 根管および歯根の診断

[歯周組織内観察可能なファイバースコープ]

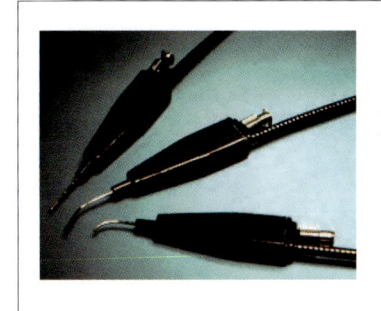

3種類の先端形態
直および曲タイプ:歯周ポケット,根管,瘻孔用
曲Sタイプ:根分岐部.

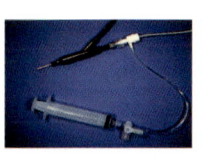

瘻孔用,洗浄用シリンジ装着写真

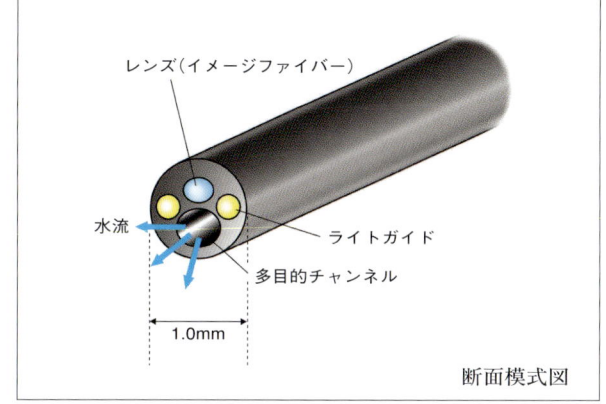

レンズ(イメージファイバー)
水流
ライトガイド
多目的チャンネル
1.0mm
断面模式図

図28a,b 多目的チャンネルを内蔵したファイバースコープ(ソリッドスコープFT-711:株.デニックスインターナショナル)

[歯周ポケット内より垂直性破折線の確認]

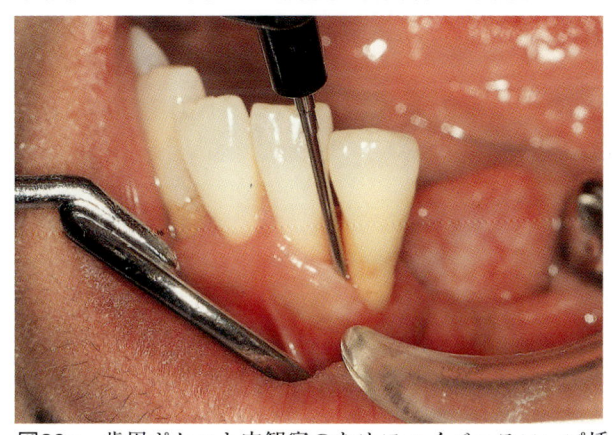

図29a 歯周ポケット内観察のためファイバースコープ挿入.

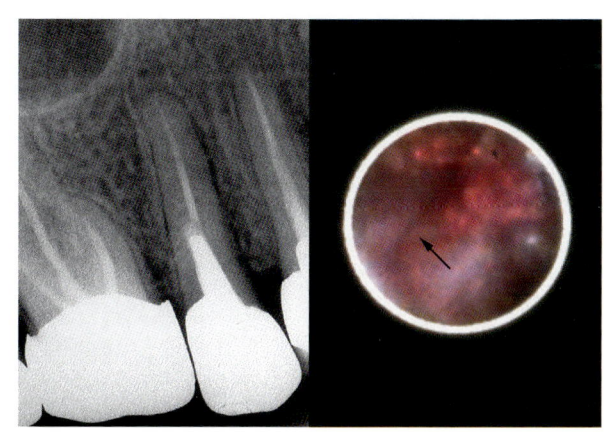

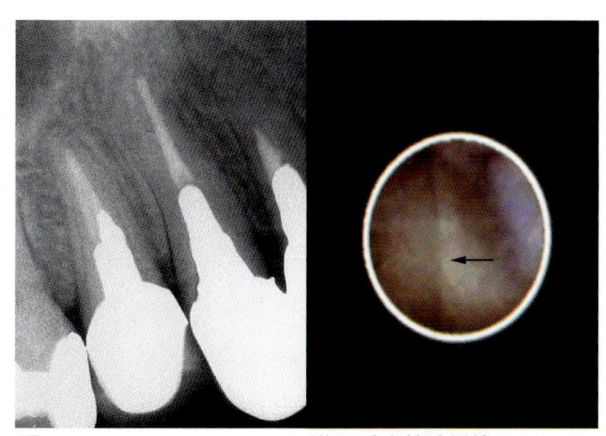

図29b ファイバースコープ画像:垂直性破折線.
写真はビデオ録画画像から作製した静止画像であるため,不鮮明となってしまっている.動画では所見が理解しやすい.

[瘻孔内より垂直性破折線の確認]

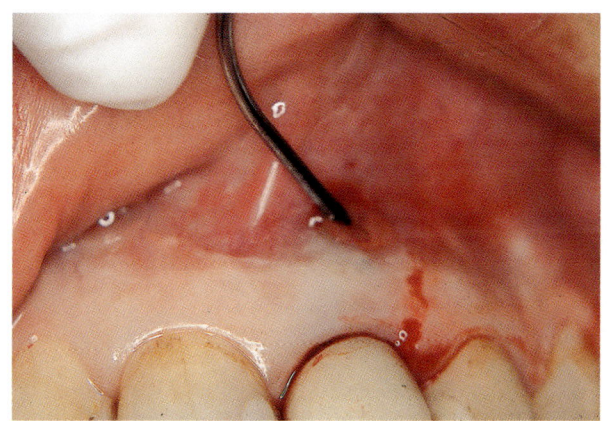

図30a 瘻孔内観察のためにファイバースコープ挿入.

図30b ファイバースコープ画像:垂直性破折線.

## [歯科用テレスコープ]

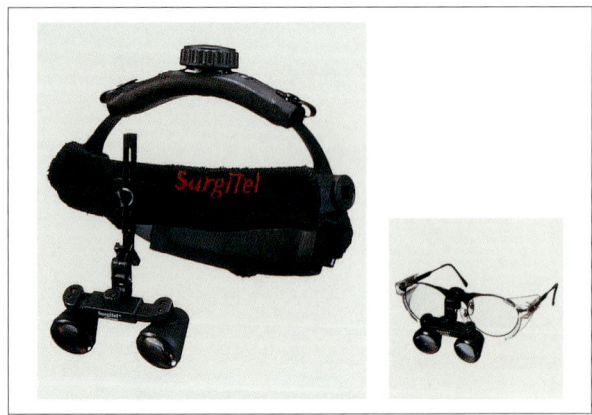

図31　歯科用テレスコープ（拡大鏡）（SurgiTel® Systems, General Scientific Co., フレームマウントタイプとヘッドマウントタイプ/株.オーラルケア写真提供).

表4　歯根端切除面の亀裂に関しての拡大率による比較検討.

|  | Unaided/ Conected | ルーペ Loupes ×3.3 | マイクロスコープ Microscope ×10 | オーラスコープ Orascope ×35 |
|---|---|---|---|---|
| Sensitivity 感度 | 19 | 33 | 35 | 53 |
| Specificity 特異度 | 61 | 60 | 73 | 63 |
| Accuracy 正確度 | 39 | 45 | 53 | 58 |

感　度＝亀裂があると正しく診断した割合　　　　　　　（%）
特異度＝亀裂がないと正しく診断した割合
正確度＝亀裂の有無を正しく診断した割合

## [歯科用CT]

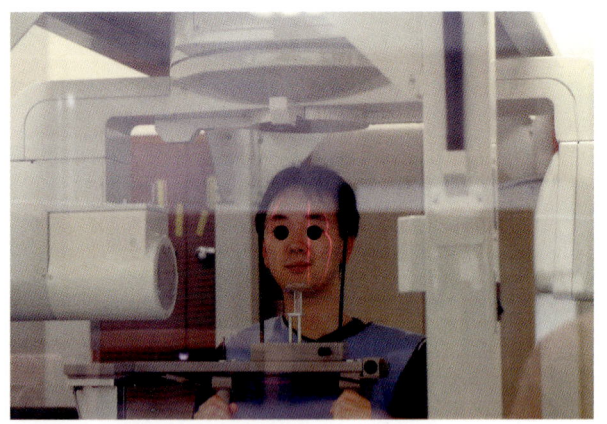

図32a,b　歯科用CT使用中の写真．撮影風景．

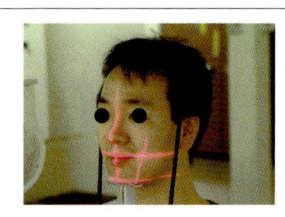

レーザー照射による撮影範囲の決定

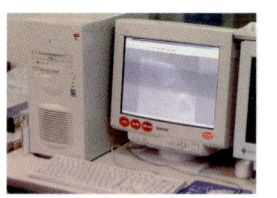

撮影画像処理を行うワークステーション

### 歯科用テレスコープ（拡大鏡）

　歯科用テレスコープ[16]の装着形式には，フレームマウントタイプとヘッドマウントタイプ（図31）があり，観察部位を照射して明るくするようにライトを組み合わせたシステムもある．大型装置に比較して容易に拡大視野を得ることができることが利点である．拡大率は約2〜5倍である点を考慮しての使用が望まれる．

　機器の種類による相違だけでなく，拡大率は検出率へ影響を与える．歯根端切除面の亀裂に関しての拡大率（Loupes:3.3，Microscope:10，Orascope＝ファイバースコープ:35）による比較検討では，表4のような結果が報告されている[17]．それによると診断能はSensitivity（感度），Accuracy（正確度）とも，拡大率の高い機器を使用した方が高くなっている．また，これらは染色剤や透過光線を使用しない場合の結果ではあるが，Accuracy（正確度）は最も高い診断率でも58%でしかないことにも注目すべきである．

### 歯科用ＣＴ

　医科で使用されているX線CTが歯科でも取り入れられるようになったが，装置が大型でコストも高く，被曝線量は口内撮影法の数百倍と大きい．小範囲の撮影が可能な歯科用CT（図32a,b）の特徴は小型で，高画像，低被曝量で撮影時間が短くコストが低いことである．1997年に開発され，現在までに広く

[口内法X線写真と歯科用CT画像の比較]

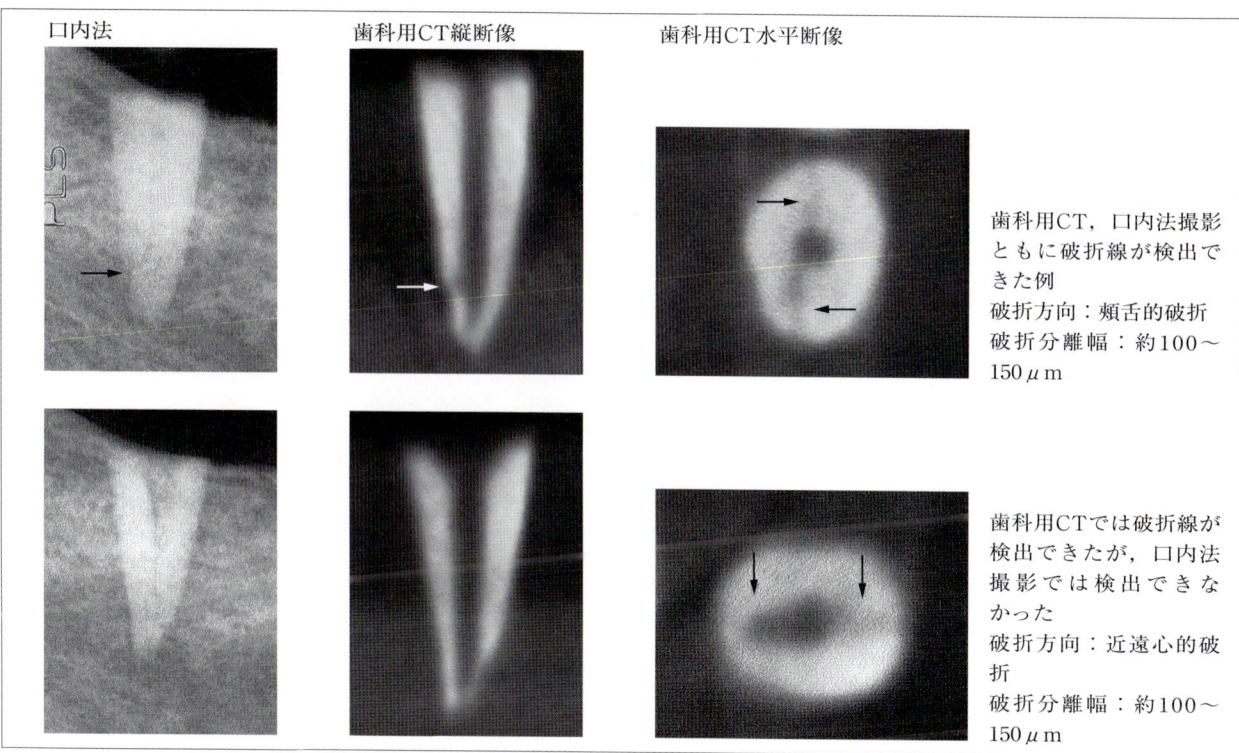

|口内法|歯科用CT縦断像|歯科用CT水平断像| |
|---|---|---|---|
| | | |歯科用CT，口内法撮影ともに破折線が検出できた例<br>破折方向：頬舌的破折<br>破折分離幅：約100〜150μm|
| | | |歯科用CTでは破折線が検出できたが，口内法撮影では検出できなかった<br>破折方向：近遠心的破折<br>破折分離幅：約100〜150μm|

図33　垂直性歯根破折モデル（抜去歯）の口内法X線写真と歯科用CT画像．

臨床応用されてきているが，三次元的な画像診断を容易にし，歯軸方向の像だけでなく水平断面像も観察することができるので二次元的画像診断で影響を受けやすい破折線の方向による影響を受けることなく，破折線の診断能を上げることができる（図33〜35）．

また，歯髄腔への到達度の観察も可能であるが，水平性破折線については側枝との鑑別に注意が必要である．CT撮影で得られる断面のスライス厚さ（最小で0.117mm）よりも破折部の離開分離幅が微小であると診断能は低下する可能性がある．また，金属や造影性の高い根管充填剤の影響で陰影が出現する点も考慮すべきである．

## 口内法デジタルX線写真検査

銀塩フィルムではなくX線センサーを使って，X線像をデジタル画像としてコンピュータに取り込み表示できる歯科用デジタル画像診断システムが普及しつつある．CCDセンサーを利用するCCD方式とイメージプレートをセンサーとするIP方式がある．

被曝量が少ない，現像処理が不要，画像データの保管伝送が容易などの特徴のほか，画像処理（コントラスト明るさ調整，強調画像処理）も可能である．しかし，あくまで二次元的画像診断法であるため，アナログ撮影によるフィルム画像と比較して破折線の検出率が高くなるわけではない．また，過度な画像処理を行うと逆に誤った診断を招く画像になることもあるので，注意が必要である．

## 画像診断のまとめ

画像診断法について述べてきた．歯根を歯軸方向に割断して垂直破折させ，接着剤にて復位固定した破折歯モデルについて観察した結果である（図36a,b）．破折歯の破折状態を正しく検出できた割合を示す感度は，歯科用CT，ファイバースコープが二次元的X線画像より高い傾向にあった．それとは対照的に破折がない被験歯について破折が存在しな

## [垂直性歯根破折の画像比較]

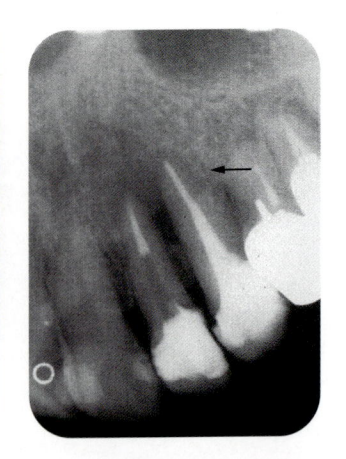

図34a　歯科用CT画像．水平断面像で垂直性歯根破折線が検出できる．
図34b　口内法X線撮影画像．垂直性破折線は検出できない．

## [水平性歯根破折の画像比較]

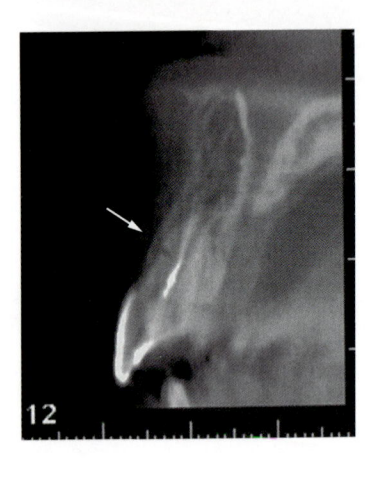

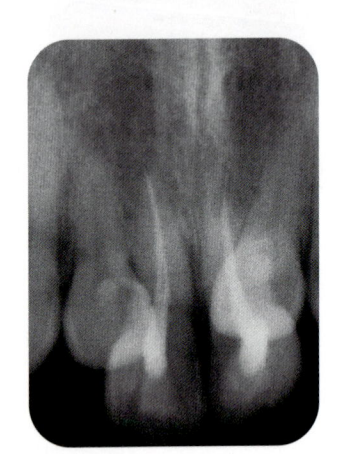

図35a　歯科用CT画像．水平性歯根破折線が検出できる．
図35b　口内法X線撮影画像．水平性歯根破折線は明らかではない．

## [破折歯モデルに対する評価方法と検出率]

| 評価方法 | | | | |
|---|---|---|---|---|
| 歯根破折 | 有 | 有 | 無 | 無 |
| 読影結果 | 有 | 無 | 有 | 無 |
| | a | b | c | d |

★accuracy（正確度）＝ $\frac{a+b}{a+b+c+d}$

★sensitivity（感度）＝ $\frac{a}{a+b}$

★specificity（特異度）＝ $\frac{d}{c+d}$

図36a　歯根破折モデルに対する評価方法．

| 画像 | 正確度 | 感度 | 特異度　% |
|---|---|---|---|
| CR | 52.6 | 25.0 | 81.6 |
| DI (0.3) | 53.8 | 37.5 | 71.1 |
| CT | 56.4 | 67.5 | 44.7 |
| FS | 48.7 | 52.5 | 44.7 |

CR：口内法X線写真（フィルム）　　Fisher's exact probability test
DI：口内法デジタルX線写真
CT：歯科用CT　　　　　　　　　　＊　p<0.05
FS：ファイバースコープ　　　　　＊＊　p<0.01

図36b　歯根破折モデルに対する検出率．

いと正しく診断した割合を示す特異度は二次元的X線画像で高くなっていた．感度が低く特異度が高いことは，破折線の有無にかかわらず，破折線なしと診断した率が高いことを示している．この場合は実際に破折している被験歯をも含めて全体的に破折線の観察が困難であることを示している．この特異度の値が影響し，正確度はいずれの画像診断法でも有意差を示さなかったと考えられる．

しかし，いずれも単独の方法では診断が困難であることは数値の低さから明らかである．したがって各診断法の特徴をふまえた上で，複数の診断法を併用することが重要である．さらに診断技術の改良や新しい診断法開発が望まれる[18]．

## 参考文献

1. Tamse A et al.: An evaluation of endodontically treated vertically fractured teeth. J. Endod. 25: 506-508,1999.
2. Tamse A et al.: Radiographic features of vertically fractured, endodontically treated maxillary premolars. OS. OM.OP. OR. Endod. 88: 348-352, 1999.
3. Cohen S and Burns R : Pathways of the PULP EIGHTH EDITION. Mosby, Inc.619.
4. Andresen JO and Andresen FM: Textbook and Color Atlas of Traumatic Injuries to the Teeth. THIRD EDITION.Mosby Inc.280-282.
5. 後藤 浩，勝海一郎，都築民幸 他：歯根の水平性破折に関するX線的研究．日歯保存誌.32:1726-1735, 1989．
6. 後藤 浩，勝海一郎，都築民幸ほか：歯根の垂直性破折に関するX線的研究．日歯保存誌.33:197-205, 1990．
7. Kim S: Principles of endodontic microsurgery. Dent Clin North Am.41:481-497,1997.
8. Rubinstein RA and Kim S: Long-term follow-up of cases considered heald one year after apical microsurgery.J Endod. 28: 378-383, 2002.
9. von Arx T, Hunenbart S, Buser D : Endoscope- and Video-assisted Endodontic Surgery. Quintessence Int. 4 : 255-259,2002.
10. Held SA, Kao YH, Wells DW: Endoscope ミ An endodontic application. J Endod.6: 327-329, 1996.
11. Detsch SG et al.: Endoscopy as an aid to endodontic diagnosis. J Endod.5: 60-62, 1979.
12. Marshall Jr GW et al.: An endodontic fiber optic endoscope for viewing instrumented root canals. J Endodon.7: 85-88,1981.
13. Bahcall J et al.: Fiberscopic endoscope usage for intracanal visualization. J Endod.27: 128-129, 2001.
14. Ozawa T, Tsuchida M, Yamazaki Y et al.:Clinical application of a fiberscope fpr periodontal lesions: Case reports. Quintessence Int .30: 615-622, 1999.
15. Ozawa T, Tsuchida M, Yamazaki Y et al.:Minimally invasive periapical curettage of foreign materials in periapical lesions using a fiberscope.Int Dent J.53:314-322, 2003.
16. 千田 彰，有本憲弘：テレスコープ（拡大鏡）活用のススメ：歯界展望.92:377-383, 1998.
17. Salton CC et al.: Identification of resected root-end dentinal cracks: A comparative study of visual magnification. J Endod.29:519-522, 2003.
18. 大平玄久，五十嵐 勝，川崎孝一：亀裂および破折歯の超音波診断法確立のための基礎的研究．日歯保存誌.46：956-969, 2003.

---

## コラム

# 歯根破折を誘発する根管治療時の誘因

根管治療に際して誘発される歯根破折の原因および注意点は，次のとおりである．

### 根管拡大形成

過剰な根管拡大を行うと残存する根管壁が薄くなり破折を生じやすくなるが，とくに圧平根管，リボン状根管，また湾曲の強い根管（図1a）では，根管拡大形成の偏位方向にも注意を払い，部分的に根管壁の菲薄化が起こらないように配慮すべきである．根管壁に人工的穿孔strip perforationを生じることもある（図1b）．

さらに穿孔時あるいはその後の咬合力などに誘発されて，穿孔部から周辺に亀裂を併発することも多く，破折へと推移する可能性がある．また歯根吸収（外部吸収，内部吸収）が存在すると，その周辺歯質は薄くなり破折を招きやすくなるため注意が必要である．

根管拡大形成時には，根管壁に過度なストレスが加わるのを避けるため，根管内を根管洗浄剤で湿潤状態とし，さらに根管用潤滑剤を併用して根管拡大することが必要である．しかし，根管の化学的拡大時に過剰にEDTAなどの無機質溶解剤を作用させると破折しやすくなる．

### 根管充填

スプレダーによる側方加圧根管充填は，スプレダー先端にストレスが集中しやすく，垂直加圧根管充填より歯根破折を起こしやすい[2]．破折は構造的に脆弱な根尖部から起こりやすく，とくに加熱しないで加圧すると歯根にストレスがかかりやすい．また，根管と不適合なサイズのスプレダーの使用も垂直性破折を招きやすいため，スプレダーは根管壁との間にガッタパーチャポイントの介在する十分なスペースを持つサイズであること

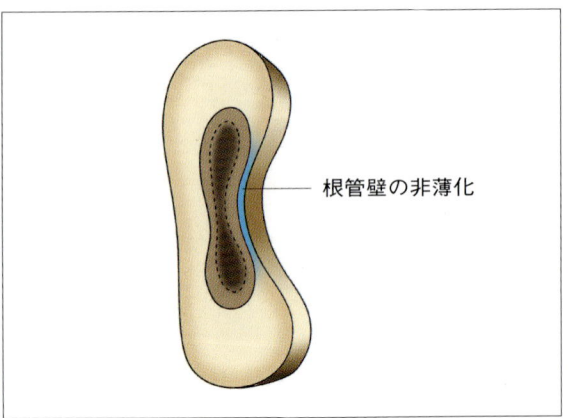

図1a 圧平根管，リボン状根管，また湾曲の強い根管では，根管壁の非薄化が起こらないよう根管拡大形成の偏位方向に注意を払う．

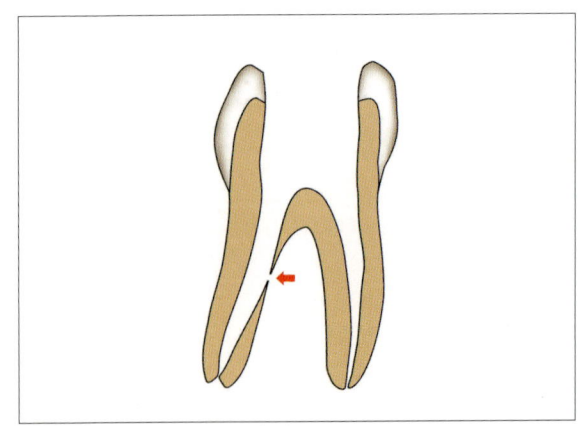

図1b 根管壁の人工的穿孔 strip perforation.

が要求される[3,4]．

根管拡大形成の状態によっても，側方加圧時のストレスは異なる．過剰な根管拡大は破折を招きやすいのは当然であるが，不十分なテーパーで形成された根管では，スプレダーが根管深部に挿入される前に加圧力が根管壁に直接作用し[1]，破折の誘因となる．テーパーを大きくフレア状に根管拡大形成された根管の方が側方加圧根管充填時にスプレダーから根管壁に加わるストレスは分散する[5]．また，湾曲した根管に側方加圧根管充填を行う際には，弾性の強いNi-Ti製スプレダーを使用した方が，根管壁へのストレスの集中は減少し根管充填結果も良好となる．

スプレダー荷重については，側方加圧根管充填時の垂直圧は，一般的に1〜3kgであり緊密な根管充填には2.5kg以上の荷重が必要といわれている[6]．5kg以上になると歯根破折が起こりやすいとの報告[7]がある一方で，前歯では1.1kgでも歯根破折が起こったとの報告もある．これらの数値の差は，根管拡大形成，スプレダーの種類，挿入位置，加圧法による影響と歯根形態，歯質の差異もある．

石井らは，十分に拡大形成された根管において適切に側方加圧根管充填を行った場合，通常の荷重では歯根の破折は起こりにくいと結論づけているが[1]，歯根の垂直性破折の半数近くが側方加圧根管充填に起因するとの報告[8]もあるので注意は必要である．

根管充填時の垂直性歯根破折は，鋭い亀裂音，突発性疼痛，根管からの突然の出血などの徴候を呈する[9]ともいわれている．仮にこれらの徴候が現れた場合には，早期に処置すべきである．歯根破折の一般的な臨床症状やX線写真上での変化が出現するのには長期間かかり，そのときにはさらに処置が困難な状態となってしまう可能性がある．

**参考文献**
1．石井隆資，勝海一郎，中村恭政ほか：ラテラル・コンデンセーション法による根管充填時の歯根破折に関する研究．日歯保存誌．34：1252-1267，1991．
2．Gimlin DR et al.:A comparison of stresses produced during lateral and vertical condensation using engineering models. J Endod.12:235-241, 1986.
3．勝海一郎，田部美幸，後藤浩ほか：ラテラル・コンデンセーション法による根管の充塞性に関する研究（その1）テーパーの少ない根管について：日歯保存誌．31：146-164，1988．
4．勝海一郎，田部美幸，後藤浩ほか：ラテラル・コンデンセーション法による根管の充塞性に関する研究（その2）ISO規格NO.25サイズ相当根管テーパー変化模型群：日歯保存誌．33：187-196，1990．
5．Harvey TE et. al: Lateral condensation stress in root canals. J Endodon .7:151-155,.1981.
6．中村秀巳，木村秀樹，山崎孝子ほか：スプレダーの加圧に関する研究（第3報）アクセサリーポイントとの関係：歯学．76：646-647，1988．
7．Pitts DL, Harvey E, Nicholls JI: An in vitro study of spreader loads required to caused vertical root fractures during lateral condensation. J Endodon.9:544-550, 1983.
8．Tamse A: Iatrogenic vertical root fractures in endodontically treated teeth. Endod. Dent. Traumatol.4: 190-196, 1988.
9．Pitts DL et al.: Diagnosis and treatment of vertical root fractures J Endodon.9:338-346, 1983.

# 5 歯根破折の背景因子について

福島俊士

| 本章の概要 | 102 |
| --- | --- |
| 歯根破折の臨床統計から | 102 |
| 無理な設計のブリッジ | 105 |
| 義歯関連の歯根破折 | 116 |
| 習癖に起因する歯根破折 | 121 |
| まとめ | 123 |

MI時代の失活歯修復／歯根を破折させないために

# 5 歯根破折の背景因子について

鶴見大学歯学部歯科補綴学第二講座

福島俊士

## 本章の概要

歯根破折の原因の多くは支台築造に関連している．したがって歯根破折を起こさない歯冠修復をするうえで，最も重要であり実際に有効なのは，失活歯にしないことである．

一方，ひとたび失活歯となってしまったならば，その歯をできるかぎり長期にわたって保持するためには，残っている歯質の的確な診断，レジン充填やアンレーなどによる部分修復の可能性，そして支台築造やその上部構造であるクラウンの正しい作り方が重要になる．それゆえ，前章までにこれらについて詳細な解説がなされた．

しかし実際の臨床はさらに複雑で，これら以外にも失活歯の将来に大きく影響する因子がある．たとえば当該の歯がブリッジや部分床義歯の支台歯なのか単冠なのかである．前者ならば，単冠の場合とは比較にならない大きな力が作用することになる．また，後者の場合であっても，強い噛みしめ癖の患者さんならば，通常の患者さんと異なりその歯に過大な力が作用することになる．

本章では，これらの事項について検討する．

## 歯根破折の臨床統計から

歯根破折を臨床統計学的に検討した研究は非常に少ない．これは支台築造に関するトラブルが短期間でなく長期の経過のなかで発生するため，研究が極めて困難なためと思われる．また，支台築造の経過に影響する因子が多いことも研究の実施を困難にしている．

近年の厳密な臨床統計を支台築造の論文に適用したHeydeckeら[1]が，MEDLINEやEMBASEなどのデータベースから支台築造関連の1,773論文を抽出し，ある程度の質が確保された内容の論文が6編あったものの，最も望ましい無作為化臨床試験（Randomized clinical trials）に該当するものは1論文もなかったとしているのも十分に理解できる．

数多い支台築造に影響する因子のうち，ポスト長やその適合度など実験室で可能なものについてはここでは取り扱わず，不十分であるにしても臨床研究からでないと得られない事象について検討を加える．

### 歯種

歯はそれぞれある解剖学的形態をしていて，大きな歯もあれば小さい歯もあり，歯頸部のくびれた歯

## [歯種と支台築造の失敗率]

表1 支台築造の失敗率（1） (Sorensenらによる)

| | | ポスト | | クラウン | |
|---|---|---|---|---|---|
| | | あり | なし | あり | なし |
| 上顎 | 前歯 | 10.6 | 15.3 | 12.5 | 14.6 |
| | 小臼歯 | 6.8 | 13.0 | 6.1 | 44.0 |
| | 大臼歯 | 8.0 | 6.9 | 2.2 | 50.0 |
| 下顎 | 前歯 | 4.2 | 3.8 | 2.5 | 5.6 |
| | 小臼歯 | 10.7 | 9.1 | 6.3 | 37.5 |
| | 大臼歯 | 2.4 | 8.3 | 3.2 | 42.3 |

単位：％

表2 支台築造の失敗率（2） (Mentinkらによる)

| | | 単冠 | ブリッジ 部分床義歯 |
|---|---|---|---|
| 上顎 | 前歯 | 13.2 | 4.8 |
| | 小臼歯 | 1.2 | ― |
| | 大臼歯 | 4.2 | 20.0 |
| 下顎 | 前歯 | ― | (50.0) |
| | 小臼歯 | 3.6 | 18.2 |
| | 大臼歯 | 1.8 | 21.4 |

単位：％

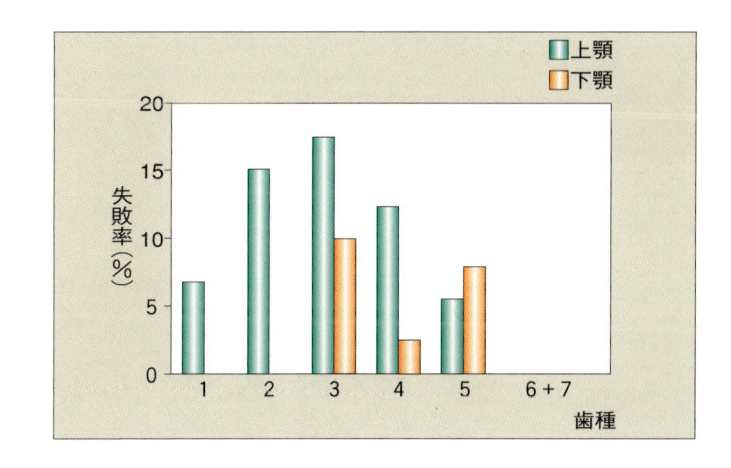

図1 歯種と支台築造の失敗率（Torbjörnerらによる）．

　もあれば，ずんどうな歯もあるので，特別に歯根破折を起こしやすい歯があっても不思議でない．

　1,273本の失活歯について1～25年間の調査をしたUSAのSorensenらは歯種とポストおよびクラウンの有無との関係を調べ（表1），どの歯種もポストの有無による失敗率に差はなかった．しかし，クラウンの有無による差はあり，上下顎の小臼歯，大臼歯ではクラウンがないと失敗率が顕著に高くなった．しかし前歯では上下顎ともクラウンの有無による失敗率に差はなかったとしている．すなわち，前歯では症例によっては充填のみで済ますことができ，臼歯では必ずしもポストを必要とせず，種々の築造法を利用できることになる．

　学生の臨床実習におけるデータではあるが，516歯について平均4.8年間，同様に臨床経過を追ったスウェーデンのMentinkらは，歯種を支台歯が単冠であるかブリッジや部分床義歯の支台歯であるかによって分類し（表2），上顎前歯への支台築造の頻度が最も高かった（37.4％），またこの歯の失敗率も著しく高かったと報告している．また単冠の臼歯の失敗率は，大臼歯・小臼歯いずれも非常に低かったとも記している．

　このように上顎前歯が特別の歯であることは，788歯について3.1～3.4年間検討したスウェーデンのTorbjörnerらも記載している（図1）．このため上下顎の累積失敗率を比較したとき，上顎15％，下顎5％と大きな差となったとしている．

　以上のように，支台築造の観点からみると上顎前歯が特別に注意すべき歯ということになる．これは審美的な理由から歯内処置され築造される頻度が高いこと，この歯に加わる力の方向が下方からの突き上げで，この歯にとって極めて不都合であることなどに起因すると思われる．

## 補綴装置の種類

　支台築造されたその歯が単冠なのか，ブリッジや部分床義歯の支台歯なのかによって，その歯の失敗率は大いに異なってくる．これに関する報告は多く（表3），概してブリッジの支台歯では単冠のときよ

## [補綴装置の種類と支台築造の失敗率]

表3　補綴装置の種類による支台築造の失敗率

|  | クラウン | ブリッジ | 部分床義歯 | 歯数 | 観察期間（年） |
|---|---|---|---|---|---|
| Sorensenら[2] | 8.2 | 12.2 | 6.7 | 420 | 1～25 |
| Bergmanら[5] | 4.1 | 14.9 |  | 96 | 6 |
| Hatzikyriakosら[6] | 5.5 | 16.4 | 9.1 | 154 | 3 |
| Mentinkら[3] | 6.4 | 11.9 |  | 516 | 4.8 |
| Torbjörnerら[4] | 14.0 | 5.0 | 17.0 | 788 | 3.1, 3.4 |

単位：％

## [年齢と支台築造の失敗率]

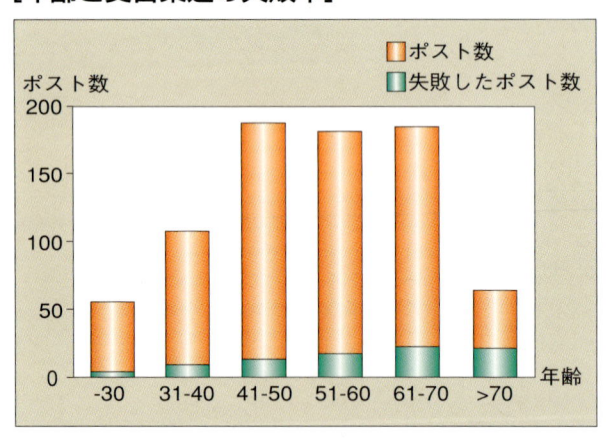

図2　年齢と支台築造の失敗率（Torbjörnerら[4]による）．

りも失敗率が高い．この事実は厳粛に受け止める必要がある．場合によっては，ブリッジの適応症について新たに考え直す必要があるかもしれないほどである．

一方，部分床義歯の鉤歯である場合の失敗率については，ブリッジの支台歯である場合よりも低いとする報告が多い．ただし，Torbjörnerらのデータだけはブリッジについても部分床義歯の鉤歯についても他の報告と逆になっている．彼らのデータによれば，単冠あるいはブリッジの支台装置としてクラウンが装着され，さらに部分床義歯の鉤歯となっている場合には，累積失敗率は27％に達すると報告している．

Sorensenらのデータとして表3には，ポストのある支台築造の失敗率をあげたが，彼らはポストがない場合についても数字をあげている．すなわち，クラウン3.3％，ブリッジ10.1％，部分床義歯43.5％である．これらを表3中の8.2％，12.2％，6.7％とそれぞれ比較すると，部分床義歯の数字が大いに異なり，鉤歯となる場合にはポストが必要ということになる．

## 性別と年齢

性別や年齢差による支台築造の失敗率を明らかにするには，疫学的な手法による周到な実験計画が必要なため，これに関して記載している文献はほとんどない．そのなかでTorbjörnerらは性別において，男性の累積失敗率が15％，女性が10％で統計学的に有意差ありとしている．

また，年齢による失敗率について，60歳以上では24％で60歳未満の8％と有意差があったとしている（図2）．原因としては，加齢に伴って歯質が脆弱化すること，補綴治療が繰り返し行われて全体として歯質の少ない歯が多くなっていることを挙げている．

## 小括

支台築造に関する臨床統計は先にあげた理由から実施が難しい．しかし，ここで取り上げた歯種や補綴装置の種類などに関する検討は臨床的示唆に満ち

ている．とりあえず上顎前歯の補綴にこれまで以上の注意を払い，ごく普通のブリッジであっても支台歯の築造に際して歯根破折の可能性を忘れないことにしよう．

## 無理な設計のブリッジ

患者さんは可撤性の部分床義歯よりも装着感のよい固定性ブリッジを希望することが多い．この意向を汲むあまり，支台歯の負担能力として多少不安がある場合でもブリッジを製作することがしばしばある．その代表格が延長ブリッジと歯根分割歯の利用である．

### 延長ブリッジ

延長ブリッジあるいは遊離端ブリッジとは歯の欠損部を挟んで一方には支台歯があるものの，他方には支台歯がないブリッジで，英語にいうcantilever bridge片持ち梁ブリッジである．片持ち梁なので，梁の先端に力が加わると支台歯を傾斜させる力となる．歯はもともと歯軸方向の力には強いが，こうした傾斜させる力には弱い．とくに支台歯が失活歯で内部に金属製のポストが入っている場合には，局部的な応力の集中が起こり，歯根破折の下地となるとされている．

そこで，この傾斜させる力を減じるため，延長ブリッジの製作に際して守るべきいくつかの条項が挙げられている．それらを列挙してみると，
①ポンティックは１歯分までとする（２歯分以上のポンティックはつけない）
②支台歯は２歯以上連結して用いる
③ポンティック咬合面の頬舌幅を元の幅の２／３～３／４にする
④咬頭傾斜を緩くして，支台歯への負担を軽減する
⑤咬合接触は咬頭嵌合位におけるものだけとし，偏心運動時には接触させない
などが挙げられる．

しかし，これらの条件を守ったとしても長期的に良好な経過を得ることは容易でなく，しばしばこのブリッジの利用に関して警告が発せられている．とくに近年，インプラント補綴が広く普及するようになって，この傾向が強い．

延長ブリッジには遊離端型と中間型があり，臼歯部に製作される遊離端型が問題となる．その代表は7̄欠損症例における⑤⑥7̄ブリッジである．この欠損に対する他の選択肢の代表は不処置すなわち経過観察である．また支台歯をさらに追加して④⑤⑥7̄ブリッジが製作されることもある．

もう１歯欠損して6̄7̄欠損に対する④⑤6̄ブリッジは，欠損部ポンティックにかかる力が大きく支台歯への負担が過大となるため，延長ブリッジの適応症からは外されている．しかし，この欠損に対する他の選択肢の代表は6̄7̄部分床義歯の装着なので，可撤性の義歯か固定性のブリッジかという形で患者さんに提示すると，後者を選択する患者さんがでてくる．

[症例5-1]
患者：60歳，男性
概要：6̄7̄欠損
④⑤6̄ブリッジを製作した（1990年10月）．延長ブリッジの支台歯となった4̄5̄の歯根および歯槽骨の状態（5-1-1），支台歯形成の終わった状態（5-1-2），装着した④⑤6̄延長ブリッジ（5-1-3），２年半後の状態（5-1-4）を示す．

部分床義歯でなく延長ブリッジとした最大の理由は，患者さんがそれまで義歯の装着経験がなく，固定性の装置を希望したことによる．

また前記の条項に反する大きなポンティックをつけた理由は，
①それまで装着されていた⑤6̄⑦ブリッジの⑦が脱離して実質的に延長ブリッジとなっていた期間が長いと推定されたが支台歯に問題が生じていなかったこと
②支台歯である4̄が健全歯であり，5̄も歯冠部歯質の量が多く条件がよかったこと
③患者さんが右咀嚼で左側の負担が少ないと思われたこと
④犬歯のガイドがしっかりしていて臼歯の離開を図りやすかったこと
などによる．

MI時代の失活歯修復／歯根を破折させないために

[症例5-1] 60歳，男性

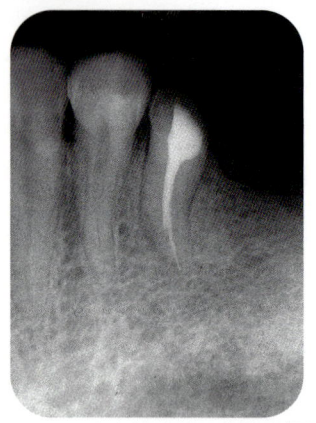

5-1-1 支台築造前の支台歯 4 5 の状態．

5-1-2 支台歯形成後の 4 5 ．

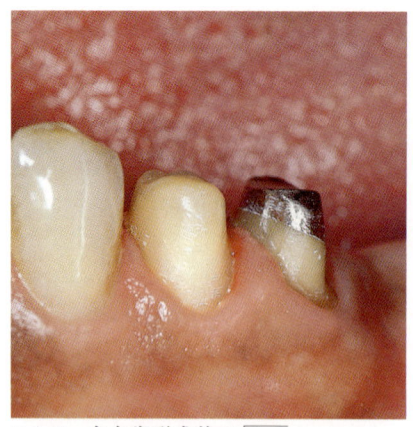

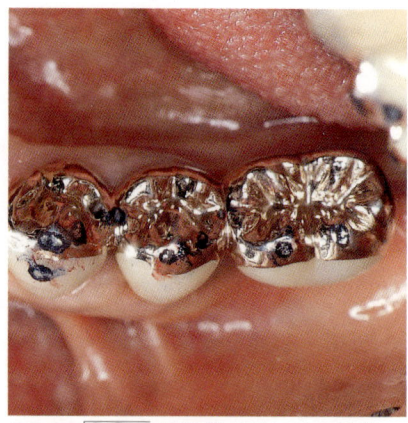

5-1-3 ④⑤6 遊離端ブリッジの装着．

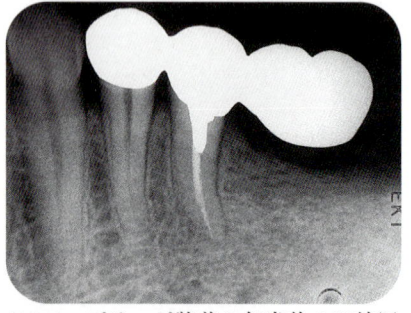

5-1-4 ブリッジ装着2年半後のX線写真．

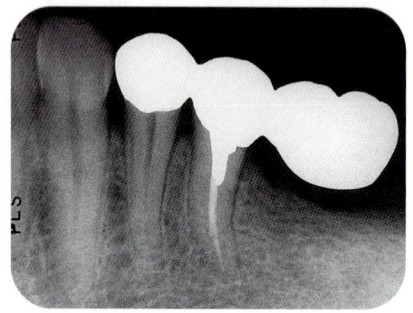

5-1-5 ブリッジ装着4年半後のX線写真．

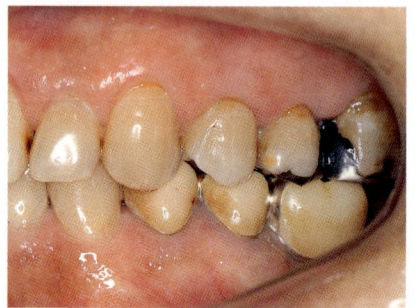

5-1-6 ブリッジ装着7年後の口腔内写真．

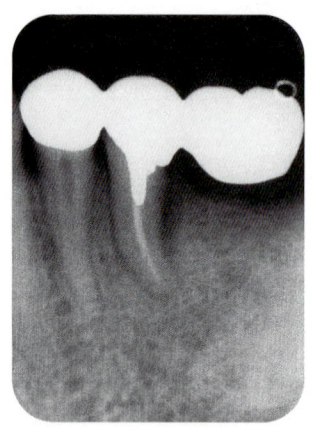

5-1-7 ブリッジ装着12年後のX線写真．

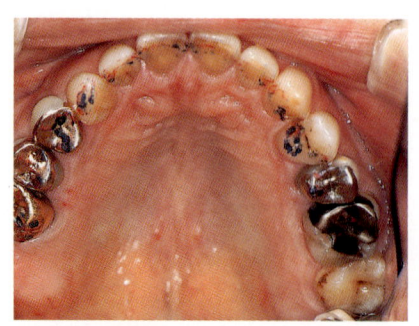

5-1-8a 上顎咬合面観．

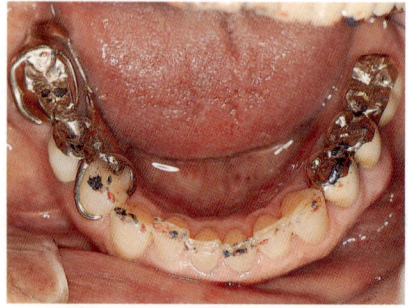

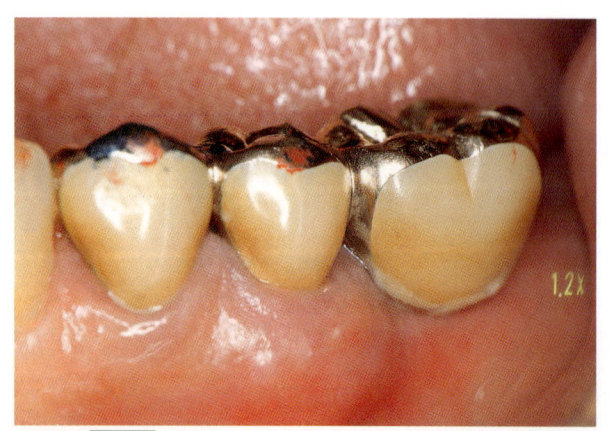

5-1-8b 下顎咬合面観．

5-1-9 ④⑤6 ブリッジ（12年後）．

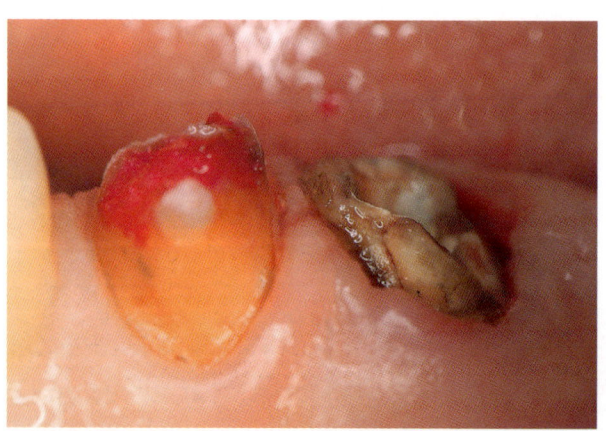

5-1-10 歯冠崩壊した 4 5 の口腔内写真．

106　歯根破折の背景因子について

## [歯根分割歯を支台とするブリッジ]

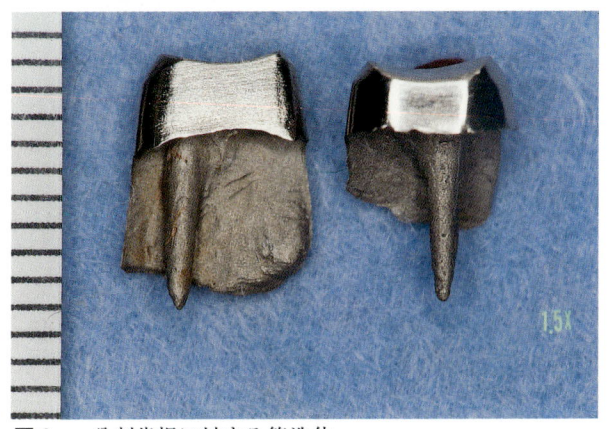

図3a　分割歯根に対する築造体.

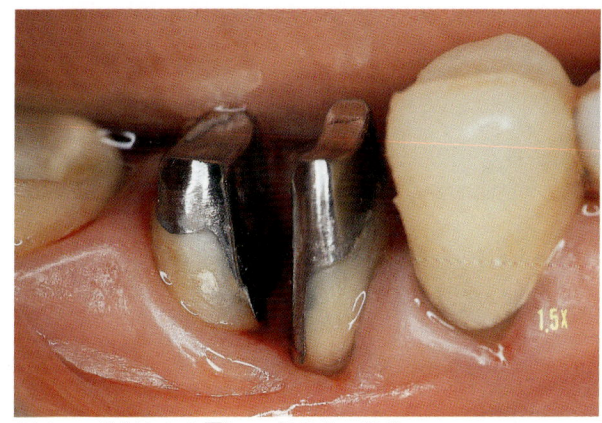

図3b　分割された6┃への築造体の装着.

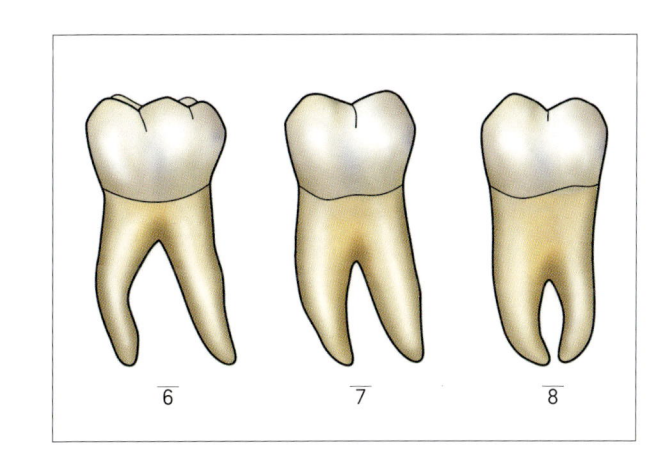

図4　後方の大臼歯ほど歯根が癒合する傾向にあり，歯根分割に不都合となる[8].

　4年半後の状態(5-1-5)，7年後の口腔内(5-1-6)である．このブリッジに異常を訴えて来院したのは10年半後で，右側でよく噛めなくなったので(その2年前に┃5が歯根破折のため抜歯となり，その後に1本義歯を装着した)，左側で噛むようになったら今度は左側が痛くなったといって来院した．

　┃5の歯根破折を疑ったがX線写真検査の結果は遠心の歯根膜腔が拡大しているだけだったので，偏心咬合位での接触を削合するにとどめた．それから1年3か月後，同じ症状を訴えて来院した．

　X線写真検査の結果は明らかに歯根膜腔の拡大が進行していた(5-1-7)．このときの上下顎咬合面観(5-1-8)と同ブリッジ(5-1-9)を示す．慌てて┃5 6間で切断しポンティックを除去したが，7か月後に4 5┃が一緒に脱落した(5-1-10)．4┃は当初健全歯だったが多量の軟化象牙質があり，┃5には頬舌2個所に破折がみられた．いずれも保存が著しく困難な状態だった．

　本症例は非常に恵まれた条件の支台歯だったが，延長ブリッジの装着から12年して，2歯とも大きなダメージを受けてしまった．患者さんの希望を入れての製作だったとはいえ，治療の選択肢を誤ったというよりない．部分床義歯を装着していたならば，4 5┃は今なお健在だったことだろう．

## 歯根分割歯を支台とするブリッジ

　大臼歯は複根歯で，たとえ1根が保存不能となっても，直ちに歯全体を抜歯することなく，問題の歯根のみを抜去し，歯としては保存できる．このようにして上顎大臼歯では，口蓋側根と頬側の近心根あるいは遠心根との組み合わせで歯を残し，単冠としてまたブリッジの支台装置として通常の歯と同様に利用することができる．これに対し下顎大臼歯では近遠心根が歯根分割あるいは分割抜歯に都合のよい配置となっているため，さらに好都合とされる．

[症例5-2] 67歳，男性

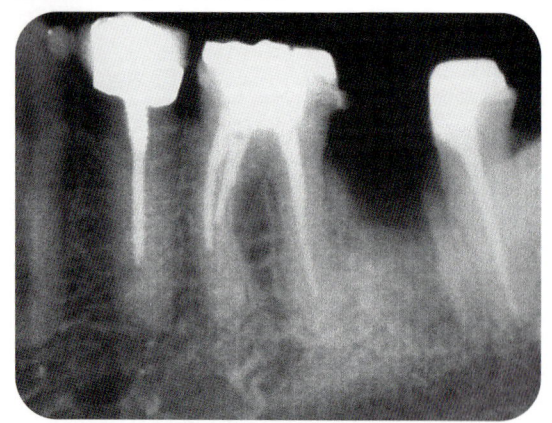

5-2-1 ７| 近心根分割抜歯後のX線写真．

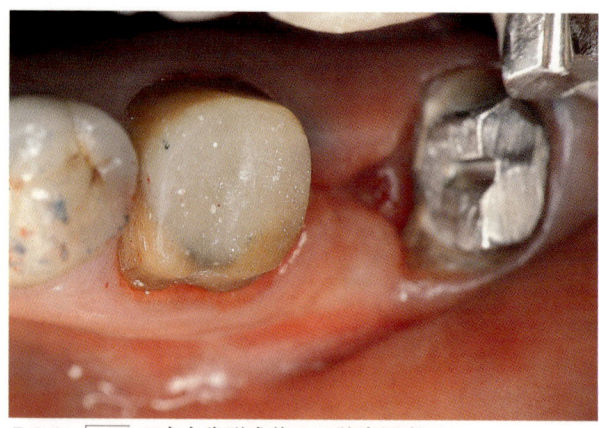

5-2-2 ６７d の支台歯形成後の口腔内写真．

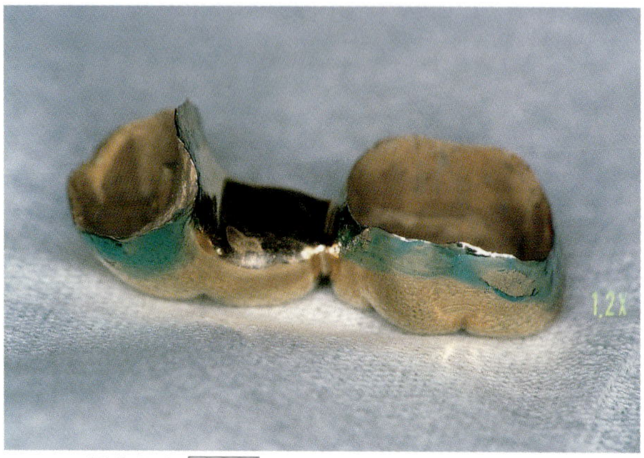

5-2-3 製作した ⑥７⑦ ブリッジ．

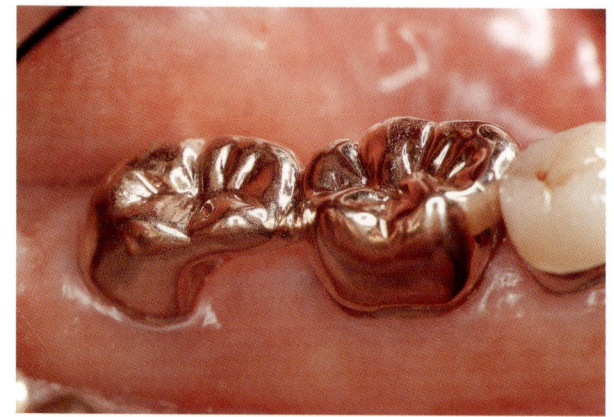

5-2-4 ブリッジ装着後の舌側面観．

しかし，下顎大臼歯の分割面は一般に歯肉縁下深くにまで達し，しかもこの面に歯髄腔が露出するので，支台築造を行うにはきわめて不都合な形態となる（図3a,b）．築造体を支えるべき歯質がこの部分で欠け，保持力も低くなってしまう．後方の大臼歯ほど歯根が癒合する傾向にあるので（図4）[8]，とくに問題である．

こうした理由からであろうが，歯根分割歯を支台とする補綴装置の経過は極めて不良で，Langerら[8]によれば10年後に47.4％で歯根破折が発生したという．また，Buhlerら[9]によれば32〜38％の失敗率であったとしている．これらの数字から，歯根分割歯を支台歯として使えるのは事実としても，歯根の長さや太さが十分にある，対合歯列が義歯であるなど条件のよいときだけ利用すべきだという意見がでてくる．

[症例5-2]

患者：67歳，男性

概要：７| の近心根分割抜歯，遠心根支台ブリッジ

７| 近心根を根尖病巣のため分割抜歯し（5-2-1），遠心根を残した（2002年5月）．上顎は臼歯部が4歯欠損していたが，下顎の欠損としては初めてのことだった．歯根長が長く，分割しても十分な保持力を期待できる遠心根が残った．しかし，遠心軸面の高さが短く保持に不安があった（5-2-2）．

少しでも保持力が増すよう近心軸面にグルーブを形成し，ポンティック部の清掃性を高めるためポンティック基底面は完全自浄型とした（5-2-3,4）．また，夜間の噛みしめあるいは歯ぎしりへの備えとして下顎に夜間のスプリント装着を指導した．

[症例5-3] 52歳，男性

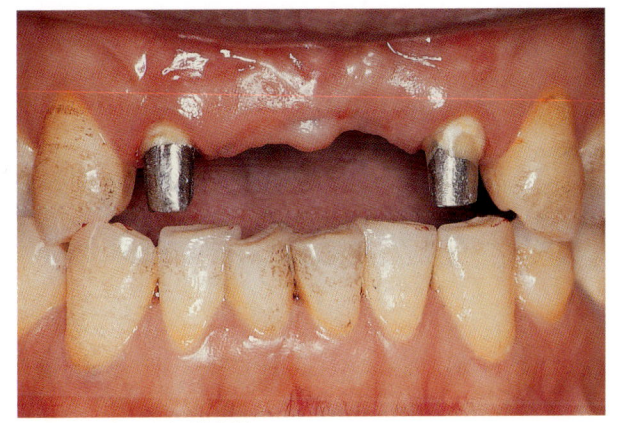

5-3-1 1|1 の欠損症例．

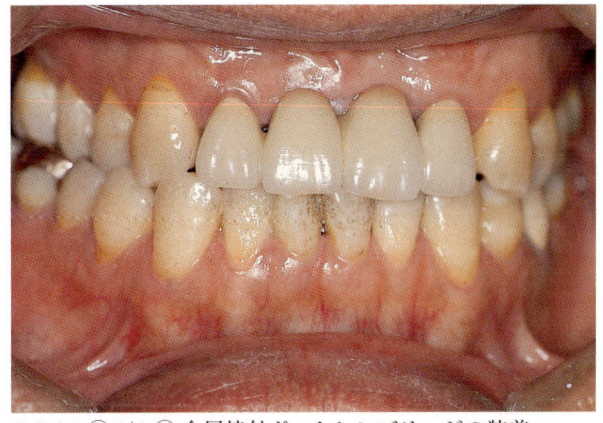

5-3-2 ②1|1② 金属焼付ポーセレンブリッジの装着．

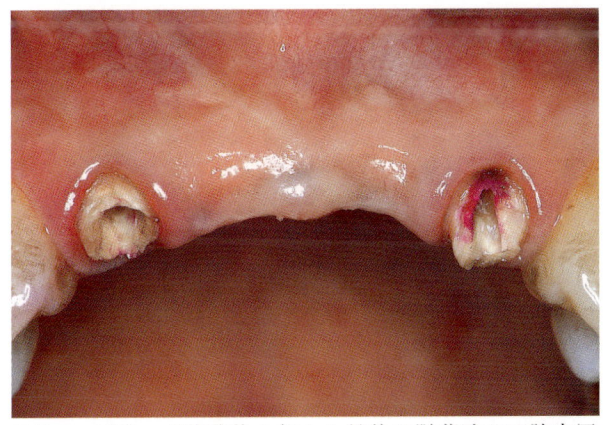

5-3-3 ブリッジ装着後4年4か月後の脱落時の口腔内写真．

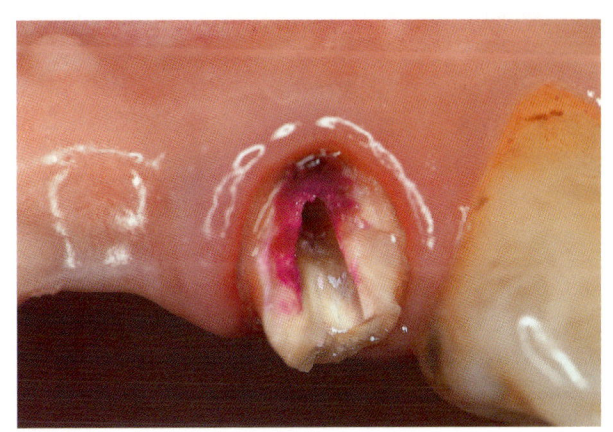

5-3-4 |2 の根面には多量の二次う蝕が認められた．

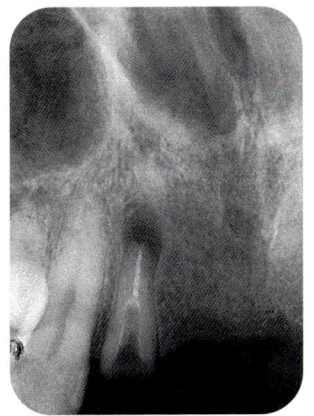

5-3-5a,b 2|2 の根管および歯根の状態．

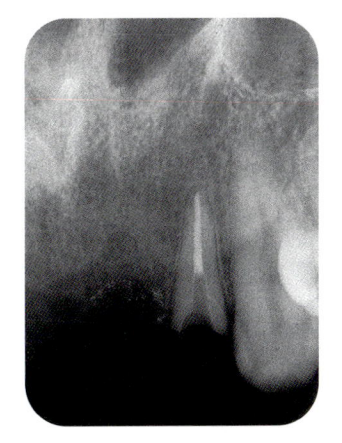

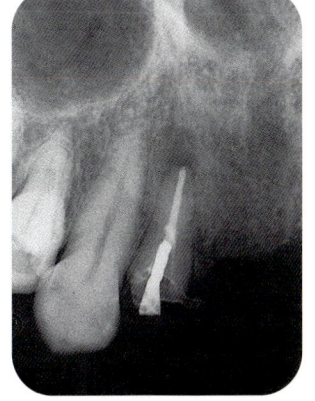

5-3-6 2|根管充填後のX線写真．

## 無理な設計のブリッジ

　固定性ブリッジの製作では，欠損歯数および欠損部位の分布によって必要な支台歯数が提示されている[10]．たとえば，|1 欠損では ①1② でよいとされている．設計の目安として，支台歯数が欠損歯数と同数以上あること，あるいは支台歯の歯根表面積が欠損歯のそれと同等以上であることが挙げられている．

　しかし，現実には同じ上顎中切歯であっても解剖学的な形態はさまざまで，歯根の長さや太さや湾曲の程度などが異なる．また歯そのものの近遠心的お

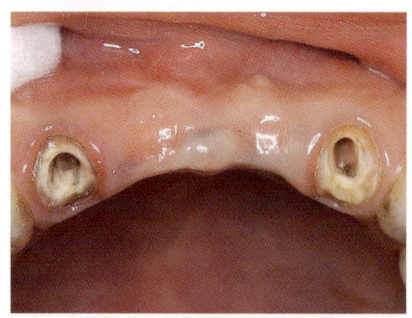

MI時代の失活歯修復／歯根を破折させないために

5-3-7 2|2 築造窩洞形成後の状態.

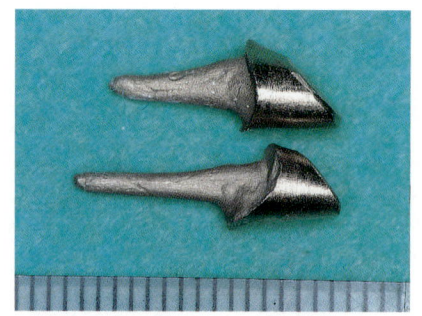

5-3-8 2|2 の鋳造による築造体.

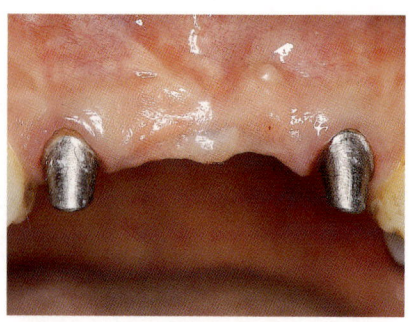

5-3-9 再び支台築造された 2|2 の正面観.

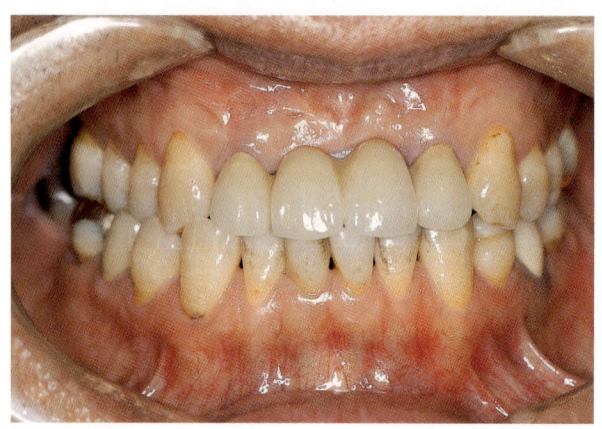

5-3-10 ②1|1② 金属焼付ポーセレンブリッジの装着1年後の口腔内写真.

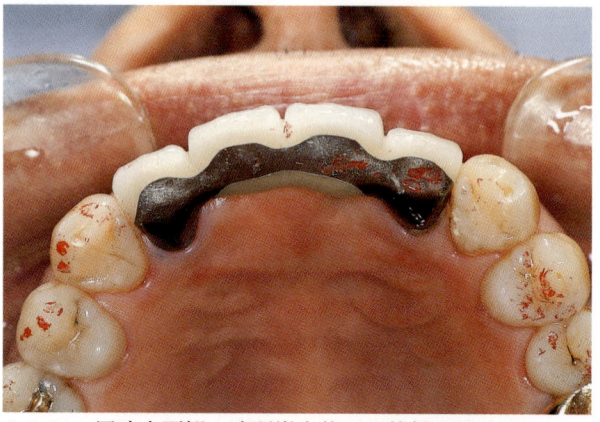

5-3-11 同咬合面観. 咬頭嵌合位での接触が強くなっていたので，この部分に接触している対合歯切縁を削合した.

よび頬舌的傾斜も異なり，一概に上顎中切歯の負担能力として表現することが難しい．

さらに患者さんの咬合力や歯ぎしりなどの習癖の有無なども考慮の対象になる．そこで，欠損部位や歯数が同じであっても，さまざまなブリッジが製作されることになる．

[症例5-3]
患者：52歳，男性
概要：1|1 の欠損補綴

1|1 欠損に対し(5-3-1)，②1|1② 金属焼付ポーセレンブリッジ(5-3-2)で対応した(1994年7月)．

3|3 を支台歯に含まなかったのは，
①これらが健全歯であったこと
②ブリッジに将来問題が生じても ③2 1|1 2③ ブリッジが可能で，可撤性の義歯とはならないこと
③2|2 がこれまで ②1|①② ブリッジの支台歯としてとくに問題がなかったこと
などによる．

因みに，保母らの成書[10]による同じ欠損形態の項目には，両側の犬歯も支台歯に含めるべきとしているものの，さらに「側切歯の歯根が長く，また歯冠も十分な長さをもつようであれば，両側切歯だけを支台歯として用いることも可能である」とある．

セメント合着に先立ち，ブリッジ内面金属をサンドブラスト処理，錫メッキしたのち，パナビア21セメント（クラレメディカル）で合着した．また歯ぎしりをするとの患者さんの申し出から上顎歯列にスプリントを製作し夜間の装着を指導した．

しかし，このブリッジは装着後4年4か月後にポストごと脱落した(5-3-3)．2| 根面には亀裂が認められ，|2 は二次う蝕がひどく，多量の軟化象牙質が認められた(5-3-4)．軟化象牙質の量が多かったことから最初に |2 が脱離し，そのために 2| に回転力が作用し脱離したように思われた．

幸い 2| の亀裂は浅く接着性レジンセメントを使うことにより，再びこの歯を利用して支台築造できると考えた(5-3-5)．また，|2 についても同様であった．そこで，2| の歯内療法を行い(5-3-6)，再び築造窩洞形成した(5-3-7)．

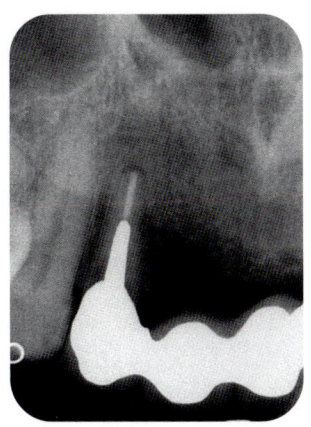

5-3-12 装着後2年3か月の時点で2|根尖部の腫脹を訴えて来院したときのX線写真.

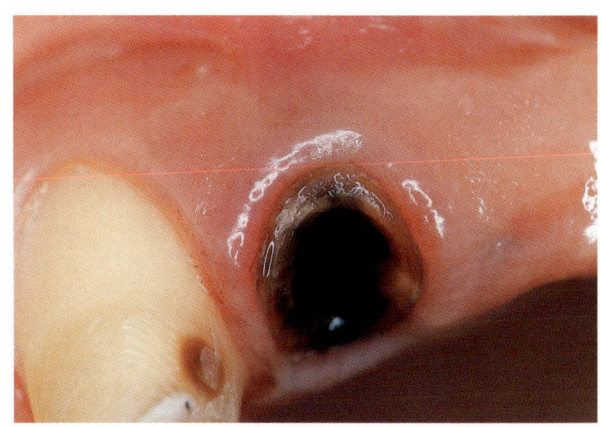

5-3-13 2|築造体脱落時の状態.

5-3-14 | 5-3-15

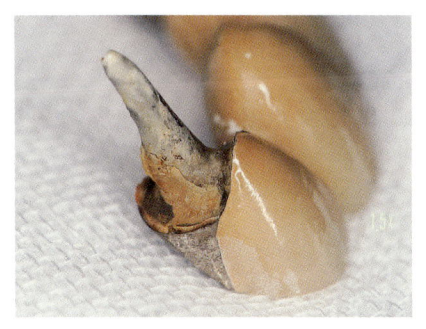

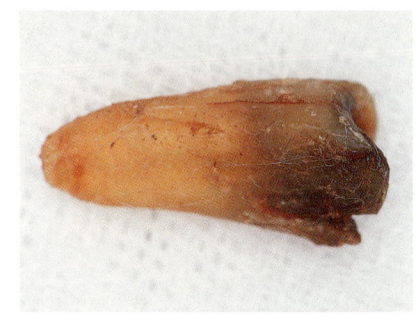

5-3-14 脱落した築造体．セメントの多くはポストに付着している．
5-3-15 3本の破折線が認められた．

　次に鋳造した築造体（5-3-8）にサンドブラスト処理と金属プライマー塗布を行い，パナビアフルオロセメントで合着した（5-3-9）．その後，②1|1②金属焼付ポーセレンブリッジを製作し，築造体と同様の処理およびセメントで合着した．

　ここで脱落前と同じブリッジを製作したのは，
①前歯部の咬合関係は切端咬合に近いものの左右臼歯部の咬合が確実に保持されていたこと
②たとえこのブリッジが失敗に帰しても，左右側の犬歯を支台としたブリッジの製作が相変わらず可能であること
という2点から，この時点で3|3に手をつけるのは得策でないと考えたためである．

　その後の処置として，約1年後のリコール時に（5-3-10），咬頭嵌合位での接触が強くなっていたので（5-3-11），この部分に接触している対合歯の切縁を少し削合した．しかしその1年後，2|根尖部の腫脹を訴えて来院した（5-3-12）．築造体ごと脱離し（5-3-13,14），歯根には根面から3個所の破折線が根尖方向に伸びていた（5-3-15）．

　同じ症例に2つのブリッジを製作した．最初のブリッジの寿命が4年4か月，2つ目のブリッジが2年3か月だった．1|1欠損によるスパンが意外に長く，切端咬合で力が直達するなど不利な条件があったにせよ，いずれもあまりに短い寿命である．

　最初の脱落時に2|の亀裂を的確に診断できたとして，どうすればよかったのであろうか．2|を抜歯して③21|1②③のブリッジを製作すべきだったのであろうか．それとも2|を残し③②1|1②③のブリッジにすべきだったのだろうか．

　それとも，これらの処置は2|の抜歯後に装着した③②1|1②③ブリッジとどのように違うのであろうか．そもそも最初から③②1|1②③ブリッジを製作すべきだったのであろうか．

　しかし，その場合でも2|2のその後の経過には不安がある．2|は22年前に，|2は12年前に失活歯となり，その後何回か築造体とクラウンが装着された歯だからである．ともに歯質は十分に疲弊していたはずである．

[症例5-4]

患者：46歳，女性

## [症例5-4] 60歳，男性

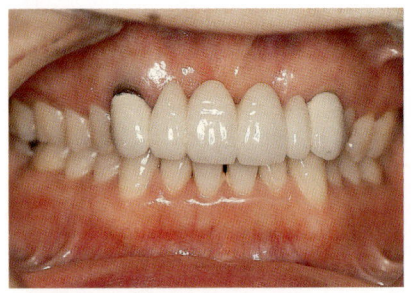

5-4-1　12年前に装着された③2 1|1 2③金属焼付ポーセレンブリッジ．

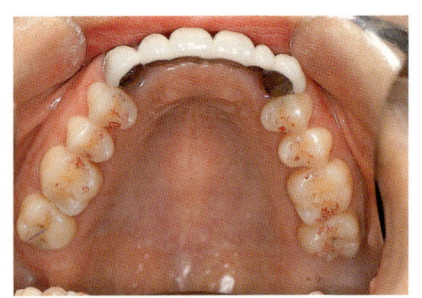

5-4-2　上顎咬合面観．

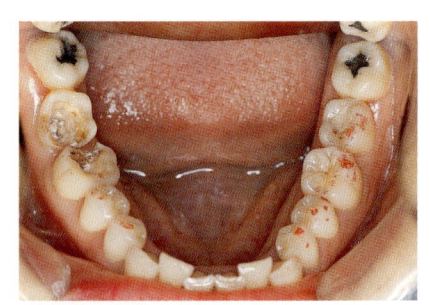

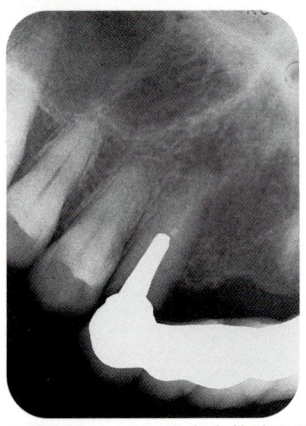

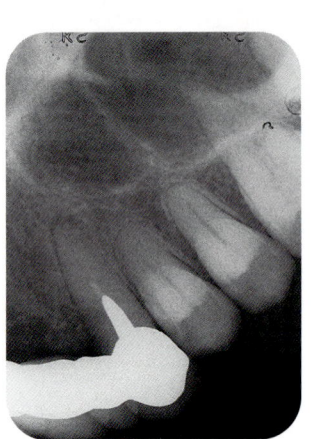

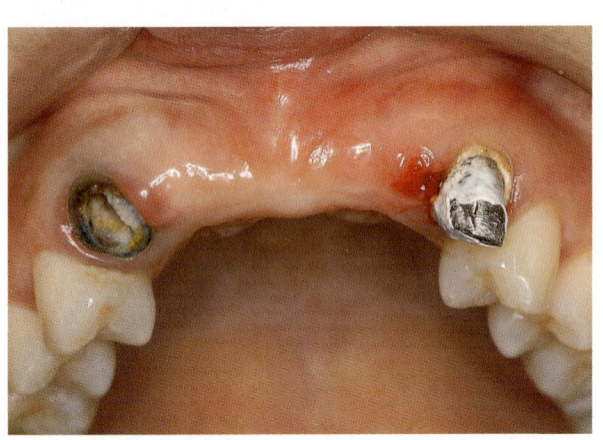

5-4-3　下顎咬合面観．

5-4-4a,b　3|3 の支台築造のX線写真．十分な歯内治療ができていない．

5-4-5　ブリッジ撤去後の口腔内写真．

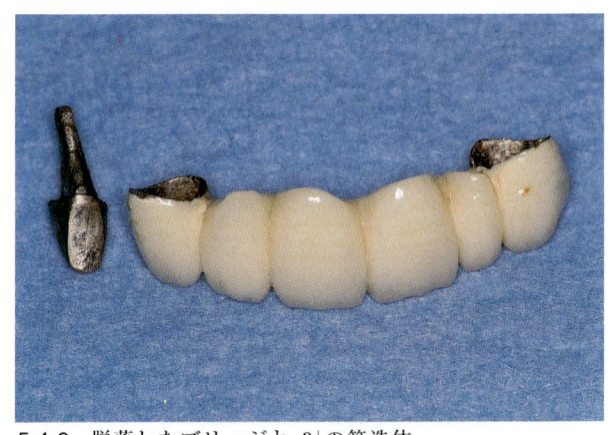

5-4-6　脱落したブリッジと 3| の築造体．

概要：2 1|1 2 欠損補綴

　2 1|1 2 欠損に対し，③2 1|1 2③ ブリッジで対応した（1988年5月）．初診時にすでに前記の金属焼付ポーセレンブリッジが装着されており（5-4-1〜3），約12年前に装着されたとのことだった．ただし，支台歯である 3|3 の歯内治療は十分でなく（5-4-4a,b），3| はすでに脱離していた．|3 に超音波振動をかけると約5分でブリッジが全体として脱落してきた（5-4-5,6）．3| には多量の軟化象牙質が認められ（5-4-7），それを取り除くとセメント質の皮一枚を残したような歯根が残った（5-4-8）．

　ここで患者さんにこの歯の状況が厳しいことを告げ，抜歯して 3 2 1|1 2 部分床義歯を製作するか，無理を承知で再び③2 1|1 2③ ブリッジの製作を目指すか選択をお願いした．患者さんは後者を選んだので，3|3 に歯内療法を施し，同ブリッジを製作することにした．3| の支台築造には細心の注意を払い，ポスト先端を歯質の十分あるところまで延ばして保持を図り（5-4-9），築造体には接着性に優れたニッケルクロム合金を用いた（5-4-10）．

5　歯根破折の背景因子について

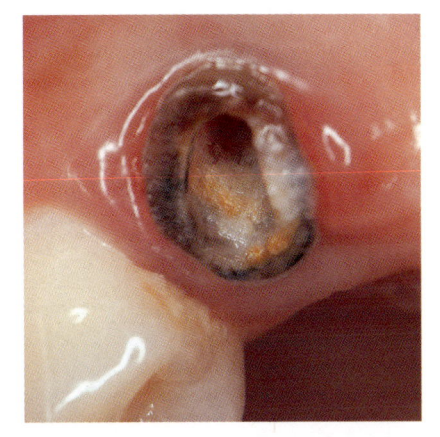

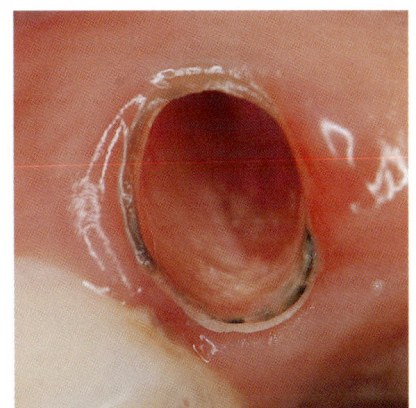

5-4-7　3|には多量の二次う蝕が認められた．
5-4-8　二次う蝕を除去するとセメント質の皮を一層残したような歯根となった．

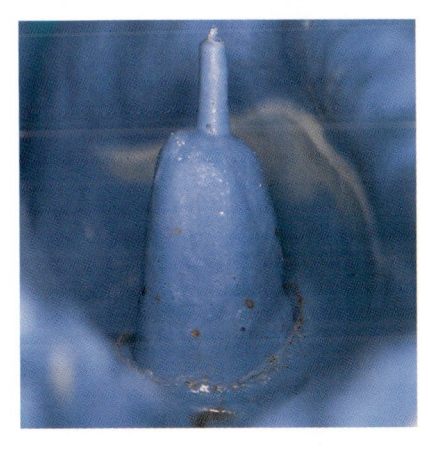

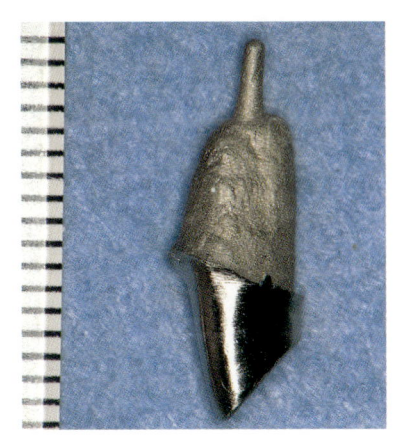

5-4-9　3|築造体のための印象採得．
5-4-10　製作した|3 築造体（ニッケルクロム合金）．

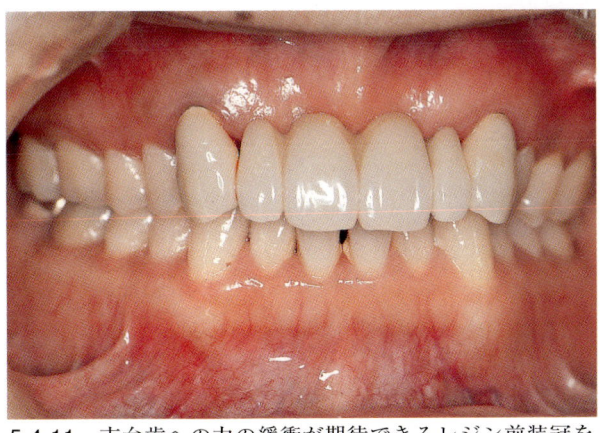

5-4-11　支台歯への力の緩衝が期待できるレジン前装冠を選択．③2 1|1 2③レジン前装ブリッジ装着後の口腔内写真．

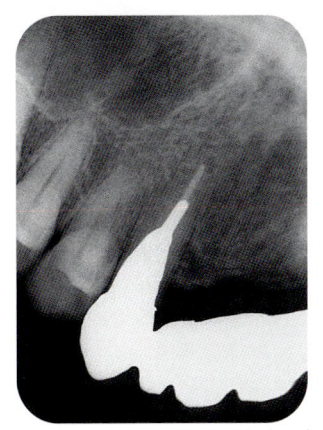

5-4-12　最終補綴物装着後3年のX線写真．

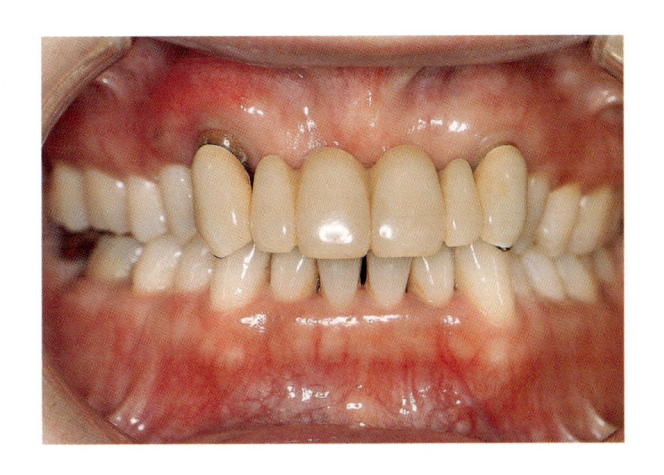

5-4-13　最終補綴物装着13年5か月後の口腔内写真．

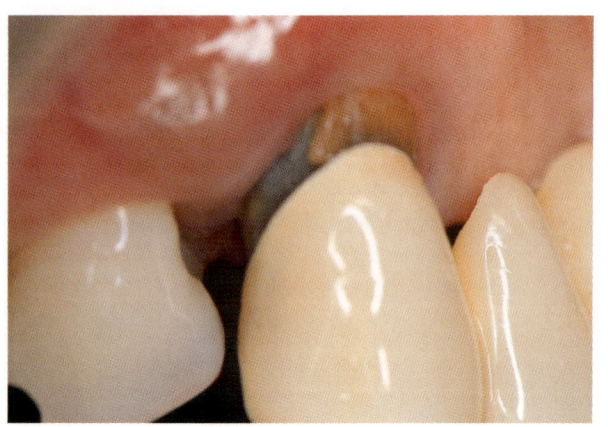

5-4-14 ３|はセメントが溶出し二次う蝕に罹患し脱離していた．

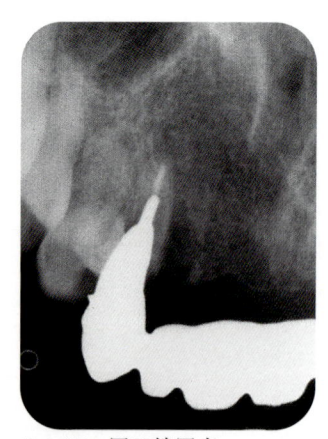

5-4-15 同X線写真．

　また，上部構造の支台装置として，金属焼付ポーセレン冠よりも弾性があり支台歯への力の緩衝を期待できるレジン前装冠を選択した（5-4-11）．セメントはパナビアEXである．3年後の ３| を5-4-12に示す．このとき，上顎にスプリントを装着し，夜間の使用を指導した．

　合着後13年5か月後の状態を5-4-13に示す．３| はセメントが溶出し二次う蝕に罹患していた（5-4-14,15）．また，薄くなった歯質が小さく破折しており，抜歯の適応症であった．

　4前歯の連続欠損についてみてみると，前記の保母ら[10]の成書では，両側の犬歯と第一小臼歯を支台とした ④③２１|１２③④ ブリッジを製作すべきとしている．

　④③２１|１２③④ でも，④③２１|１２③ でもなく ③２１|１２③ ブリッジとしたのは，４|４ が健全歯であったこと，４| をブリッジに取り込むことがブリッジの補強にどれほど役立つかの保証がなく，結果的に ４| の寿命を短くしてしまうことを心配したためである．

　製作に際しては，３| の残存歯質が薄く装着後短時日の間に歯根破折を起こすことを危惧した．そのために通常は使うことのないニッケルクロム合金の築造体を装着したのであった．13年もたせることができたが，結果的には歯根破折というより脱離に近い様相を示した．

[症例5-5]
患者：63歳，女性

概要：開口制限と開口時痛

　開口制限と右顎関節の開口時痛を訴えて来院した．補綴修復として，②①|１２３４⑤⑥ レジン前装ブリッジを装着した（1988年2月）．セメントはカルボキシレートセメントである．

　支台歯である ２１|１ はいずれも失活歯で，金属による鋳造支台築造体を装着した（5-5-1,2）．|５ はセメント築造した生活歯，|６ はレジン築造した失活歯である（5-5-3,4）．

　欠損が |２３４ と犬歯を含み，ブリッジの構造が遊離端的となるため，十分な支台歯数を準備する必要があると考えた．装着したブリッジの正面観を5-5-5，咬合面観を5-5-6に示す．

　全身的に問題があり通院がままならぬ方だったが，14年後にブリッジの脱離を訴えて来院した（5-5-7,8）．２１|１ は上部構造から脱離し，|５ が歯頸部で水平的に破折していた（5-5-9〜11）．10日前頃から水がしみるようになったとのことだったが，とくに強い疼痛は訴えなかった．

　生活歯であった |５ が水平的に破折する状況とは，２１|１ が脱離し，この部分が |５ を中心として回転したことによると推測される．この意味では健全歯ではあったが ３| を支台歯に加えて，保持の増強を図るべきだったと思われる．

## 小括

　歯の欠損のブリッジによる修復は，もともと残存歯に通常以上の負担を強いるものであり，臨床はそ

[症例5-5] 63歳，女性

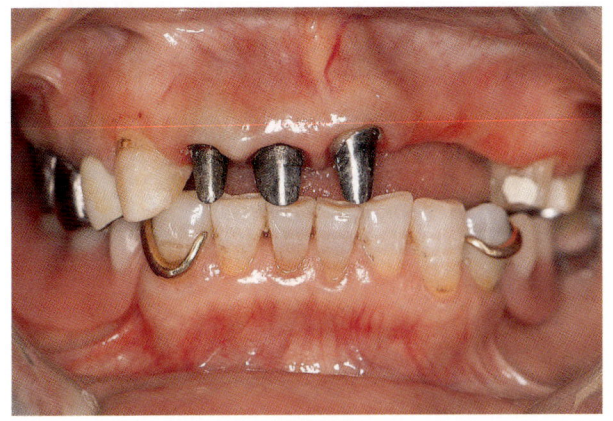

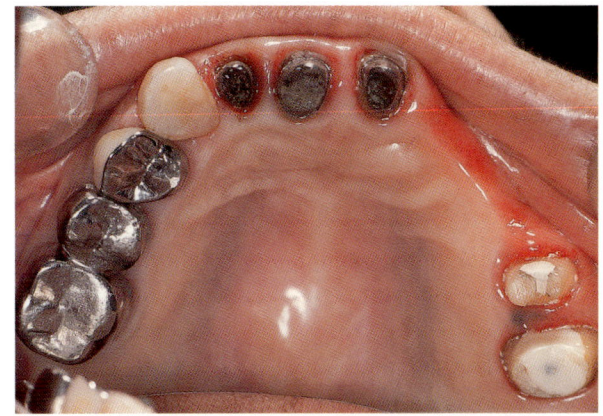

5-5-1,2 ｜2 3 4 欠損の口腔内写真．2 1｜1 には鋳造支台築造体を装着．

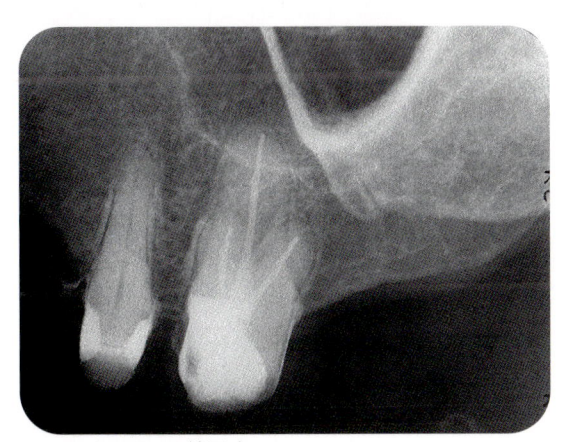

5-5-3 ｜5 6 のX線写真．

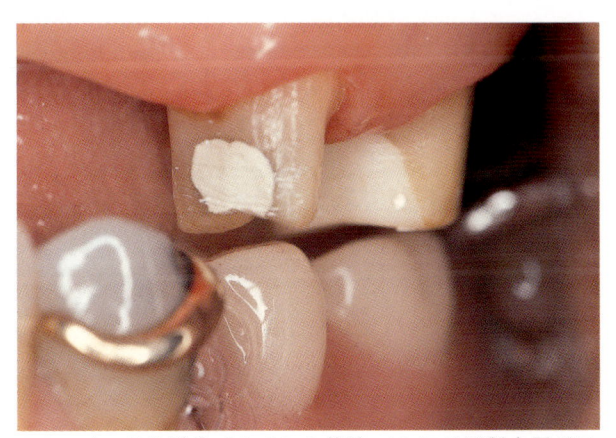

5-5-4 ｜5 は生活歯でセメント築造，｜6 には既製金属ポストつきのレジン築造とした．

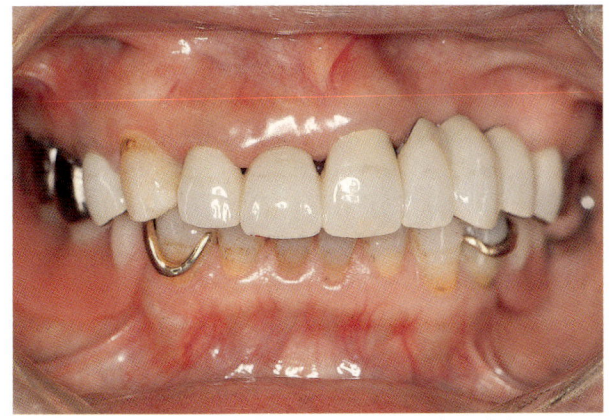

5-5-5 ②①｜①2 3 4 ⑤6 ブリッジの装着（正面観）．

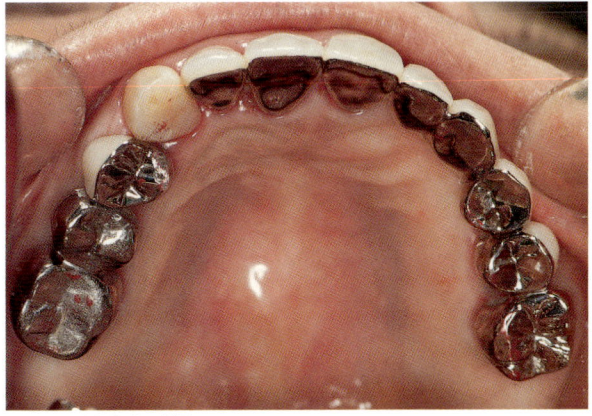

5-5-6 同咬合面観．

の負担にどの程度耐えられるかという疲労試験の場ともいえる．その上，これまでクラウンやブリッジの装着を繰り返してきた履歴のある失活歯を支台としなければならないことも多い．

また，追加したい支台歯候補が健全歯で削除を控えたいとの患者さんと術者共通の思い，追加すべき支台歯がすでに他のブリッジの支台歯として利用されている状況，さらに術者の一人よがりの思いこみなど，臨床の場は複雑である．これらすべてを踏まえて適切に処置することが求められている．

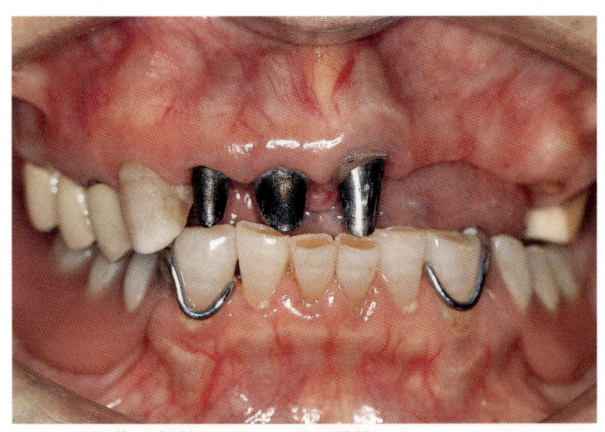

MI時代の失活歯修復／歯根を破折させないために

5-5-7 装着14年後にブリッジが脱離した．

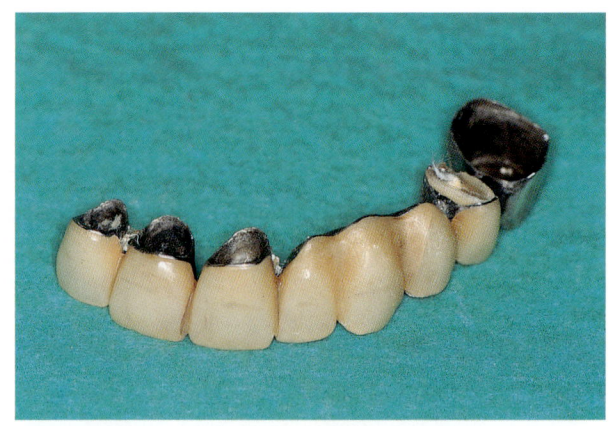

5-5-8 脱離した②①①2 3 4⑤⑥ブリッジ．

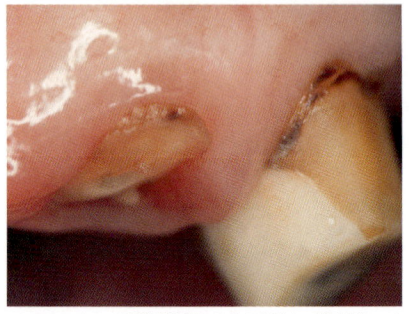

5-5-9 |5 は歯頸部で水平的に破折していた．

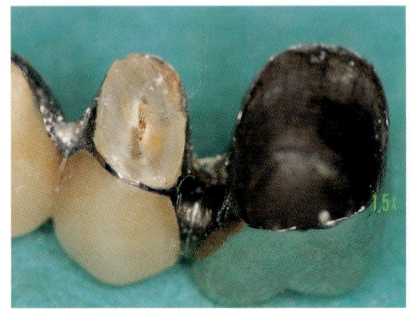

5-5-10 |5 の破折面．

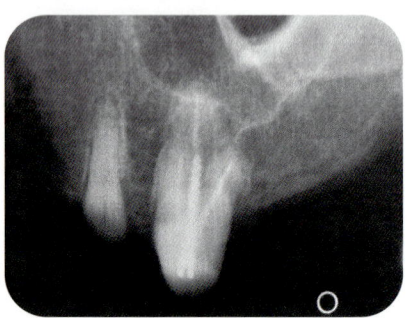

5-5-11 |5 6 の歯根の状態（14年後）．

[義歯]

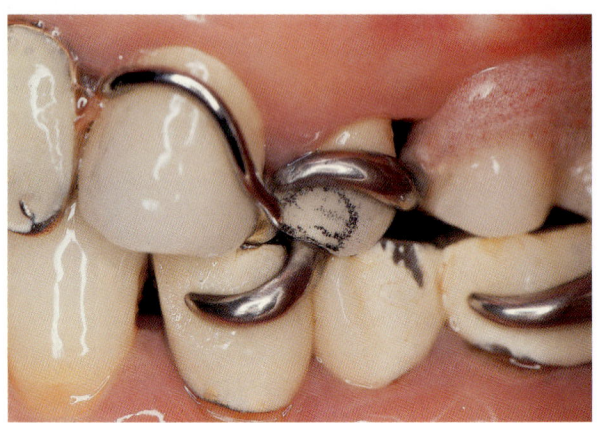

図5 クラスプを含めた咬合調整はなかなか難しい．

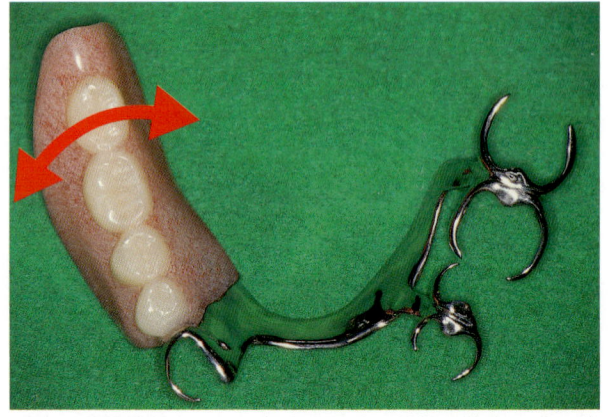

図6 遊離端部における偏心運動時の接触は鉤歯に対し外傷性に作用する．

## 義歯関連の歯根破折

　義歯は歯質への侵襲が少なく，着脱できるため清掃性がよく，ほとんどすべての欠損様式をカバーできるなど利点の多い装置である．しかし，維持装置のクラスプが突出して咬頭干渉となったり，可撤性であるがゆえに義歯が大きく動揺して鉤歯に外傷性に作用するなど，十分に注意すべき装置でもある．

### 咬合調整の不足

　大部分を占めるクラスプを維持装置とする義歯で

[症例5-6] 53歳，女性

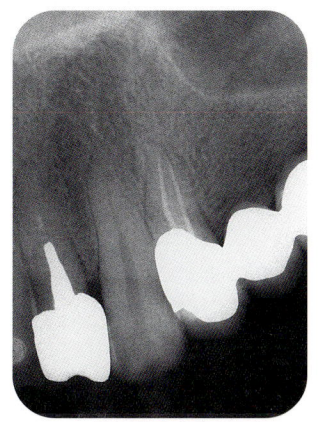

5-6-1 後に鉤歯となった|4 の歯根の状態．

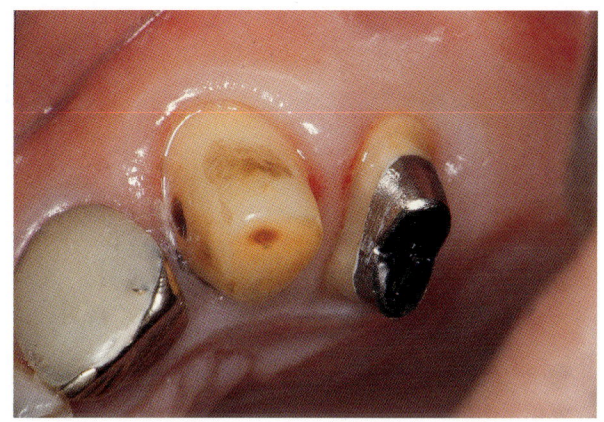

5-6-2 |4 を支台築造し，|3 も鉤歯に加えることにした．

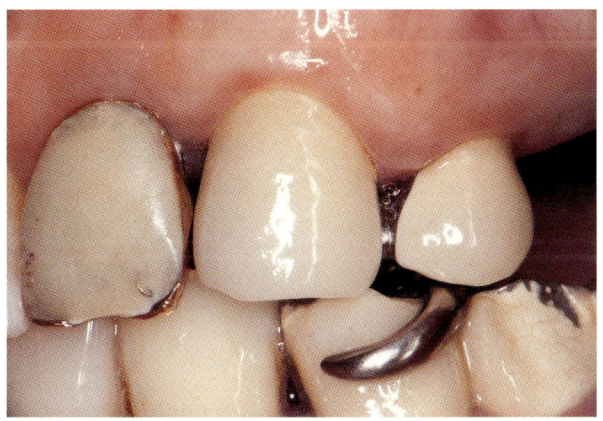

5-6-3 |3 4 を金属焼付ポーセレン冠で連結して鉤歯とした．

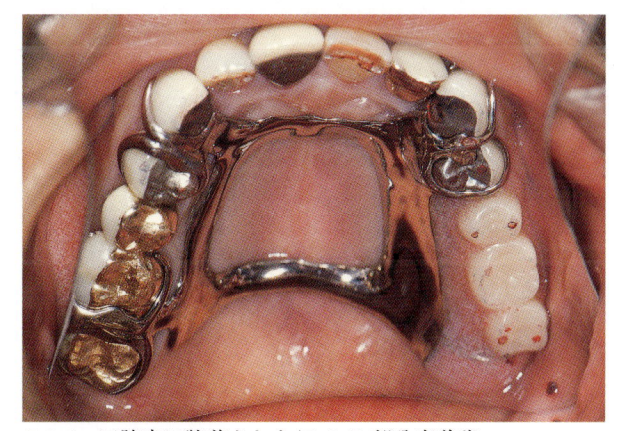

5-6-4 口腔内に装着された|5 6 7 部分床義歯．

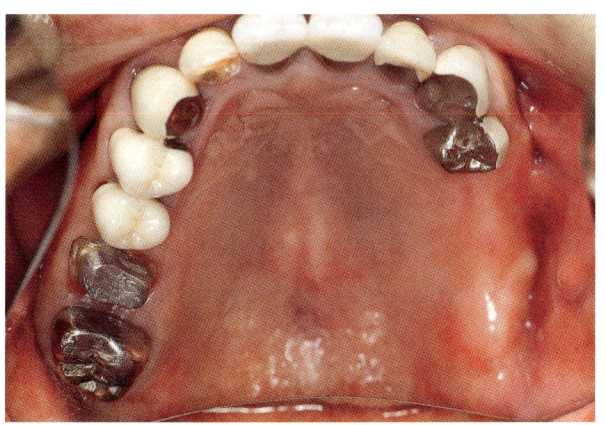

5-6-5 クラスプのかかっていた右側臼歯部の修復とともに|5 6 7 義歯を再製作する．

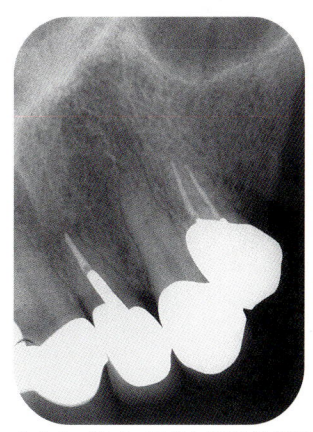

5-6-6 |3 4 の支台歯に異常所見は認められなかった（義歯の装着後8年）．

は，解剖的な本来の形態から逸脱した形態となり（図5），対合歯との間で調和のとれた関係を作ることは容易でない．実際に，上下顎の歯列間を鋳造クラスプが通るための空間は思いのほか広く，装着してからの調整に苦労することがよくある．

とくに，遊離端義歯の場合には，遠心遊離端に少しでも偏心運動時の接触が残っていると（図6），クラスプを通して支台歯に大きなねじり応力が発生するため，注意深い調整が欠かせない．

[症例5-6]

患者：53歳，男性

概要：|5 6 7 の遊離端欠損

　|④ 5 6 ⑦ ブリッジの支台だった|7 が破折し，

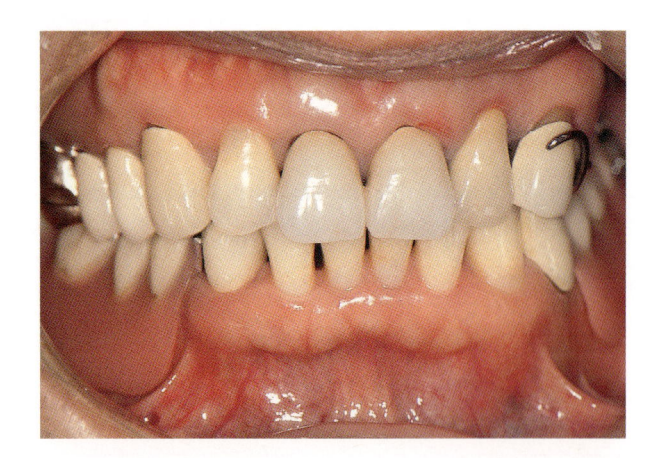

MI時代の失活歯修復／歯根を破折させないために

5-6-7 新義歯装着1年後の口腔内（正面観）．
5-6-8,9 3年後の上下顎歯列（咬合面観）．

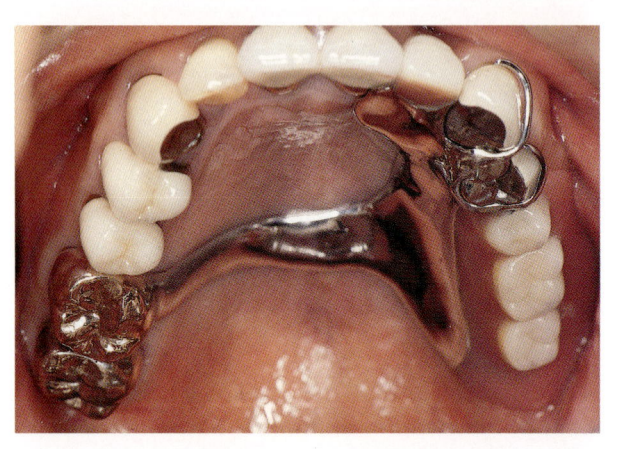

| 5-6-7 | |
|---|---|
| 5-6-8 | 5-6-9 |

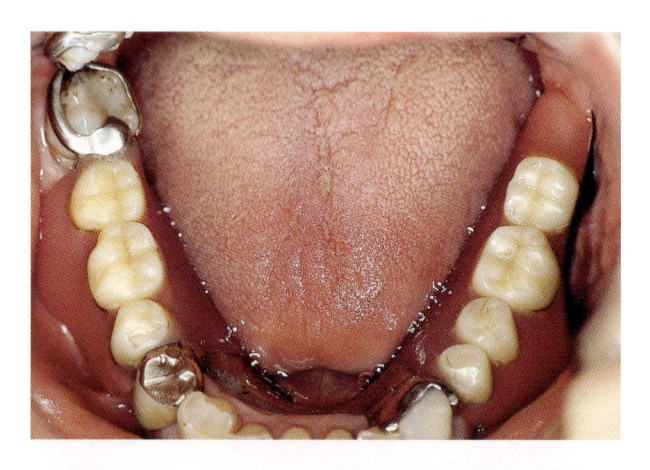

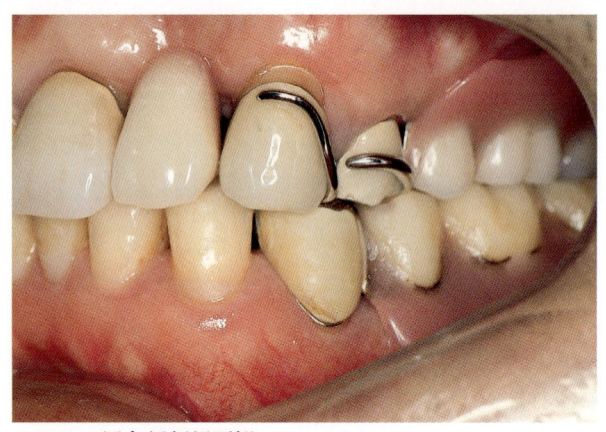

5-6-10 同左側頰側面観．

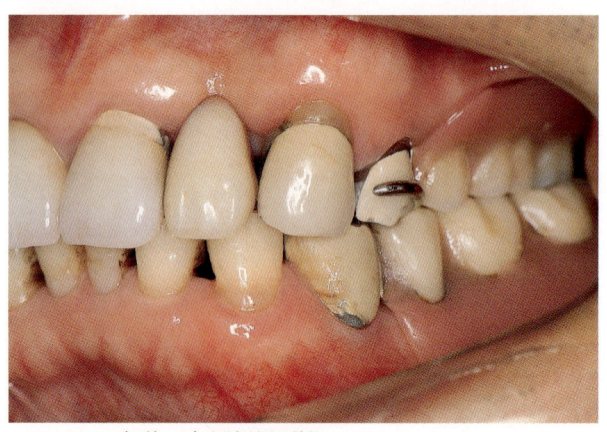

5-6-11 10年後の左側頰側面観．

|5 6 7 の遊離端欠損となった（1983年10月）．

　もう一方の支台歯|4 の歯内療法に問題はなかったため（5-6-1），金属で支台築造し，さらにこの歯への負担が大きくなるとの予測から，隣接する健全歯|3 を支台歯形成して（5-6-2），両者を連結して鉤歯としての負担に備えた（5-6-3）．5-6-4は装着した部分床義歯である．

　その8年後に，クラスプのかかっていた右側臼歯部を修復する機会があり，|5 6 7 欠損についても義歯を再製作することになった（5-6-5）．そのときの|3 4 にはとくに異常は認められず（5-6-6），新しい義歯の|3 4 へも同様のクラスプを設計した．また，この部分と離れた 6|にコーヌス装置を配した．装着1年後の正面観を5-6-7に，3年後の上下顎歯列（5-6-8,9），および頰側面観（5-6-10）をに示す．

　装着後約10年後の状態を5-6-11に示す．この間，その半年前に|3 ワイヤークラスプが破折したほかは大きな変化はなかった．

5-6-12 |3 4 連結後19年目に|4 の破折が起こった.
5-6-13 |4 抜歯後の破折線.
5-6-14 |4 遠心にみられた歯頸部う蝕.
5-6-15 |4 ポストと歯根の関係.

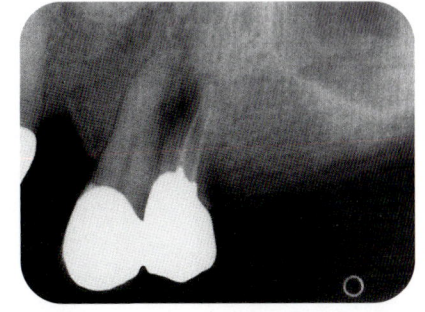

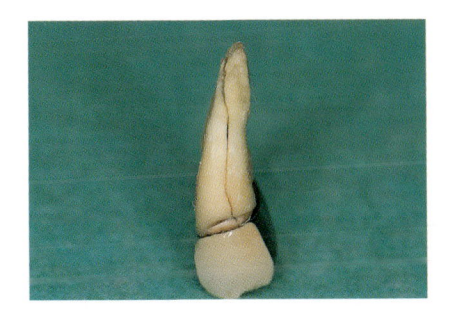

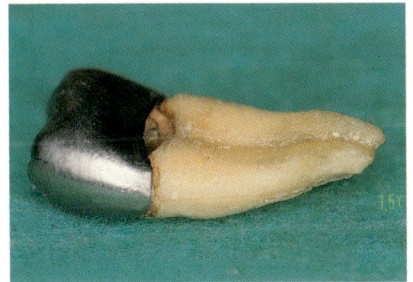

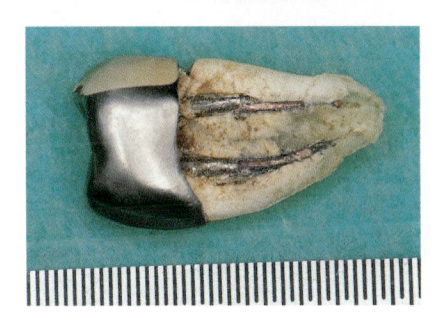

しかし，それから1年後に|4 が破折して来院した（5-6-12,13）．遠心歯頸部にう蝕があり（5-6-14），ポストを挟んで遠心部分の歯頸部歯質が構造的に脆弱となっていたことが推測された．ポストそのものは細く短く（5-6-15），破折の原因とは思えなかった．

|3 は健全歯であり，|4 にも十分な量の歯質があった．この両者を連結したので，鉤歯としての負担に十分耐えられることを期待した．しかし，連結してから2つの義歯を通して19年後に|4 が破折した．

破折の原因にはさまざまなものが考えられる．たとえば，|4 は最初の義歯製作時にすでに失活して10年しており，破折までに少なくとも30年経過したことになる．歯質は疲労の限界にあったかもしれない．また，|3 にはワイヤークラスプだったが|4 には鋳造クラスプで，この歯に負担が集中した．あるいは，この部分に上下顎のクラスプが集中し，咬合調整が十分でなかった（図5）．さらに，顎堤が吸収し支台歯を遠心に傾斜させる力が作用し続けたなどをあげることができる．そして，おそらくこれらすべてが関与したであろう．

### 義歯なしのときの咬合

一般に義歯は夜間には外して水を入れたコップの中などに保管するよう指導する．しかし，義歯を外したあとの咬合状態に配慮する必要がある．一方の顎が無歯顎だったり，すれ違い咬合ならば問題はない．しかし，そこにある程度の咬合接触があり，特定の歯に負担がかかるような場合には注意が必要である．できれば設計の段階で，このことに配慮できるとよい．

同様のことは，長年装着していた義歯を何らかの理由で装着できなくなったときにも起こる．それまで義歯が負担していた力が少数の特定の歯にかかるような場合である．

[症例 5-7]

患者：77歳，男性
概要：7|4 7，6 5|5 6 7 欠損

上顎は 7|4 7 の3歯，下顎が 6 5|5 6 7 の5歯欠損（1994年1月）．上顎は |4 7，下顎は 6 5|5 6 7 の部分床義歯（5-7-1,2）を装着して1年3か月後，|3 継続歯が脱落して来院した．

その継続歯は9年前に装着したもので，その間まったく問題がなかった．|3 には近心に亀裂が認められたが，幸い浅かったので接着性レジンセメントで再合着した．しかし，さらに1年5か月後に歯根が破折して来院した（5-7-3,4）．

問診すると，下顎義歯は入らなくなって入てい

[症例5-7] 77歳，男性

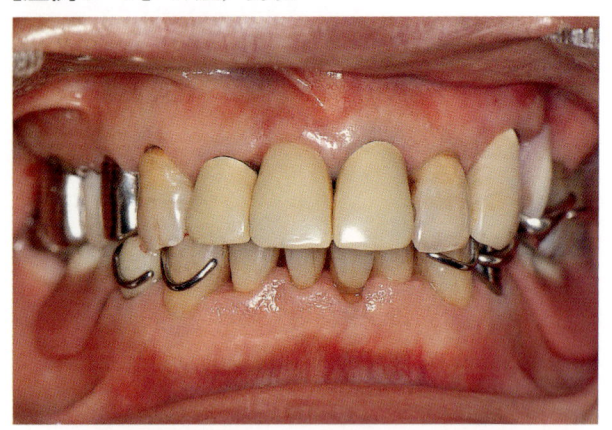

5-7-1　義歯装着正面観．

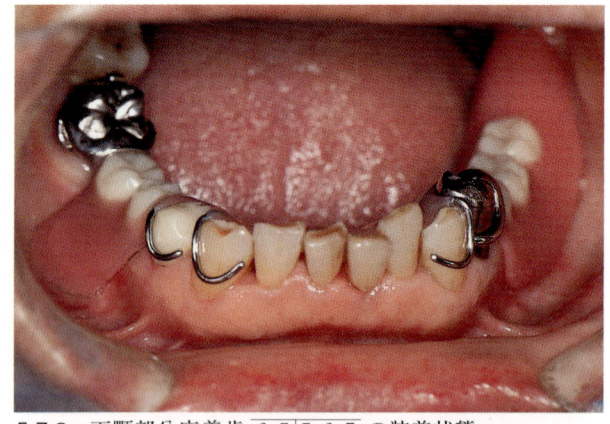

5-7-2　下顎部分床義歯 6 5|5 6 7 の装着状態．

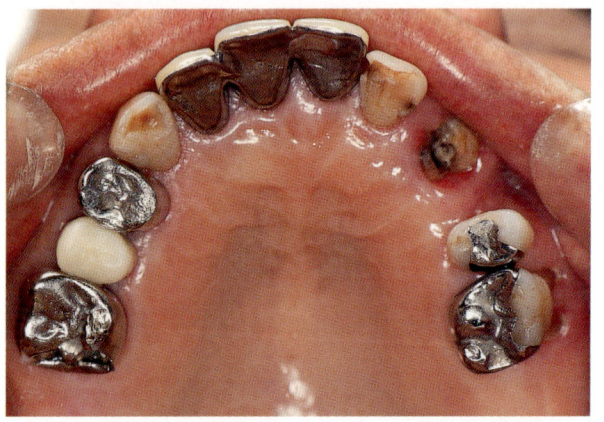

5-7-3,4　義歯をはずした時の上下顎．|3 継続歯は破折し，脱落してきた．

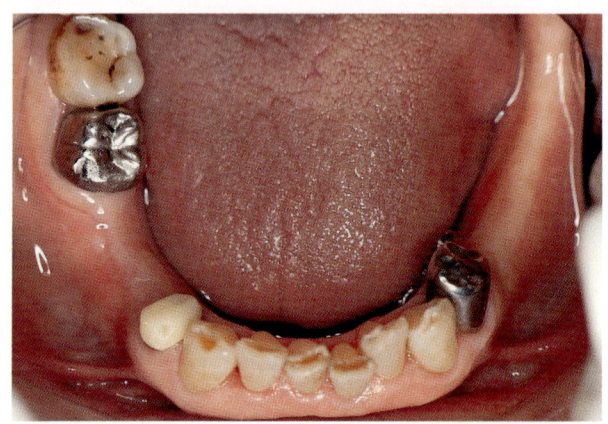

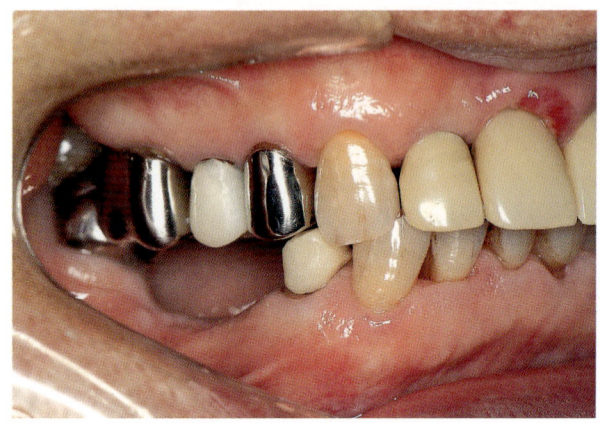

5-7-5,6　義歯をはずしたときの咬合状態．

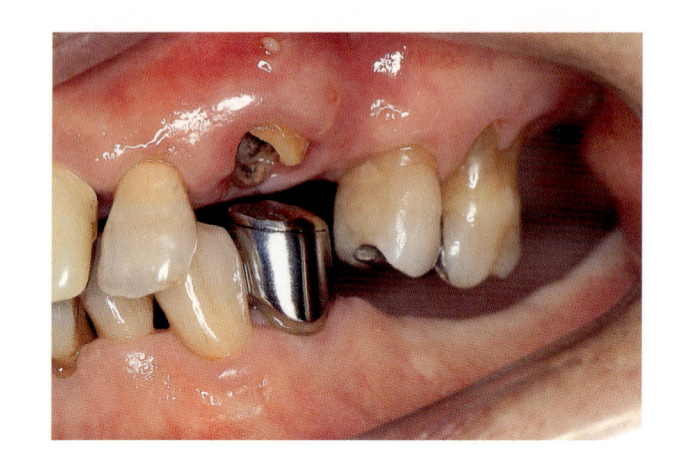

ない，上顎義歯も使っていないとのことだった．咬合状態を観察すると（5-7-5,6），左側で咬合している歯はこの歯のみだった．義歯なしのときの咬合状態から夜間も義歯の装着を勧めたはずだが，義歯が入らなくなって，この歯に過度の負担がかかったのが原因と思われた．

### 小括

部分床義歯の咬合調整は，固定性のクラウンブリッジと比べ難しい．顎堤粘膜という歯根膜の数倍ものクッションがあるからである．厚さ30ミクロンの咬合紙が引き抜けないという同じ咬合状態であっ

## 5 歯根破折の背景因子について

**[ブラキシズムへの対応]**

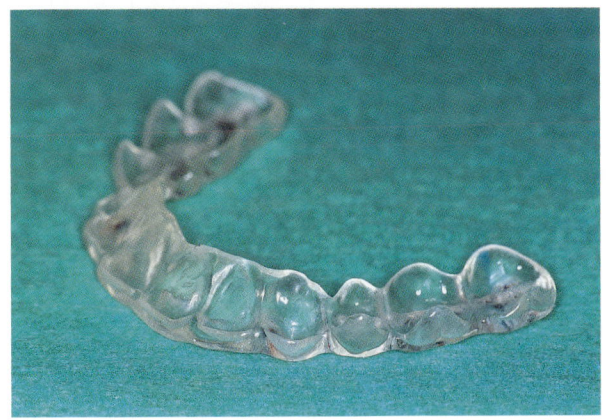

図7　上顎用のスプリント．

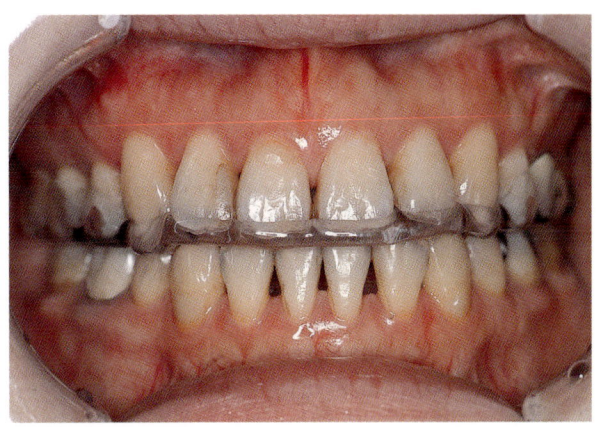

図8　装着状態．

ても，クラウンブリッジの咬合なのか義歯の咬合なのかによって，それぞれの支台歯の負担状況は大いに異なるであろう．義歯の動きが大きく支台歯を過度に傾斜させている場合には，とくに問題である．

顎堤が経年的に吸収することを考えると，問題はさらに複雑である．顎堤の吸収が短期間に起こり義歯の適合不良を呈するときに，支台歯に大きな負荷がかかることは容易に想像できる．しかし，吸収が徐々に起こり，義歯の適合が失われることなく，上下顎歯列の咬合状態が保たれている状況であっても，支台歯が大きな負担を強いられていることもあるに違いない．

## 習癖に起因する歯根破折

飯島[5]は歯根破折の原因には「加圧要素としての咬合と，受圧要素としての歯」があるとし，加圧要素として①ブラキシズム，②片側噛み，③強い咬合力，④硬い食品嗜好をあげている．これらはいずれも，通常よりも大きな力が発生する状況を意味し，いわば背景因子にあたる．以下にこれらについて順次触れる．

### ブラキシズム

主に覚醒時にみられるクレンチング（食いしばり）は，顎関節症の原因の一つとされ，肩こりや頭痛や目の奥の痛みなどの誘因ともされている．クレンチング時に歯列に大きな力が作用していることは間違いなく，歯根破折を惹起する可能性がある．覚醒時の習癖なので，ぜひ矯正することにしたい．一般にはスプリントの装着と自己暗示療法によって対処する．

もう一つのブラキシズムであるグラインディング（歯ぎしり）は夜間の習癖で，クレンチングよりも大きな力が出ていると思われ，歯への為害作用も大きいと推測される．早期接触や咬頭干渉などの咬合異常が原因の一つとされるものの，精神的なストレスなど他の因子も指摘されており，そのコントロールは難しい．年齢的あるいは学業や仕事の上での困難に対する一時的な現象であることも多いので，対症療法ではあるが夜間のスプリント装着で対処する（図7，8）．

### 片側噛み

通常は左右側をおよそ均等に使って咀嚼していると思われるが，それが極度に右咀嚼や左咀嚼に偏っている場合には，当該側の歯に通常の2倍近い負担がかかることになる．片側噛みと利き手との関連が研究されたりするが，片側噛みは先天的なものでなく，不変でもない．歯列の状況によって変化するものと考えるべきである．

片側噛みにはそれなりの原因があるはずである．最も単純な例は，左右側臼歯の咬合に参加している

## [生活歯の破折]

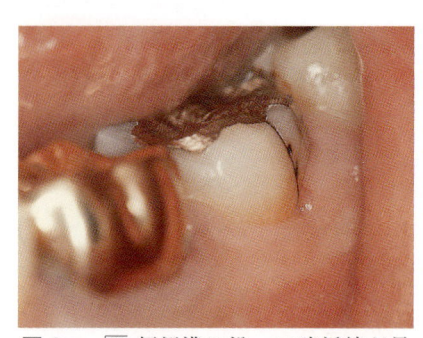

図9a ⑦頬側溝に沿って破折線が見える.

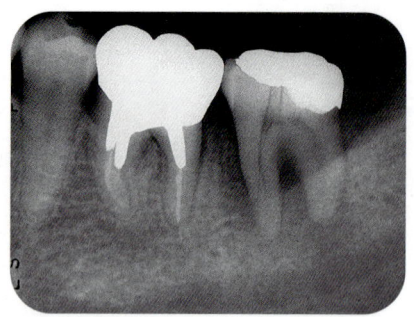

図9b 破折線が明瞭に認められる.

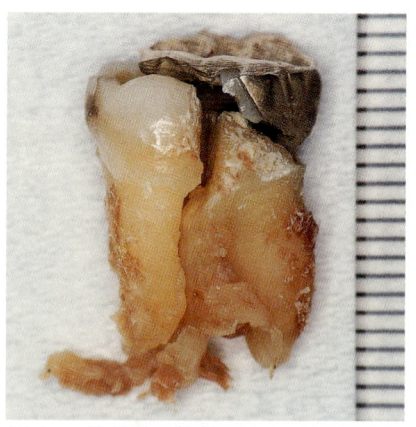

図9c 抜歯後の状態.

## [異常な破損の様相]

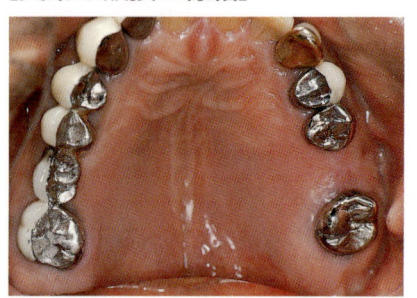

図10a ⑦⑥⑤④ブリッジが破損して来院した.

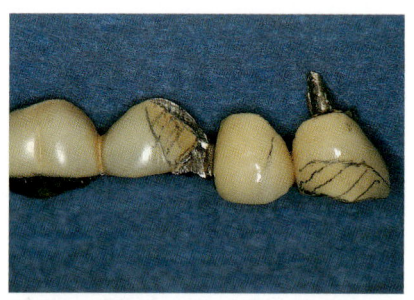

図10b 前装用レジンの激しい破損・亀裂が認められた.

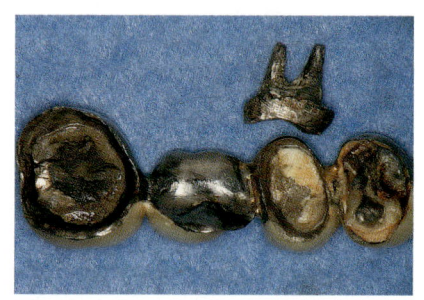

図10c ブリッジの設計に誤りはないように思われた.

---

歯数に大きな差がある場合である.

　具合のよくない部分床義歯が装着されている場合，かばわなければならない心配な歯がある場合，交叉咬合となっている場合などもこれにあたる．放置されている欠損は修復を行い，部分床義歯を調製し，それぞれ適切な処置を実施するのが対策である．

## 強い咬合力

　咬合力が強ければ，通常では考えられないほど大きな力が歯に加わることになる．先にあげた歯ぎしりの症例などはその一例である．しかし，実際には咬合力の強い人を選抜するより，強い咬合力が外傷性に作用している人を見いだす必要がある．ここでは，この指標に沿って考えてみる．

### [歯根破折の既往]

　歯根破折を起こす患者さんは1歯だけでなく，2歯，3歯と破折を起こす可能性があるといわれる．力の調節機構や咬合状態に構造的な素因があるのかもしれない．とくに生活歯の破折（図9a〜c）を起こす患者さんは要注意である．

### [異常な破損の様相]

　通常の1歯欠損に対する3歯ブリッジが短期間のうちに脱落する，脱離の様相が激しいなどの患者さんである（図10a〜c）．

### [強い咬耗]

　下顎前歯の象牙質まで見える咬耗や（図11），上顎前歯舌面に見られる階段状の彫り込み（図12）などが指標となる．

## 硬い食品嗜好

　患者さんのなかには噛みごたえのある硬い食品を好んで食する人たちがいる．また歯に自信があるあまり，木の実など硬いものを好んで歯で割って食べる人もいる．こうした人たちは一般に歯列の揃った恵まれた人ではあるが，歯への負担が大きく，とく

## [強い咬耗]

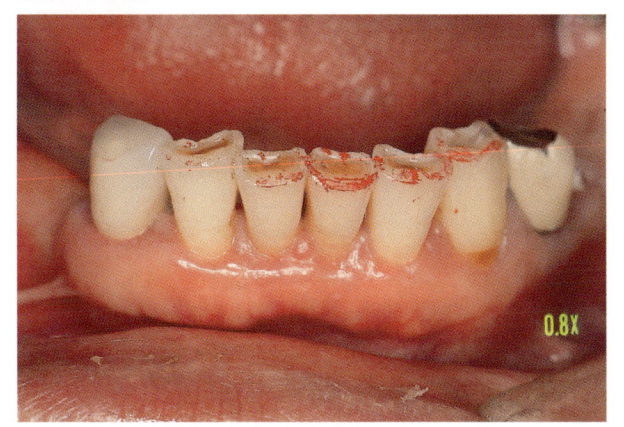

図11　象牙質の露出した下顎前歯の咬耗．

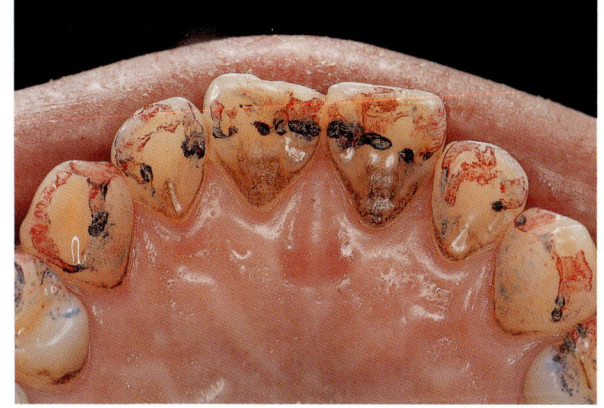

図12　上顎前歯舌面にみられる階段状の彫り込み．

に失活歯を破折させることがある．したがって，歯根破折を起こした患者さんについては，必ずこの嗜好の有無を確認すべきである．

### 小括

特別に大きな力が発揮される習癖がある場合には，まず患者さんにそれを認識させることが大切である．しかし，その矯正が難しいこともしばしばなので，補綴装置の製作に際して，通常の症例よりも支台歯数を増やす，材料的に堅固な構造を付与するなどの配慮をする．また夜間スプリントを装着して，無意識下で発揮される可能性のある大きな力に備えることも必要である．

## まとめ

歯根破折の原因には，習癖や外傷など歯の修復治療との関連が少ないものもあるが，多くはクラウンやブリッジ，そして義歯と関連している．本来，失われた歯質や歯を形態的・機能的・審美的に回復し全身の健康に寄与すべきこれらの装置が，歯根破折の直接的あるいは間接的原因となることは大変残念なことである．われわれ歯科医はこれを極力防止する手だてを考えなければならない．

一面では，補綴装置は永久的にもつものではなく，成功率や寿命があるので，歯根破折はそのエンドポイントの一つと考えることができるかもしれない．補綴装置が壊れるか，歯が壊れるか，歯槽骨が駄目になるかなのだと．しかし，われわれが問題とすべきは，あるいは直面しているのは，上記の考えの前の段階のことである．歯根破折の原因となる事項を単に支台築造という切り口で見るのでなく，もう少し広い視野からとらえることによって，数ある原因となる因子を一つでも多くわれわれがコントロールできるものとしたい．

今回，図らずも自分の失敗例を供覧することになったが，他山の石として参考にしていただけら幸甚である．

### 参考文献

1．Heydecke G, Peters MC: The restoration of endodontically treated, single-rooted teeth with cast or direct posts and cores: A systematic review. J Prosthet Dent .87:381-386, 2002.

2．Sorensen JA, Martinoff JT:Intracoronal reinforcement and coronal coverage:A study of endodontically treated teeth. J Prosthet Dent. 51:780-784, 1984.

3．Mentink AG, Meeuwissen R, Kayser AF et al.: Survival rate and failure characteristics of the all metal post and core restoration. J Oral Rehabil. 20:455-461,1993.

4．Torbjörner A, Karlsson S, Odman PA: Survival rate and failure characteristics for two post designs J Prosthet Dent. 73:439-444, 1995.

5．Bergman B, Lundquist P, Sjogren U et al.: Restorative and endodontic results after treatment with cast post and cores. J Prosthet Dent .61:10-15, 1989.

6．Hatzikyriakos AH, Reisis GI, Tsingos N: A 3-year postoperative clinical evaluation of post and cores beneath existing crowns. J Prosthet Dent .67:454-458, 1992.

7．福島俊士，坪田有史：支台築造の予後成績，補綴誌．45:660-668, 2001.

8．Newell DA,Morgano S M,Baima RF:Fixed prothodontics with periodontally compromised dentition.In:Malone WFP,Koth DL,editors,8th ed.90,St.Louis:Ishiyaku EuroAmerica,Inc.,1989.

9．Langer B,Stein S,Wagenberg B:An evaluation of root resections :A ten-year study. J Periodontol. 52:719-722,1981.

10．Buhler H: Evaluation of root-resected teeth: results after 10 years. J Periodontol. 59:805-810, 1988.

11．保母須弥也，Shillingburg H T,Whitsett L D（伊藤正俊，富野　晃共訳）:歯冠補綴学，クインテッセンス出版，東京，15〜48,1978.

12．飯島国好：歯根破折，医歯薬出版，東京，4-12, 1994.

# 索引

## [あ]

新しい画像診断法　91
圧平根管　100
アルミナサンドブラスト処理　24
アンレー　68

## [い]

異常な破損の様相　122
1ピースによる間接法コンポジットレジン修復　26, 28
印象採得　48
印象採得における要点　48
印象精度　48
印象用ピン　47
インレー，アンレー修復　22

## [う]

う蝕検知液　52, 88
う蝕予防　78

## [え]

縁上マージン　52
縁上歯質　74
縁上歯質をつくる　69
延長ブリッジ　105

## [お]

応力集中　39, 41, 48, 52, 60, 74
応力集中の原因　61

## [か]

カーボンファイバー　53
下顎大臼歯　107
化学的清掃　49
確実な根管治療　71
顎堤の吸収　121
カサ状　85
硬い食品嗜好　122
片側噛み　121
ガッタパーチャ　17
窩洞外形　22
仮封　27
仮封材　16
仮封材の除去　16
噛み癖　71

ガラスファイバー　53
カリオロジー　34
管間象牙質　13
患歯の保存　61
患者さんの希望　107
間接コンポジットレジン法の1ピース修復　25
間接修復　24
間接法レジン支台築造　50, 52
間接法レジン支台築造の利点，欠点　52
寒天・アルジネート印象採得　28
寒天アルジネート連合印象　56

## [き]

機械的清掃　49
義歯関連の歯根破折　116
義歯の適合不良　121
既製金属ポストつきのレジン築造　115
既製ポスト　18, 19
キャストコア　62, 75
キャストコア以外の築造材料を優先的に選択　69
臼歯咬合面から近心隣接面に及ぶ　21
臼歯のコンポジットレジン修復　20
臼歯の離開　105
強化型硬質レジン　35, 52
矯正的挺出　37
亀裂　38, 110, 111, 119
金属支台築造　75
金属製既製ポスト　41
金属製既製ポスト併用レジン支台築造　43
金属プライマー　24

## [く]

隅角　69
楔状欠損　35
クラスプ　116, 117

## [け]

外科的挺出　65
外科的挺出による保存　65, 66
限局した歯周ポケット　90
犬歯のガイド　105
健全歯質の保存　42

## [こ]

コア　40
コア材料　40

コアのマージン　70
コア用コンポジットレジン　22, 23
口腔衛生　62
咬合改善　78
咬合接触　105
咬合調整　116
鉤歯　118
硬性鏡　92
咬頭嵌合位での接触　111
咬頭干渉　116
咬頭傾斜　105
口内法X線写真検査　85
口内法X線写真と歯科用CT画像の比較　97
後光状　85
固定性ブリッジ　109
異なった色のレジンで充填　71
コロナルリーケージ　28
根管拡大形成　99
根管充填材　28
根管充填された歯の補綴をしなかった　62
根管処置薬　14, 15
根管洗浄剤　14, 15
根管貼薬剤　14
根管治療　38, 62
根管治療後の接着　16
根管治療歯　14
根管治療中に咬合面を被覆しなかった　62
根管治療薬　16
根管内観察用ファイバースコープ　93
根管内の視診　88
根管内の電気抵抗値　84
根管のサイズ／テーパー別の正確度　94
根管の封鎖性　29
根管壁の菲薄化　99
根尖側移動術　74
根尖性歯周炎との鑑別　88
根尖への漏洩　28
コンポジットレジン　41
コンポジットレジンインレー　24
コンポジットレジンコア　23
コンポジットレジン充填　22
コンポジットレジン修復　17, 19
コンポジットレジンと既製ポストの接着　17
コンポジットレジンの積層充填　20
根面う蝕　18

## [さ]

サービカルの形成 70
再感染の危険性 29
再治療への配慮 71
さまざまな垂直性歯根破折像 86
残存歯質 46
残存歯質量 42
3点曲げ試験 54, 55
サンドブラスト処理 52, 111

## [し]

シーラー 16
自覚症状 84
歯科用CT 96
歯科用デジタル画像診断システム 97
歯科用テレスコープ 96
歯冠-歯根比 75
歯冠修復 32, 62
歯冠修復物 35, 38
歯冠伸長処置 69
歯冠長延長術 37
歯冠破折 36
歯冠部歯質量 46
歯冠部象牙質 12
歯冠部と歯根部象牙質の構造 12
歯冠部破折 34
歯頸部縁上歯質 70
歯根吸収 99
歯根の破折線を検出する 87
歯根破折 10, 32, 34, 36, 41, 42, 50, 53, 60, 108
歯根破折との鑑別／限局した歯周ポケット 90
歯根破折との鑑別／瘻孔・膿瘍 91
歯根破折の階層性 67
歯根破折の確定診断 88
歯根破折の既往 122
歯根破折の基本的な対策 34
歯根破折の原因 62, 68, 75, 78, 99, 102, 121, 123
歯根破折の進行と臨床所見 85
歯根破折の診断 84
歯根破折の発生頻度 62
歯根破折の頻度 32
歯根破折の臨床統計 102
歯根破折モデルに対する検出率 98
歯根破折モデルに対する評価方法 98
歯根破折を伴わない辺縁性歯周炎（慢性歯周炎） 88
歯根表面積 109
歯根部歯質 10
歯根部象牙質への応力の集中 10
歯根分割 78, 107
歯根分割歯 108
歯根分割歯を支台とするブリッジ 107
歯根膜腔の拡大 107
歯質側の対応 68
歯質の削除量を最小 68
歯質の削除量を最小にする 69
歯質の保存 61
歯質保存的な修復処置 10
歯周組織検査 84
歯周組織内観察可能なファイバースコープ 95
歯周ポケット 84
歯周ポケット検査 90
歯種と支台築造の失敗率 103
視診 84
歯髄保存療法 34
歯槽骨削除 74
支台歯 33
支台歯環境 34, 36, 41
支台歯候補が健全歯 115
支台歯数 109
支台歯の破折予防 68
支台歯への力の緩衝 113
支台築造 32, 33, 39, 40, 60, 61
支台築造側の対応 69
支台築造材料 41, 51
支台築造材料の限界 82
支台築造材料の弾性係数 40
支台築造全体のガイドライン 41
支台築造に起因するトラブル 33
支台築造の構造的弱点 61
支台築造の実態調査 45, 49
支台築造の分類 39
支台築造の変遷 45
支台築造用コンポジットレジン 49
失活歯におけるレジン充填 35, 36
失敗学 62
歯内-歯周病変 90
歯面清掃 16
ジャケットクラウン 19
受圧要素と加圧要素 33
修復象牙質 13
修復物の脱落 11
習癖に起因する歯根破折 121
樹脂含浸層 13
樹脂含浸層の厚み 13
主咀嚼歯 71
主咀嚼歯と頬小帯との関係 72
主咀嚼歯の支台築造 71
上顎前歯 103
触診 84
シランボンディング処理 52
シリコーン系印象材 47
審美性の回復 32

## [す]

髄腔保持の支台築造 46
水硬性仮封材 27
髄床底付近 71
髄床底部象牙質 13, 20, 28
髄床底部象牙質に対する接着強さ 13
垂直歯根破折歯 85
垂直性歯根破折 86, 90
垂直性歯根破折の画像比較 98
水平性歯根破折 86
水平性歯根破折の画像比較 98
スプリント 110
スメア層 13

## [せ]

生活歯の破折 114, 122
生活習慣 62
石英ファイバー 53
石膏注入 48
切削面を研磨する 69
切端咬合 111
接着界面 25, 50
接着技術 10
接着歯学 34
接着システム 13
接着修復 16
接着性光重合レジン 70
接着性光重合レジン充填 68
接着性コンポジットレジン 20
接着性材料 55
接着性レジンセメント 39, 41, 49, 65, 110, 119
接着性レジンセメントの接着性 39
接着阻害因子 48, 50
接着面積 18, 20, 22, 28
セメント築造 114, 115
セメントの崩壊 11
セルフエッチングプライマー 16
穿孔 71
穿孔部 99
前歯部歯頸部の根面う蝕 18
全部鋳造冠 38

## [そ]

象牙細管　13
象牙細管の走行　13
象牙質接着　49
象牙質との接着界面の縦断像　13
象牙質の弾性係数　41
側枝との鑑別　97

## [た]

第一大臼歯の近心根の歯根破折　64
大臼歯のコンポジットインレー修復　24
大臼歯のコンポジットレジン修復例　21
大臼歯のメタルインレー修復　24
打診　84
脱落　70
脱落，歯根破折，ポスト破折の頻度　33
脱落ポストの再使用　64
弾性係数　41, 42, 50, 52
断面には必ず曲面　69

## [ち]

築造窩洞形成　38, 45, 51
築造窩洞形成の要点　45
築造材料の選択　70
築造体合着面　49
築造体装着　46
築造体の装着　49
鋳造クラスプ　119
鋳造支台築造　32, 40, 41, 42, 45, 46
鋳造支台築造における歯根破折の対策　45
鋳造ポストの形成　11
直接コンポジットレジン　14
直接法レジン支台築造　51
直接法コンポジットレジン　18
直接法コンポジットレジン修復　17
直接法と間接法の象牙質接着性の比較　15

## [つ]

強い咬合力　122
強い咬耗　122

## [て]

低粘性コンポジットレジン　26, 28
テーパーリーマー　47
適合性の高い歯冠修復物　39
適合性の高い築造体　48

## [と]

動揺度検査　84

## [に]

二次う蝕　11, 38, 41, 110, 113, 114
二次象牙質　13
ニッケルクロム合金　114
2ピースによるインレー修復　22

## [ね]

年齢と支台築造の失敗率　104

## [の]

膿瘍　84

## [は]

パーシャルデンチャーの鉤歯　64
歯ぎしり　108, 110
破折強度　45
破折強度試験　44
破折試験　42, 44
破折歯のX線診断の問題点　87
破折歯の歯冠修復　38
破折歯の接着保存　65, 67
破折歯モデル　97
破折歯モデルに対する評価方法と検出率　98
破折線　38
破折線像　87
破折線の診断能　97
破折線の進展を防ぐ　38
破折線の染色　89
破折に伴う歯周組織の変化　85
破折の原因　119
破折の誘因　100
破折部の歯質の離開　87
破折分離幅　87
破折防止　46
破折様相　44
破折予防　74
破折を伴わない垂直性骨欠損　89

## [ひ]

被着面の清掃　49
ヒト象牙質に対するせん断接着強さ　39

## [ふ]

ファイバースコープ　93
ファイバーポスト　18, 41, 53, 54, 55
ファイバーポストの位置づけ　51
ファイバーポストの失敗率　54
ファイバーポストの特徴　53
ファイバーポスト併用の間接法レジン支台築造　55, 56
フェルール効果　37, 38, 45, 46
太いポスト　62
部分床義歯　105, 107
部分床義歯の咬合調整　120
部分床義歯の鉤歯　104
部分被覆冠　35, 36, 68
ブラキシズム　34, 121
ブラキシズムへの対応　121
プラスチックマトリックスによる隔壁　22
ブリッジの支台歯　103
分割コア　70
分割歯根に対する築造体　107
分割抜歯　107, 108

## [へ]

辺縁性歯周炎（慢性歯周炎）　88
辺縁封鎖性　39
偏心運動時の接触　117

## [ほ]

ポスト　40, 48, 60, 70
ポストアンレー　27
ポスト孔　10, 19, 38, 48
ポスト孔形成　18, 44, 47
ポスト孔象牙質被着面　49
ポスト孔の長さ　47
ポスト先端　46, 47, 48
ポスト長　47
ポストの設置　46
ポストの先端を丸く　70
ポストの変形　48
ポストを植立しコンポジットレジンで歯冠部築盛　19
細いポスト　48
補綴しなかったための歯根破折　65
補綴装置の種類と支台築造の失敗率　104
補綴治療　62
補綴物のマージン　70
補綴物を再使用できる支台築造　65
補綴を避ける　68
頬小帯　72, 75
頬小帯高位付着　75
頬小帯のある歯の支台築造　73
頬小帯のある歯の支台築造は要注意　72
ポンティック　105

ポンティック咬合面　105
ポンティック部の清掃性　108
ボンディング材とレジンセメントの
　象牙質に対する引っ張り強さ　15

[ま]

マージンを重ねない　70
マイクロスコープ　92
マイクロスコープとファイバース
　コープによる観察画像とスコアリ
　ング　94
曲げ弾性係数　55
曲げ強さ　55

[み]

短いポスト　62
水に対する崩壊率　11
ミニマルインターベンション　10

[む]

無機セメント　11
無髄歯　10
無髄歯に対する従来の修復法　11
無髄歯の形態学的特徴と接着　11
無髄歯のコンポジットレジン修復
　17
無髄歯の特徴　11
無髄歯のレジンコーティング法によ
　る無菌的処置　28, 29
無理な設計のブリッジ　105, 109

[め]

メインテナンス　40
メタルインレー修復　24
メチレンブルー染色剤　88

[も]

持ち送り　69

[や]

夜間の噛みしめ　108
夜間のスプリント装着　108, 121, 123

[ゆ]

ユージノール系仮封材　16
有髄歯と無髄歯との比較　11
遊離エナメル質と接着・充填　20
遊離端義歯　117
遊離端ブリッジ　105

[ら]

ラバーダム防湿　17, 26, 28, 51, 62

[り]

離開度（分離幅）　87
リボン状根管　100
臨床研究　32, 42, 53

[る]

ルート　70

[れ]

レジンコア　19
レジンコアによる支台築造　22
レジンコーティング　29
レジンコーティング材料　28
レジンコーティング法　26
レジンコーティング法による象牙質
　の接着　28
レジン支台築造　35, 40, 41, 45, 49, 51
レジン支台築造の術式　50
レジン充填　35, 36
レジンセメント　23
レジンセメントとコア用コンポジッ
　トレジンの接着　23
レジンセメントの前処理材　16
レジン前装冠　114
レジン築造　114
レジン築造体　45, 56

[ろ]

漏洩　43
瘻孔　84
瘻孔との鑑別　90
瘻孔内より垂直性破折線の確認　95
漏斗状根管　42, 43
漏斗状ポスト孔　44
ロングスパンのブリッジ　64

[わ]

ワイヤークラスプ　119

[A]

Accuracy（正確度）　96

[C]

cantilever bridge　105

[D]

D.C.S.の支台築造　75
Dental Compression Syndrome　75, 78

[F]

FDI　34

[H]

halo　85

[M]

Minimal Intervention（MI）　10, 34

[S]

Sensitivity（感度）　96

[1]

1|1の欠損補綴　110

[2]

②①|①②③④⑤⑥レジン前装ブリッ
　ジ　114
②1|1② 金属焼付ポーセレンブリッ
　ジ　110
2 1|1 2 欠損補綴　112

[3]

③2 1|1 2③ブリッジ　112
③②1|1②③ブリッジ　111
③2 1|1②③ブリッジ　111
|3 継続歯　119

[4]

④③2 1|1 2③④ブリッジ　114
④⑤6 ブリッジ　105
4前歯の連続欠損　114

[5]

|5 6 7 の遊離端欠損　117
|5 6 7 部分床義歯　117

[6]

6 5|5 6 7 の部分床義歯　119
⑥7⑦ブリッジ　108

福島　俊士（ふくしま　しゅんじ）
東京都出身
歯学博士
1968年　東京医科歯科大学歯学部卒業
1972年　東京医科歯科大学大学院修了
現在　　鶴見大学歯学部歯科補綴学第二講座教授

〈主な著書〉
『歯列をまもる』医歯薬出版　2003年　（共著）／『歯科用接着性レジンと新臨床の展開』クインテッセンス出版　2001年　（共著）／『スプリント療法の実際』ヒョーロン・パブリッシャーズ　1999年　（共著）

二階堂　徹（にかいどう　とおる）
神奈川県出身
歯学博士
1985年　北海道大学歯学部卒業
1990年　東京医科歯科大学大学院修了
現在　　東京医科歯科大学大学院医歯学総合研究科
　　　　摂食機能保存学講座う蝕制御学分野講師

〈主な著書〉
『無髄歯の修復』口腔保健協会　2002年　（共著）／『改訂版　保存修復学』永末書店　2002年　（共著）／『歯科用レーザー　21世紀の展望　パート1』クインテッセンス出版　2001年　（共著）

坪田　有史（つぼた　ゆうじ）
東京都出身
歯学博士
1989年　鶴見大学歯学部卒業
1994年　鶴見大学大学院歯学研究科修了
現在　　鶴見大学歯学部歯科補綴学第二講座助手

〈主な著書〉
『実践・新素材による歯冠修復とその技法』ヒョーロン・パブリッシャーズ　2003年　（共著）／『接着歯学』医歯薬出版　2003年　（共著）／『いま注目の歯科器材・薬剤2002』医歯薬出版　2002年　（共著）

飯島　国好（いいじま　くによし）
長野県出身
1972年　日本歯科大学卒業
1974年　東京都大田区開業
現在　　北海道大学非常勤講師

〈主な著書〉
『歯根破折』医歯薬出版　1994／『治癒の病理』医歯薬出版　1988年　（共著）／『やさしい説明，上手な治療［2］歯内療法』永末書店　1998年　（共著）

小澤　寿子（おざわ　としこ）
山梨県出身
歯学博士
1980年　鶴見大学歯学部卒業
現在　　鶴見大学歯学部第二歯科保存学教室講師

〈主な著書〉
『エンドドンティックス　21世紀への展望』クインテッセンス出版　2001年　（共著）／『ハンディ歯内療法学』学建書院　1999年　（共著）／『歯内治療学　2版』医歯薬出版　1998年　（共著）

---

MI時代の失活歯修復——歯根を破折させないために

2004年6月10日　第1版第1刷発行

監修者　福島　俊士
著　者　二階堂　徹／坪田　有史／飯島　国好／
　　　　小澤　寿子／福島　俊士

発行人　佐々木　一高

発行所　クインテッセンス出版株式会社
　　　　東京都文京区本郷3丁目2番6号　〒113-0033
　　　　クイントハウスビル　電話（03）5842-2270（代表）
　　　　　　　　　　　　　　　　（03）5842-2272（営業部）
　　　　　　　　　　　　　　　　（03）5842-2279（書籍編集部）
　　　　web page address　　http://www.quint-j.co.jp/

印刷・製本　サン美術印刷株式会社

---

©2004　クインテッセンス出版株式会社　　　　禁無断転載・複写
Printed in Japan　　　　　　　　　　　　落丁本・乱丁本はお取り替えします
　　　　　　　　　　　　　　　　　　　　ISBN4-87417-809-X C3047

定価は表紙に表示してあります